FRITZ RIEGE

Gesundheitspolitik in Deutschland

Sozialpolitische Schriften

Heft 63

Gesundheitspolitik in Deutschland

Aktuelle Bilanz und Ausblick

Von

Fritz Riege

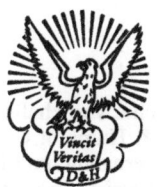

Duncker & Humblot · Berlin

Die Deutsche Bibliothek – CIP-Einheitsaufnahme

Riege, Fritz:
Gesundheitspolitik in Deutschland : aktuelle Bilanz und Ausblick / von Fritz Riege. — Berlin : Duncker und Humblot, 1993
  (Sozialpolitische Schriften ; H. 63)
  ISBN 3-428-07718-0
NE: GT

Alle Rechte vorbehalten
© 1993 Duncker & Humblot GmbH, Berlin
Fremddatenübernahme und Druck:
Berliner Buchdruckerei Union GmbH, Berlin
Printed in Germany
ISSN 0584-5998
ISBN 3-428-07718-0

Vorwort

Mit Ausnahme der Studien des wirtschaftswissenschaftlichen Instituts des Deutschen Gewerkschaftsbundes (Nummer 32 und 60 Köln 1975 und 1987) habe ich bislang noch keine umfassende Systematik der deutschen Gesundheitspolitik in der Hand gehabt. Die meisten Darstellungen beschränken sich auf Teilgebiete und zeigen nicht die Vielfalt, die Verästelungen und Komplexität dieser Politik. Am ehesten kann man noch die gesundheitlichen Programme von Parteien, Regierungen und Verbänden als Gesamtdarstellungen ansehen. Diese sind jedoch, wie die DGB-Studien auch, von Interessenlagen und selbstgesteckten Zielen bestimmt. Sie werden nicht überall als genügend neutral akzeptiert.

Bei Lexika, wie dem hervorragenden „Kursbuch Gesundheit" (Köln 1990), die alle Felder von Gesundheit und Krankheiten abgreifen, geht es nicht um Politik sondern um Ratschläge für einzelne Bürgerinnen und Bürger. Aus diesen Gründen habe ich mich um eine Zusammenstellung der Aufgabenfelder und Perspektiven der Gesundheitspolitik in der Bundesrepublik Deutschland bemüht.

Wer nun meint, solche Bemühungen seien eigentlich nach dem sogenannten „Lahnsteiner Kompromiß" nicht mehr aktuell, der irrt. Diese Vereinbarung zwischen den Bundestagsfraktionen von CDU/CSU, SPD und FDP für Eckwerte eines neuen Gesundheitsstrukturgesetzes enthält nur wenige langfristige Zielangaben. In der Hauptsache verschafft sie der gesetzlichen Krankenversicherung Luft beim Ausgabenanstieg für etwa drei Jahre. Gefragt sind daher nach wie vor gesundheitspolitische Bilanzen und Langfristperspektiven.

Celle im Dezember 1992 *Fritz Riege*

Inhaltsverzeichnis

Erster Teil

Einleitung

Kapitel 1: Gesundheit und Politik	17
I. Definitionen	17
II. Gesundheitspolitik in den neuen Bundesländern	21
III. Der Stellenwert der Gesundheitspolitik	22
IV. Gesundheitspolitische Programme der Parteien	24

Zweiter Teil

Aufgabenfelder im deutschen Gesundheitswesen

Kapitel 2: Gesundheitsförderung durch Gesundheitsbildung	30
I. Gesundheitsförderung, Verhaltens- und Verhältnisprävention	30
II. Gesundheitsbildung	32
Kapitel 3: Gesundheitsförderung durch Umweltschutz, gesundes Bauen und Wohnen, Arbeitsschutz und Lebensmittelkontrolle	40
I. Gesundheitlicher Umweltschutz	40
II. Gesundheitsförderung bei Bauen und Wohnen	43
III. Arbeitsschutz	45
IV. Lebensmittelüberwachung	48
Kapitel 4: Gesundheitsförderung durch Bewegung, Sport und Vorsorgekuren	49
I. Bewegung und Sport	49
II. Vorsorgekuren	51
Kapitel 5: Gesundheitsförderung durch Schutz vor Seuchen und anderen Volkskrankheiten	54
I. Epidemiologie und Gesundheitsberichterstattung	54
II. Impfungen	56
III. Hygiene und Hygieneüberwachung	57
IV. AIDS-Vorbeugung	58

Kapitel 6: Gesundheitsförderung von der Sexualberatung bis zur Geburtshilfe .. 60

I. Sexual- und Partnerberatung 60

II. Gesundheitsschutz bei künstlicher Befruchtung, Gentechnik und Genomanalyse 62

III. Gesundheitsschutz bei Schwangerschaftsabbruch 63

IV. Schwangerschaftsvorsorge, Geburtshilfe, Mutterschutz 64

Kapitel 7: Gesundheitsförderung durch Früherkennung von Krankheiten und Frühförderung 66

I. Früherkennung und Frühförderung bei Säuglingen und Kindern 66

II. Früherkennung, Diagnostik und Förderung bei Schulkindern und Jugendlichen 67

III. Früherkennungen bei Erwachsenen 68

IV. Vorsorge gegen psychische und Suchterkrankungen 69

Kapitel 8: Ambulante Krankenbehandlung 74

I. „Ambulant geht vor stationär" und andere Vorbemerkungen 74

II. Krankenbehandlung durch Laien und ambulante Dienste 78

III. Krankenbehandlung durch Heilpraktiker und Psychotherapeuten 81

IV. Ambulante ärztliche Krankenbehandlung 82

V. Kassenärztliche Versorgung 87

VI. Ambulante zahn- und kassenzahnärztliche Behandlung 89

Kapitel 9: Rettungswesen, Blutspende, Organverpflanzung 91

I. Erste Hilfe, Krankentransport, Rettungs- und Bereitschaftsdienst 91

II. Blutspendedienst 93

III. Organspende und Organverpflanzung 93

Kapitel 10: Stationäre Krankenbehandlung 95

I. Das Krankenhaus und die gesundheitspolitische Quadratur des Kreises ... 95

II. Ausgewählte Zahlen zum Krankenhauswesen 97

III. Das humane und patientengerechte Krankenhaus 98

IV. Das leistungsfähige und gegliederte Krankenhaus 100

V. Rehakliniken und Krankenhaus-Ambulanzen 103

VI. Krankenhausbau 104

Inhaltsverzeichnis

Kapitel 11: Krankenbehandlung mit Arznei-, Heil- und Hilfsmitteln 105
    I. Arzneimittel und Arzneimittelforschung 105
    II. Arzneimittelherstellung und Arzneimittelsicherheit 106
    III. Ärztliche Verordnung, Einnahmeverhalten, Selbstmedikation 108
    IV. Die Vergabe von Arzneimitteln 110
    V. Heil- und Hilfsmittel 111

Kapitel 12: Rehabilitation 112
    I. Das Spektrum von Rehabilitation und Eingliederungshilfe 112
    II. Medizinische Rehabilitation 115
    III. Schulische und berufliche Rehabilitation 116
    IV. Behindertengerechtes Bauen und Eingliederung beim Wohnen 118
    V. Ergänzende Rehabilitationsmaßnahmen und Eingliederung Behinderter in Kultur, Sport und Freizeit 118

Kapitel 13: Pflege 119
    I. Die ungelöste Absicherung des Lebensrisikos der Pflegebedürftigkeit 119
    II. Familiäre und ambulante Pflege 121
    III. Stationäre Pflege 122

Kapitel 14: Querschnittsaufgaben 123
    I. Aus-, Fort- und Weiterbildung in Gesundheitsberufen 123
    II. Gesundheitliches Gutachter- und Sachverständigenwesen 126
    III. Gesundheit und Entwicklungshilfe 128
    IV. Gesundheits- und Krankheitsforschung 129

Dritter Teil

Träger von Aufgaben, Einrichtungen und Kosten

Kapitel 15: Staat, Sozialversicherung und Markt 131
    I. Aufgabenverteilung zwischen Staat, Sozialversicherung und Markt 131
    II. Ökonomische Grenzen und Allokation 139
    III. Bund, Länder, Kommunen und Beauftragte im Gesundheitswesen 141
    IV. Träger von Einrichtungen und Diensten 143
    V. Die neue Selbsthilfe 146

Kapitel 16: Träger der Gesundheitsförderung 148

    I. Gesundheitsbildung und gesunde Lebensweise 148

    II. Träger des gesundheitlichen Umweltschutzes 150

    III. Träger der Aufgabe „Gesundheit bei Bauen und Wohnen" 153

    IV. Träger des Arbeitsschutzes 154

    V. Träger der Lebensmittelkontrolle 155

    VI. Träger der Gesundheitsförderung bei Sport und Vorsorgekur 157

    VII. Träger des Gesundheitsschutzes vor Seuchen und Volkskrankheiten 158

    VIII. Träger der Gesundheitsförderung von der Sexualberatung bis zur Geburtshilfe 160

    IX. Träger von Früherkennung und Frühförderung 162

    X. Träger der Vorsorge gegen psychiatrische und Suchtkrankheiten 163

Kapitel 17: Träger der Krankenbehandlung 164

    I. Träger der Krankenbehandlung durch ambulante Dienste, Heilpraktiker und Psychologen 164

    II. Träger der ambulanten ärztlichen und zahnärztlichen Behandlung 166

    III. Träger von Rettungswesen, Blut- und Organspendediensten 170

    IV. Träger der stationären Krankenbehandlung 172

    V. Träger der Versorgung mit Arznei-, Heil- und Hilfsmitteln 177

Kapitel 18: Träger bei Rehabilitation und Pflege 180

    I. Träger in der Rehabilitation 180

    II. Träger der Eingliederungshilfe für Behinderte 182

    III. Träger der Pflege 183

Kapitel 19: Träger von Querschnittsaufgaben 185

    I. Träger der Gesundheitsforschung 185

    II. Träger der Aus-, Fort- und Weiterbildung in Gesundheitsberufen 186

    III. Träger des gesundheitlichen Gutachter- und Sachverständigenwesens 188

    IV. Träger der gesundheitlichen Entwicklungshilfe 189

Inhaltsverzeichnis

Vierter Teil

Perspektiven für das deutsche Gesundheitswesen

Kapitel 20: Kostendämpfung und kein Ende 190
    I. Medizinischer Fortschritt und soziale Gerechtigkeit kosten Geld 190
    II. Neue Sparbemühungen von Minister Horst Seehofer 198
    III. Der Strukturverbesserungsplan der Ärztekammer Berlin 199
    IV. Der Lahnsteiner Kompromiß 200
    V. Organisationsreform der gesetzlichen Krankenkassen 201

Kapitel 21: Ist unser Gesundheitssystem falsch? 203
    I. Brauchen wir eine Systemveränderung? 203
    II. Mehr Markt durch das Kostenerstattungsprinzip? 205
    III. Exkurs zur Systemkritik von DGB, Kossow und anderen 210
    IV. Führt Selbstbeteiligung zur Systemänderung? 213
    V. Höhere Krankenkasseneinnahmen als Systemveränderung? 215

Kapitel 22: Veränderungen im System 216
    I. Mängellisten als Anhalt 216
    II. Politik für eine bessere Gesundheitsförderung 217
    III. Politik zur Verbesserung der Krankenbehandlung 221
    IV. Politik zur Verbesserung von Rehabilitation und Eingliederungshilfe für Behinderte 224
    V. Politik zur Verbesserung der Pflege 225

Kapitel 23: Bürgerorientierung und Integration 225
    I. Bürger- und Patientenorientierung im Gesundheitswesen 225
    II. Integration 229

Kapitel 24: Gesundheitsgemeinschaften und Gesundheitsressorts 232
    I. Gesundheitsgemeinschaften der Kommunen 232
    II. Landes-, Regional- und Bundesgesundheitsgemeinschaften 234
    III. Ressortempfehlungen 235
    IV. Neun Einwendungen gegen Gesundheitsgemeinschaften und ihre Widerlegungen 236

Anhang   241

Abkürzungsverzeichnis

a. a. O	=	am angegebenen Ort
ABDA	=	Bundesvereinigung Deutscher Apothekerkammern und Apothekervereine
AbgHaus	=	Abgeordnetenhaus
Abt.	=	Abteilung
ÄKRG	=	Ärztlicher Arbeitskreis Rauchen und Gesundheit
ÄPN	=	Ärztliche Pressestelle Niedersachsen
AG	=	Arbeitsgemeinschaft oder Aktiengesellschaft
AiP	=	Arzt im Praktikum
AOK	=	Allgemeine Ortskrankenkasse
ASF	=	Arbeitsgemeinschaft sozialdemokratischer Frauen
ASG	=	Arbeitsgemeinschaft Sozialdemokraten im Gesundheitswesen
AW / AWO	=	Arbeiterwohlfahrt
AWMF	=	Arbeitsgemeinschaft wissenschaftlich medizinischer Fachgesellschaften
BAGSO	=	Bundesarbeitsgemeinschaft der Seniorenorganisationen
BASF	=	Badische Annilin- und Sodafabriken
BayrLT	=	Bayrischer Landtag
BdO	=	Bundesverband der Ortskrankenkassen
Bema	=	Bewertungsmasstab für kassenzahnärztliche konservierende und chirurgische Leistungen
BGB	=	Bürgerliches Gesetzbuch
BKK	=	Betriebskrankenkasse
BMA	=	Bundesminister für Arbeit und Sozialordnung
BMG	=	Bundesminister für Gesundheit
BMJFG	=	Bundesminister für Jugend, Familie und Gesundheit
BPI	=	Bundesverband der Pharmazeutischen Industrie
BRD	=	Bundesrepublik Deutschland
BRDrs.	=	Bundesratsdrucksache
BTDrs.	=	Bundestagsdrucksache
BürgerschaftsDrs.	=	Bürgerschaftsdrucksache
BWbg.	=	Baden-Württemberg
BZgA	=	Bundeszentrale für gesundheitliche Aufklärung
CDA	=	Christlich Demokratische Arbeitnehmerschaft
CDU	=	Christlich Demokratische Union
CSU	=	Christlich Soziale Union
DAB	=	Deutsches Arzneibuch

Abkürzungsverzeichnis

DAG	= Deutsche Angestelltengewerkschaft
DAK	= Deutsche Angestelltenkrankenkasse
DAT	= Deutsche Arznei Taxe
DÄBl.	= Deutsches Ärzteblatt
DDA	= Der Deutsche Arzt
DDR	= Deutsche Demokratische Republik
DGB	= Deutscher Gewerkschaftsbund
DOK	= Die Ortskrankenkasse
DPWV	= Deutscher Paritätischer Wohlfahrtsverband
DRiZ	= Deutsche Rechtsprechung in Zivilsachen
DRK	= Deutsches Rotes Kreuz
Dt / dt.	= deutsch
EBM	= Einheitlicher Bewertungsmaßstab für kassenärztliche Leistungen
EDEKA	= Einkaufsgenossenschaft Deutscher Kaufleute
EG	= Europäische Gemeinschaft
EKiD	= Evangelische Kirche in Deutschland
epd	= evangelischer Pressedienst
e. V.	= eingetragener Verein
f.	= folgende Seite
ff.	= folgende Seiten
FDP	= Freie Demokratische Partei
FR	= Frankfurter Rundschau
FVDZ	= Freier Verband Deutscher Zahnärzte
G	= Gesetz
GGG	= Gemeindliche Gesundheitsgemeinschaft
gKV / GKV	= gesetzliche Krankenversicherung
GmbH	= Gesellschaft mit beschränkter Haftung
GOÄ	= Gebührenordnung für Ärzte
GOZÄ	= Gebührenordnung für Zahnärzte
GRG	= Gesundheitsreformgesetz
Hrsgb.	= Herausgeber
ICE	= Intercity Expreß
IG	= Industriegewerkschaft
IKK	= Innungskrankenkasse
Info	= Information
Interparl.	= Interparlamentarisch
IP	= Investitionsprogramm für Krankenhäuser
KBV	= Kassenärztliche Bundesvereinigung
KGP	= Gesundheitspolitische Kommission der Interparl. AG
KKH	= Kaufmännische Krankenkasse Halle
KV	= Kassenärztliche Vereinigung
KVKG	= Krankenversicherungs- Kostendämpfungsgesetz
KVN	= Kassenärztliche Vereinigung Niedersachsen
KZBV	= Kassenzahnärztliche Bundes-Vereinigung

KZV	= Kassenzahnärztliche Vereinigung
KZVN	= Kassenzahnärztliche Vereinigung Niedersachsen
LAVG	= Landesverein für Gesundheitspflege
LdO	= Landesverband der Ortskrankenkassen
LdON	= Landesverband der Ortskrankenkassen Niedersachsen
LGG	= Landesgesundheitsgemeinschaft
Locc.	= Loccum
LT	= Landtag
LUFA	= Landwirtschaftliche Untersuchungs- und Forschungsanstalt
LVN	= Landesverband Niedersachsen
MAGS	= Ministerium für Arbeit, Gesundheit und Soziales NRW
MAK	= Maximale Arbeitsplatz Konzentrationswerte
MB	= Marburger Bund
MHH	= Medizinische Hochschule Hannover
MIK	= Minimale Konzentration
MPS	= Medizinisch pharmazeutische Studiengesellschaft
MS	= Sozialminister
MTV	= Männerturnverein
NÄBl.	= Niedersächs. Ärzteblatt
NÄV	= Verband niedergelassener Ärzte Deutschlands
niedersächs.	= niedersächsisch
NLT	= niedersächs. Landtag
NLTDrs.	= Drucksache des NLT
NMK	= niedersächs. Kultusminister
NMS	= niedersächs. Sozialminister
NMWK	= Niedersächs. Minister für Wissenschaft und Kunst
Nr.	= Nummer
NRW	= Nordrhein- Westfalen
O	= Ordnung
o. J.	= ohne Jahresangabe
OP	= Operation
ÖTV	= Gewerkschaft Öffentlicher Dienst, Transport und Verkehr
PhZ	= Pharmazeutische Zeitung
PM	= Pressemitteilung
PR	= Preisrecht
Reha	= Rehabilitation
Reichsbund	= Reichsbund der Kriegsopfer, Behinderten, Sozialrentner und Hinterbliebenen e. V.
RGG	= Regionale Gesundheitsgemeinschaft
S.	= Seite
Sept.	= September
SID / SIDS	= Sudden Infant Death / Syndrom
SPD	= Sozialdemokratische Partei Deutschlands
TBC	= Tuberkulose

TÜV	=	Technischer Überwachungsverein
TUS	=	Turn- und Spielvereinigung
UdSSR	=	Union der Sozialistischen Sowjetrepubliken
UGS	=	Umwelt-Gesundheitsschäden
UNICEF	=	Kinderhilfswerk der Vereinten Nationen
VdK	=	Verband der Kriegs- und Wehrdienstopfer, Behinderten und Sozialrentner Deutschlands
VO	=	Verordnung
WestfÄBl.	=	Westfälisches Ärzteblatt
WHO	=	Weltgesundheitsorganisation
WSI	=	Wirtschafts- und sozialwissenschaftliches Institut des DGB
CDU / CSU	=	Fraktion der Christlich-Demokratischen und Christlich-Sozialen Union

Erster Teil

Einleitung

Kapitel 1

Gesundheit und Politik

I. Definitionen

Gesundheitspolitik zielt auf die Erhaltung und Wiederherstellung der Gesundheit möglichst vieler Menschen ab. Diese scheinbar banale Aussage wirft schwierige Fragen auf: Was heißt Gesundheit? In welchem Maße kann man sie erhalten, geschweige denn wiederherstellen?

Der Wunsch nach Gesundheit ist so alt wie die Menschheit und hat sich mit ihrer Entfaltung verstärkt. Nach Aussagen des Arztes und Entwicklungsforschers Hoimar v. Ditfurth ist der Mensch seit hunderttausend Jahren Gast auf dieser Erde, deren Alter er wiederum auf vier Milliarden Jahre schätzte.[1] Die vielen physischen und psychischen Zusammenhänge im Menschen, die rätselhaften Kreisläufe und Informationswege, die Mediziner und Biologen nur zu Bruchteilen kennen, haben sich in Jahrtausenden gebildet und in Jahrmillionen vorgebildet. Jeder Bruchteil unserer geistigen, seelischen und körperlichen Funktionen ist ein kleiner Kosmos für sich. Alle hängen mit- und untereinander zusammen, und alle stehen im Austausch mit Wirkungszusammenhängen außerhalb unseres Körpers in Natur und Umwelt. Es gab viele Mutationen, ehe wir zum aufrechten Gang gelangten. Ebenso haben menscheneigne Verhaltensänderungen und immer neue gesellschaftliche Rahmenbedingungen die Vielfalt von Typen und Konstitutionen geformt. Unsere Gesundheit ist von Erb- und Umwelteinflüssen und von eignem Verhalten geprägt. Raffinesse und Konstruktion unserer Biologie sind so angelegt, daß uns z. B. Pflanzenstoffe in kleinen Mengen heilen in großen Mengen oder Dosierungen aber umbringen können. Das Wissen um diese Zusammenhänge macht die Antwort auf die Frage „Was ist Gesundheit, und was ihr Spiegelbild die Krankheit?" nicht einfacher und schon gar nicht leichter.

---

[1] Innenansichten eines Artgenossen, Düsseldorf 1991, S. 256; vgl. auch Eigen, Manfred, Zeugen der Genesis, Jahrbuch der Max Planck Gesellschaft 1979, Sonderdruck S. 18.

Hans Schaefer hat sich im Handbuch der Sozialmedizin auf Grund eines langen Forscherlebens dieser Antwort angenähert.[2]

Er hat dem Wortsinn und seinem Wandel nachgespürt, juristische, soziologische, naturwissenschaftliche und psychologische Sichtweisen bemüht, und danach bekannt, daß es allgemeingültige und unangreifbare Definitionen für Gesundheit und Krankheit nicht gebe. Im Grunde seien es Konventionen, insbesondere Rechtsnormen und Rechtsprechung, die bestimmten, ob jemand als gesund oder krank gelte. Wohl hätten sich die Inhalte nicht aber die Methoden der Tautologie geändert, mit der man diese Begriffe im Laufe der Zeiten zu erklären versucht habe. Umschreibungen für „gesund" wie „Wohlbefinden", „naturgemäßer Zustand", „Bestehen eines inneren Gleichgewichtes", „geordnetes Zusammenspiel normaler Funktionsabläufe" oder gar „richtige Ordnung der Kräfte von Körper, Seele und Geist" ersetzten eine Unbestimmtheit durch andere. Selbst die Rechtsprechung lasse es an letzter Klarheit fehlen, und gebe Spielraum für subjektive Bewertungen von Patienten und Behandlern. Wenn der Bundesgerichtshof unter Krankheit „jede Störung der normalen Beschaffenheit oder Tätigkeit des Körpers, die geheilt, das heißt beseitigt oder gemildert werden kann" verstehe, dann sei der Interpretationsspielraum für den sachverständigen medizinischen Gutachter überdeutlich zu erkennen. Das Reichsversicherungsamt, die damals höchste Spruchbehörde im Deutschen Reich, definierte im Jahre 1885 die Krankheit als einen „regelwidrigen Zustand, der die Notwendigkeit einer Heilbehandlung oder einer Arbeitsunfähigkeit oder beides zur Folge hat". Es erkannte die Leistungspflicht einer Krankenkasse auch dann an, wenn es galt, eine „Störung im Frühstadium abzuwenden".

Häufig taucht der Begriff „normal" oder im Gegensatz dazu „abweichend von der Norm" auf. Gedacht ist dabei an eine Abweichung von einem wie auch immer bestimmbaren statistischen Mittelwert. Denkbar sind weiterhin Abweichungen von statistischen Häufigkeiten. Wo aber findet man solche Mittelwerte oder Häufigkeiten in der Praxis anders als in der Erfahrung des Arztes?

Andere Gegensatzpaare lauten etwa „ungestörte oder eingeschränkte Funktionsabläufe" bzw. „regelmäßig oder regelwidrig". Unzweifelhaft wird eine Krankheit immer dann als gegeben angesehen, wenn das menschliche Leben in Gefahr ist oder zu erlöschen droht. Da jedoch Maßnahmen immer weit vor diesem Zeitpunkt ansetzen müssen, hilft diese Definition in der Praxis kaum.

Die Weltgesundheitsbehörde (WHO) definiert Gesundheit als den Zustand „vollkommenen körperlichen, geistigen und sozialen Wohlbefindens und nicht allein als das Fehlen von Krankheiten und Gebrechen". Mit Hans Schaefer meine ich, daß diese Definition zwar kaum für ein Leistungsrecht taugt, als politische

---

[2] Blohmke, Maria / v. Ferber, Christian / Kisker, Karl Peter / Schaefer, Hans, Handbuch der Sozialmedizin, Bd. III, S. 15 ff.; Schaefer, Hans, Krankheit und Gesellschaft, Ärztliche Forschung 1967, S. 396 ff.

Zielvorgabe ist sie jedoch wertvoll. Sie stellt die Subjektivität des Menschen in den Mittelpunkt, schließt dabei aber auch die Anstrengungen ein, die jeder zum Erhalt seiner eignen Gesundheit leisten sollte. Das im Vorwort bereits erwähnte neue „Kursbuch Gesundheit" erkennt in der WHO-Formel ein Plädoyer für eine schadstoffarme Wohn-, Arbeits- und Umwelt und eine Aufforderung zu gesundheitsgerechtem Verhalten durch Bewegung und gesunde Lebensweise. So schlägt es im übrigen einen Bogen von der Verhältnis- zur Verhaltensprävention. Für die Erhaltung des geistigen Wohlbefindens findet das Kursbuch Attribute wie Zuwendung, Lob, Liebe, Sexualität, Freundschaft und gute menschliche Beziehungen. Wohlbefinden werde durch den Wechsel von Spannung und Entspannung gefördert. Kreativität und das Ausdrücken von Lust, Trauer oder Wut seien positive Zeichen für diesen Wechsel. Soziales Wohlbefinden sehen die Verfasser in einem funktionierenden Sozial- und Kulturstaat als erreichbar an.[3]

Hinter einem solchen umfassenden Bild von Gesundheit stecken sicher sehr optimistische Grundüberzeugungen von der Machbarkeit menschlichen Tuns. Man mag sie auch stellenweise als euphorisch empfinden. Es erscheint mir aber nicht gerechtfertigt, die WHO-Formel als utopische Heilslehre und Ersatzreligion abzuwerten.[4]

Die WHO bleibt ja nicht allein bei anspruchsvollen Überschriften stehen, sie betreibt vielmehr Seuchenbämpfung, Impfaktionen, Entwicklungspolitik, Anti-AIDS-Aufklärung, weltweite Präventionsprojekte u. v. m. In Europa und Deutschland sind wir insbesondere mit den beiden Programmen „Gesundheit 2000" und „Gesunde Städte" befaßt. In den „Entwicklungsländern unserer einen Welt" helfen vor allem die international entwickelten Mindeststandards für die Gesundheitsversorgung der Bevölkerung.

Mein Vorbehalt richtet sich daher nicht gegen die richtig verstandene WHO-Formel, sondern eine Interpretation von Wohlbefinden, die Belastungen und Anstrengungen im Leben vermeiden möchte. Wohlbefinden erfordert viel Engagement und stellt sich nur ein, wenn man auch bereit ist, gegen Widerstände anzugehen. Es hat nichts mit dem Talmiglauben von eigner Passivität und dem Auskosten aller Genußangebote zu tun, nach denen eventuelle Schäden durch die Medizin zu beheben sind.[5,6] In diesem Kontext gefällt mir ein Satz von Dietrich Rössler besonders gut: Wer Gesundheit unterschätzt, ist gefährdet, ebenso aber der, der zuviel von ihr erwartet; Gesundheit gehört zur Ausstattung des Lebens, aber sie ist nicht dessen Ziel.[7]

---

[3] Corazza, Verena / Daimler, Renate / Ernst, Andrea / Federspiel, Krista / Herbst, Vera / Langbein, Kurt / Martin, Hans Peter / Weiss, Hans, Kursbuch Gesundheit, Köln 1990, S. 213 ff.
[4] wie Kossow, Klaus-Dieter, Bittere Reformen, Basel 1990, S. 46, 115, 225, dies tut.
[5] Schlaudraff, Udo, Kurskorrektur, Schwestern Revue, 1 / 1979, s. 4 f.
[6] Vilmar, Karsten, Locc. Protokolle 12 / 1976, S. 154 ff.
[7] Rössler, Dietrich, Der Arzt zwischen Technik und Humanität, München 1977, S. 20.

Ich halte es darum für sehr weise, daß die jüngst vom Deutschen Bundestag und von den Ländern eingesetzte Verfassungsreformkommission wohl über neue Grundrechte auf Arbeit, Wohnen und Umweltschutz debattiert, nicht aber über ein solches auf Gesundheit. Auch die Weimarer Reichsverfassung hat in ihrem Artikel 161 nicht ein Grundrecht statuiert. Sie besagt nur, daß „zum Erhalt der Gesundheit ... vom Reich ein umfassendes Versicherungswesen" notwendig ist, und garantiert damit die gesetzliche Sozialversicherung. Krankheiten aber, Gebrechen, Schmerz und Tod kann man nicht mit Hilfe von Paragraphen auszublenden versuchen.[8,9]

Wir gehen davon aus, daß Krankheiten auf einen mehr oder weniger langen Zeitraum begrenzt sind. Sie sind gewissermaßen Geschehen, welche von der Regelwidrigkeit in die (gesunde) Regelmässigkeit zurückführen, ausgenommen die Krankheiten, welche zum Tod führen. Unser gängiger Krankheitsbegriff korrespondiert mehr mit dem des akuten als des chronischen Leidens. Das zeitliche Moment trifft allerdings auch die chronische Krankheit, denn sie verläuft oft in Schüben oder in Stadien von unterschiedlicher Intensität. Bei dauernden geistigen, seelischen oder körperlichen Schäden reden wir von Behinderungen oder Pflegebedürftigkeit. Die Grenzen zwischen Krankheit, Behinderung und Pflegebedürftigkeit sind durchaus fließend. Bei jeder Krankenbehandlung kann eine Erhaltung oder Wiederherstellung der Gesundheit immer nur auf der Grundlage des Alters und Gesamtzustandes des Patienten erfolgen. Der Gesundheitszustandes eines Greises ist eben nicht mit dem eines Jünglings zu vergleichen. Dennoch bemüht sich der Behandler bei beiden darum, ihnen zu dem ihnen angemessenen Gesundheitszustand zu verhelfen.

Im Eingangssatz zu diesem Kapitel erwähnte ich, daß Gesundheitspolitik für möglichst viele Menschen, also nicht nur für die Landesbewohner, da sein sollte. Zwar gilt Politik vornehmlich den eignen Staatsbürgern, die Bundesrepublik ist aber sehr eng in die europäische und internationale Gesundheitspolitik eingebunden und hat entsprechende Verpflichtungen zu befolgen. Die WHO-Pflichten habe ich kurz benannt.[10]

Zu beachten und in nationales Recht umzusetzen bzw. als solches anzuwenden sind ebenfalls die Richtlinien der Europäschen Gemeinschaft (EG). Entschließungen des Europaparlaments können nicht achtlos beiseite gelegt werden. Allerdings greifen EG-Richtlinien insbesondere im Gesundheits-, Umwelt- und Sozialbereich oft kürzer als nationales deutsches Recht. Je näher der gemeinsame Binnenmarkt rückt, desto mehr muß deutsche Gesundheitspolitik dafür sorgen, daß seine

---

[8] v. Ferber, Christian und Liselotte, Der kranke Mensch in der Gesellschaft, Hamburg 1978, S. 236 f.

[9] Riege, Fritz, Gesundheitspolitik aus der Sicht der SPD, Hannover 1976, S. 5.

[10] Gesundheitsförderung, Health Promotion, Glossar im Auftrag der WHO, Regionalbüro Europa, Gamburg 1990; International Sanitary Regulations, Certificates of Vaccination.

Schutzbestimmungen europaweit oder zumindest national weiter gelten und nicht vom europäischen Wettbewerbsrecht hinweg gefegt werden können. Eine Zeitlang, besonders in den siebziger Jahren, hat eine Gesundheitskommission bei der Interparlamentarischen Arbeitsgemeinschaft in Bonn die europäische Gesundheitspolitik verfolgt und angeregt. Mit ihrer Auflösung ging leider ein nicht unbedeutender Kommunikationsstrang nach Brüssel und Straßburg verloren.[11]

II. Gesundheitspolitik in den neuen Bundesländern

Mit dem Einigungsvertrag wurde bis auf einige wenige auslaufende Vorschriften das Gesundheitsrecht der Bundesrepublik in den neuen Bundesländern eingeführt. Der Trend läuft so eindeutig von West nach Ost im Sinne eines Anschlusses, daß vergleichende Darstellungen der Gesundheitssysteme von DDR und Bundesrepublik aus der Zeit bis 1989 nur noch historischen Wert besitzen.[12]

Mit dieser Feststellung sollen die erheblichen Probleme des ostdeutschen Gesundheitswesens nicht verniedlicht werden. Leider haben viele tüchtige Schwestern, Ärztinnen, Ärzte und sonstige Angehörige von Heilberufen die ehemalige DDR verlassen, sodaß der Personalnotstand nicht zu übersehen ist. Zu schnell haben viele Ambulatorien geschlossen, ohne daß entsprechende Arzt- und Zahnarztpraxen an ihre Stelle traten. Dadurch sind Engpässe bei der ambulanten Versorgung entstanden. Hinzu kommen die traurigen räumlichen Verhältnisse und der medzintechnische Nachholbedarf in vielen Krankenhäusern oder sonstigen Einrichtungen der Behinderten- und Altenhilfe. Allein in ostdeutschen Krankenhäusern besteht ein Bedarf an Neubau, Sanierung und Modernisierung mit einem Finanzvolumen von 30 bis 50 Milliarden DM.

Die Defizite der sozialen Krankenversicherung in den neuen Ländern gleichen die westdeutschen Versicherten aus, denn für eine Übergangszeit zahlen ostdeutsche Versicherte einen verminderten Krankenversicherungs-Beitrag. Eine Reihe weiterer Sonderprobleme werden in den Sachkapiteln noch auftauchen. Zum Grundsätzlichen sei jedoch noch eine positive Anmerkung gemacht. Zum Glück werden die Bereiche der Ortskrankenkassen nicht denen der Minilandkreise in

---

[11] Koordinierung der europäischen Gesundheitspolitik, KGP-Drucksache 156; EG-Aktionsprogramm zur Krebsverhütung, BRDrs. 579 / 85.
[12] Harmsen, Hans, Zur Entwicklung des Gesundheitswesens in der DDR unter Mitberücksichtigung der UdSSR und der osteuropäischen Volksdemokratien, Hamburg 1976; derselbe, Zum demographischen Strukturwandel der DDR und in osteuropäischen Staaten — seine Bedeutung für das Gesundheitswesen, Hamburg 1977; Gesundheitspolitische Entwicklungen in den Fünfjahresplänen der DDR und der UdSSR, Hamburg 1977; Friedrich Ebert Stiftung (Hrsg.), Das Gesundheitswesen in beiden deutschen Staaten, Bonn-Bad Godesberg 1975; Bundesministerium für Innerdeutsche Beziehungen, Zehn Jahre Deutschlandpolitik, Teil VI, Gesundheit und Umwelt, Bonn 1980; dasselbe, DDR-Handbuch, Teil VI, Gesundheitswesen — Sozialpolitik, Bonn 1979.

den neuen Ländern angeglichen. Sie werden vielmehr an die ehemaligen Bezirksgrenzen der DDR so regional geschnitten, daß leistungsfähige Einheiten entstehen können.

III. Der Stellenwert der Gesundheitspolitik

Es erscheint paradox: Der Stellenwert der Gesundheit im Leben der Menschen ist außerordentlich hoch, während der von Gesundheitspolitik eher mit durchschnittlich oder gar gering anzusetzen sein dürfte. In der Hitliste der Wünsche der Bürger stehen die nach Gesundheit und Frieden ganz obenan. Millionen von Deutschen wünschen sich zum Jahresbeginn „ein gesundes neues Jahr". Zu jedem Geburtstag heißt es „... und Hauptsache Gesundheit!". Im Gegensatz dazu konstatieren wir, daß in der Bundesrepublik Deutschland erst recht spät ein selbständiges Gesundheitsministerium errichtet wurde. Böse Zungen behaupten sogar, daß dieses Haus seine Entstehung nur der Tatsache verdankt, daß mit Käthe Strobel (SPD) eine Frau zur Verfügung stand, die sowohl fachlich qualifiziert war als auch in der Lage, die weibliche Kabinetts-Unterbesetzung so auszugleichen, daß Wählerinnen damit vorerst zufrieden sein konnten. In den folgenden Jahren blieb das Gesundheitsministerium in Bonn unter wechselnden Namen und „angereichert" um die Ressortbereiche „Familie, Frauen und Jugend" eine Domäne für Ministerinnen. Erst 1991 wurde Horst Seehofer (CSU) zum ersten männlichen Amtsinhaber. Erst 1990 wurde dem Haus die wohl wichtigste Abteilung aus dem Arbeits- und Sozialministerium zugeordnet, die zur wesentlichsten Aufgabe von Gesundheitspolitik gehört, nämlich die Abteilung „Krankenversicherung". Gleichzeitig verlor das Gesundheitsministerium die Bereiche „Familie, Frauen und Jugend". Dieses Haus bildete stets — wie mir einmal ein erfahrener Abteilungsleiter aus Bonn sagte — eine „Spielmasse" für Koalitions- und Quotenarithmetik einer jeden neuen Bundesregierung.

In den Bundesländern ist dies nicht viel anders. In der Regel ressortiert die Gesundheitspolitik in den Ländersozialministerien. Zum Teil ist sie fachlich verbunden mit Abteilungen für Umwelt oder Frauen. Oft sind die Zuständigkeiten auf mehrere Ressorts verteilt, so zum Beispiel die Lebensmittelkontrolle im Landwirtschaftsministerium, der Krankenhausbau beim Bauressort, der Gesundheitsschutz beim Umwelt- oder andere Aufgaben beim Innenminister. Es fehlt an eigenständigen Landesgesundheitsministerien, die auch die gesamte Gesundheitspolitik interministeriell koordinieren. Lediglich auf der kommunalen Ebene finden wir meist den Gesundheitsdezernenten mit einer entsprechenden Verwaltung bei Städten oder Landkreisen. Hier steht man den Bürgerinnen und Bürgern am nächsten und weiß um ihre Prioritäten.

Ähnliches ist von den Parlamentariern zu vermelden. Kommunale Gesundheitsausschüsse sind sehr stark beschäftigt. Landtagsausschüsse für Gesundheit behandeln meist andere Aufgaben mit, und in Bonn gehört der entsprechende Bundestagsausschuß zu den weniger bedeutenden. Die kommunale Gesundheitspolitik mit Institutionen wie Krankenhäusern, Sozialstationen, Selbsthilfegruppen, Gewerkschaften und Sozialverbänden ist auf ihrer Ebene mehr im politischen Alltag präsent als Bundes- und Landesgesundheitspolitik auf den ihren. Selbst Krankenkassen, Ärzte- und sonstige Heilberufsvereinigungen wirken am stärksten vor Ort.

Ein Grund für die Schwierigkeit der Außendarstellung der „großen" Gesundheitspolitik mag darin liegen, daß ihre Erfolge nicht leicht nachzuweisen sind. Wird ein Patient durch ärztliche Hilfe oder nach einem Krankenhausaufenthalt wieder gesund, so registriert er dies ganz existentiell und Mitbürger und Nachbarn erleben es mit. Der Erfolg der örtlichen Gesundheitseinrichtung liegt also auf der Hand. Anders ist es mit den Folgen dieser oder jener Gesundheitspolitik in Bund und Land. Sie kann man nur sehr schwer messen. Wer kann schon nachweisen, ob eine Anti-AIDS-Kampagne wirklich der Ausbreitung dieser schrecklichen Krankheit entgegenwirkt? Oder welchen Wert hat die Herz-Kreislauf-Prävention, von der noch im Sachteil zu berichten sein wird, verringert sie wirklich die Sterblichkeit an Herz- und Kreislauferkrankungen? Finanzminister und eine kritische Öffentlichkeit pflegen solche unangenehmen Anfragen an die Gesundheitspolitik zu stellen.

Die WHO empfiehlt, zu solchen Evaluationen die Sterblichkeit und die Lebenserwartung vergleichbarer Gruppen bei vergleichbaren Tatbeständen heranzuziehen. Aber da taucht schon die erste Nachfrage auf: Liegt die Ursache für Signifikanzen bei der Politik, bei der wissenschaftlichen und technischen Entwicklung oder ist sie auf ein Naturereignis zurückzuführen? Oder ein anderes Meßproblem: Wie kann man überhaupt eine Skala für die Maße von Gesundheit finden? Im Vorabschnitt wies ich schon auf die Schwierigkeiten hin, die bei der Frage, was Gesundheit oder Krankheit sei, entstehen.

Wer festeren Boden für das Leistungsrecht bei Krankheit, Prävention, Rehabilitation oder Pflege sucht, kann sich vornehmlich mit der höchstrichterlichen Spruchpraxis des Reichsversicherungsamtes bzw. Rechtsprechung des Bundessozialgerichtes relative Klarheit verschaffen. Wer aber Maßnahmen im Gesundheitswesen, z. B. Impfaktionen oder Vorsorgekampagnen gegen Bluthochdruck, auf ihren Erfolg hin aussagekräftig bewerten möchte, der kommt ohne wissenschaftliche Kausalitätsbetrachtungen von Morbiditäts- oder Mortalitätsstatistiken gar nicht aus. Nicht selten bleiben Folgerungen aus solchen wissenschaftlichen Gutachten kontrovers, und zwar nicht zuletzt deshalb, weil ein Gegengutachten andere Feststellungen trifft. Finanzverantwortliche und steuerzahlende Wähler sind von derartigen „Sowohl-als-auch"-Bewertungen verständlicherweise nicht sehr entzückt. Möglicherweise liegt auch hierin eine der Ursachen für den nicht sehr hohen Stellenwert von Gesundheitspolitik.

Dennoch muß sich diese Politiksparte bemühen, einen besseren Platz als bisher im Konzert der Gesamtpolitik zu erreichen. Dieses Buch möchte dazu einen kleinen Beitrag leisten.

IV. Gesundheitspolitische Programme der Parteien

Bei den Grundsatz- oder Wahlprogrammen der Parteien können wir ähnliche Beobachtungen machen. Gesundheitspolitik kommt irgendwann am Schluß oder gar nicht vor. Ich kenne nur eine Ausnahme, nämlich den „Orientierungsrahmen 85", ein Mittelfristprogramm der SPD von 1975 bis zum Jahr 1985. Unter fünf Hauptabschnitten enthielt es einen zum Gesundheitswesen. Für bestimmte Ziel- und Berufsgruppen im Gesundheitswesen ist jedoch das Angebot der Parteien an gesundheitspolitischen Einzelprogrammen, Modellvorstellungen und Kurzbeschreibungen reichhaltig. Peter Paul Henkel hat im Jahr 1976 begonnen, eine Zusammenstellung dieser Texte mit Ergänzungslieferungen herauszugeben.[13] Auf weitere Verlautbarungen neuerer Art nehme ich unten bezug.[14]

---

[13] Vorstellungen zur Weiterentwicklung des Gesundheitswesens; Modelle, Programme und Kommentare der Bundesregierung, der politischen Parteien und ihrer Nachwuchsorganisationen, von Gewerkschaften und Arbeitgebern / Industrie, von Ärzteschaft, Krankenkassen und Kirchen, MPS, Frankfurt / Main 1976.

[14] Die gesundheitspolitischen Ziele von CDU, SPD, FDP, NÄBl. 1976, S. 584 ff.; 1980, 478 f.; Gesundheitspolitisches Programm der FDP, Bundesparteitag Frankfurt / Main 1976; Neven, Hasso / Ernst / Kulbach, Roderich, Gesundheitspolitik aus der Sicht der FDP, Hannover 1977; Das liberale Manifest, Bundesparteitag der FDP, Saarbrücken 1985; Das liberale Deutschland, Bundestagswahlprogramm der FDP 1990; FDP Tagesdienst 1991; Fachinfo der FDP-Bundestagsfraktion Nr. 2132, 2680; Koalitionsvereinbarung zur 12. Legislaturperiode des Deutschen Bundestages zwischen FDP und CDU / CSU, Bonn 1991; Landeswahlprogramm der Grünen in Niedersachsen, 1990; Koalitionsvertrag Grüne und SPD, Niedersachsen Juni 1990; Gesundheitspolitische Vorstellungen der Grünen, Bundesarbeitsgruppe Soziales und Gesundheit der Grünen, o. J.; Bundestagswahlprogramm der Grünen, 1990; Bundesprogramm der Grünen, Stand 1991; Gesundheitspolitisches Programm der Christlich-Sozialen Union (CSU), Parteiausschuß 1991; Grundsatzprogramm der CSU, Parteitag 1976; Bundestagswahlprogramm der CSU, Parteiausschuß 1990; Gesundheitspolitisches Programm der CDU, NÄBl. 1978, S. 609 ff. Grundsatzprogramm der CDU, Bundesparteitag Ludwigshafen 1978; Pohl, Erich / Rath, Michael, Gesundheitspolitik aus der Sicht der CDU, Hannover 1976; Bundestagswahlprogramm der CDU, 1990; Dresdner Manifest der CDU, Parteitag Dresden 1991; Gesundheit in Freiheit und Solidarität, 2. Gesundheitspolitischer Kongreß der CDU, Kiel 1974; Beske, Fritz, Gesundheitspolitik der CDU, Ersatzkasse 1976, S. 262 ff.; Gesundheitspolitische Leitsätze der SPD von 1965, 1972 und 1977; Riege, Fritz, Miteinander, nicht gegeneinander, NÄBl. 1974, S. 686 ff.; Läpple, Friedel / Lindner, Heiner / Hofmann, Peter / Riege, Fritz, Reform des Gesundheitswesens, Neue Gesellschaft 1975, S. 360 ff.; Fiebig, Udo, Freiheit für Patient und Arzt, Stuttgart 1985; SPD-Fachkonferenz Gesundheit, Wiesbaden 1977; Dreßler, Rudolf / Heinemann Hermann, Eckdaten eines sozialdemokratischen Konzepts zur Strukturreform im Gesundheitswesen, Bonn 1988; SPD-Bundestagswahlprogramm 1990; Berliner Grundsatzprogramm der SPD, 1990; Reform des Gesundheitswesen, Antrag der SPD, BTDrs. 2500 / 1988; Gesundheitspolitisches Programm des DGB 1972; Perspektiven der ÖTV zur Gesundheitspolitik, 1977, 1991; Gesundheitsprogramm der Bundesvereinigung Deutscher Arbeitgeberverbände, Köln 1973; Reichsbund, LVN, Vorschläge zur Frauen- und Sozialpolitik, Hannover 1990; Jordan, Erwin / Kreft, Dieter, Alternativbewegung, Jugendprotest und Selbsthilfe, Münster und Berlin 1982; „Sozialismus ist der beste Arzt", NÄBl. 1977, S. 273; Boßmann, Alfred, Stabilität durch Solidarität, NÄBl. 1976. S. 2 ff.; Gesundheits- und Sozialpolitische Vorstellungen der Deutschen Ärzteschaft, Dt. Ärztetag 1986, 1988 Bundesärztekammer, Geschäftsberichte 1990, 1991; Bundeszahnärztekammer, Geschäftsbericht 1990 / 1991.

Die folgende Übersicht leistet keinen Beitrag zur Exegese oder zur Motivforschung der gesundheitspolitischen Parteiprogramme. Sie zeigt weder Entwicklungslinien noch Gruppenprozesse auf, denn die Gruppenpsychologie von Parteitagen oder -konferenzen einschließlich ihrer Vorbereitungen wäre ein Thema für sich. Sie weicht nicht wesentlich von der ähnlicher Großveranstaltungen wie z. B. Ärzte- oder Gewerkschaftstage ab.

Hier wollen wir uns lediglich auf die wesentlichen gesundheitspolitischen Oberziele konzentrieren, auf Gemeinsamkeiten und unterschiedliche Gewichtungen bei den einzelnen Parteien. Vier solcher Oberziele sind den gesundheitspolitischen Aussagen der fünf Parteien SPD, CDU, CSU, FDP und Grüne zu entnehmen. Danach soll unser Gesundheitswesen

— bürgerorientiert,

— leistungsfähig,

— sozial gerecht und

— bezahlbar sein.

In einem bürgerorientierten Gesundheitswesen soll in erster Linie den Bedürfnissen der Menschen für ihre Gesundheit Rechnung getragen werden. Nicht das Krankenhaus, der Arzt oder die Krankenkasse sollen das Gesundheitssystem bestimmen, sondern die Erwartungen und Interessen der Bürgerinnen und der Bürger. Diesel Oberziel entspricht demokratischen Prinzipien. Es ist nicht selbstverständlich, denn gerade beim Kranken vollzieht sich manchmal recht rasch der Wechsel vom Subjekt zum Objekt des Krankheitsbetriebes. Schon die horizontale Lage des Bettlägerigen gegenüber dem vertikalen Aufrechtstehen des Behandlers kann ein Verhältnis von Über- und Unterordnung ergeben. In einer partnerschaftlich gestalteten Patienten-Arzt-Beziehung birgt diese Situation sicher keine Bedrohung in sich, Partnerschaft von Patient und Arzt ist ein wesentlicher Bestandteil von Bürgerorientierung.

Ein anderes Beispiel: Der Gesetzesentwurf eines niedersächsischen Rettungsdienstgesetzes enthielt viele Details über die qualitativen und quantitativen Erfordernisse des Rettungswesens zugunsten des Unfallverletzten. Eine Frist für die Erstversorgung am Unfallort, Qualifikationserfordernisse für Personal und Rettungswagen, ein gut funktionierendes Alarmsystem und ein Bettennachweis zur schnellen Krankenhausaufnahme standen im Vordergrund und machten den erheblichen Umfang des Entwurfes aus. Dann begann ein gigantisches Tauziehen der Aufgaben- und Kostenträger um eine viele zu „hohe Regelungsdichte". Die Träger der Rettungsdienste selbst pochten auf vorhandene Besitzstände. So schmolzen die auf die Verletzten bezogenen Paragraphen und die Organisations- und Kostenregelungen wurden immer länger. Schließlich wurde es dem Parlament zu bunt, und die Regeln für die Patienten bekamen zum Teil im Gesetz, zum Teil in Verordnungen wieder Einlaß in das Normenwerk. Nicht immer gelingt solche Nachfrageorientierung zugunsten der Bürger, oft besteht die Tendenz, es bei der Angebotsorientierung an die Adresse der Leistungserbringer zu belassen.

Die Forderung nach Bürgerorientierung entspricht auch der Vorstellung von einem möglichst ortsnahen Gesundheitswesen und der nach Mitbestimmung der Bürger. Schon im Artikel 161 der Weimarer Reichsverfassung war die „maßgebende Mitwirkung der Versicherten" im System der Sozialversicherung garantiert. Selbst- und Mitbestimmung sind auch heute tragende Säulen für ein demokratisches Gesundheitswesen. Selbsthilfegruppen betätigen sich ebenso wie die klassischen Gesundheitsvereine auf dem Feld der Gesundheitsförderung. Die Kranken-, Behinderten- und Altenselbsthilfe blüht bei Gewerkschaften, Wohlfahrtsverbänden und als Teil der neuen sozialen Bewegung mehr und mehr auf, Selbstverwaltungsregeln nehmen in der gesetzlichen Krankenversicherung einen großen Raum ein. [15,16] Die Forderung nach mehr Ortsnähe drückt sich in den bereits genannten WHO-Programmen für gesunde Städte und in einem allgemeinen Wunsch zu größerer Regionalisierung gegen Zentralisierungstendenzen aus.

Zweites Oberziel gesundheitspolitischer Parteiprogrammatik ist die Leistungsfähigkeit des Gesundheitswesens. Parameter zur Bestimmung von Leistung sind — wie schon kurz im Vorabschnitt betont — nicht unumstritten. Zwar leuchtet jedem, der mit offnen Augen durch die Welt geht, ein, daß das Gesundheitswesen in der ehemaligen DDR gegenüber dem in Westdeutschland sich als nicht leistungsfähig erwiesen hat. Aber gilt das auch im Verhältnis zu allen Gesundheitssparten in Holland und Schweden?Da fällt die Antwort schon schwerer. Generationen von Medizinern und wissenschaftlichen Instituten haben sich daran versucht, objekte Leistungskriterien zu finden. Bei entsprechender Gewichtung und Bewertung haben z. B. Morbiditäts- und Mortalitätsstatistiken durchaus eine begrenzte Aussagekraft. Aber keines der Parameter ist völlig unumstritten und unangreifbar.[17] Am Ende werden hier Übereinkünfte von Fachexperten die Leistungskriterien ausmachen. Fragen wie die nach einer angemessenen Hilfsfrist bei der Unfallrettung, nach einer bedarfsgerechten Arzt- oder Krankenhaus-Bettendichte oder nach der erforderlichen Zahl von herzchirurgischen Zentren in einem Bundesland, können zwar von der Politik gestellt werden. Die Politik muß auch die entsprechenden Normen setzen, aber letztlich kann nur die Wissenschaft die Frage beantworten, ob 500 oder 700 Eingriffe am Herzen bei einer Million Einwohner zugrunde zu legen sind, damit die Zahl der Zentren objektiviert werden kann. Problematisch ist auch eine objektive Ausage darüber, wieviel Untersuchungen und welche bei welchen Risikogruppen notwendig sind, um Umwelt-, Arbeits- oder gesundheitliche Wohnschäden aufzuspüren.

---

[15] Strasser, Johanno, Grenzen des Sozialstaates?, Köln 1983, S. 182.
[16] Gesetz zur Selbstverwaltung in der Sozialversicherung.
[17] Schaefer, Hans, Handbuch der Sozialmedizin, Band III, a. a. O., S. 27 ff.

Eine hohe Beweiskraft für die Leistungsfähigkeit unseres Gesundheitswesens liegt in der Qualität der Heilbehandler, Pfleger/-innen und des übrigen Personals. Aus-, Fort- und Weiterbildung müssen stimmen, wenn wir von Qualität reden wollen. Aber auch da bestimmen Erfahrungswerte über Dauer, Art und Inhalte der Bildung deren Güte.

Letztendlich hängt die Leistungsbeurteilung davon ab, ob die Bevölkerung mit dem Gesundheitssystem zufrieden oder unzufrieden ist. Dabei spielen natürlich Vergleiche mit den Verhältnissen an anderen Orten oder in anderen Ländern eine erhebliche Rolle, und nicht wenig hängt davon ab, was die Medien zu diesen Verhältnissen berichten. Meist aber ist es die Summe von individuellen Erfahrungen, welche das Gesamturteil prägt.

Das dritte Oberziel, die soziale Gerechtigkeit, besagt, daß Gesundheitsleistungen unabhängig vom sozialen Status und vom Wohnsitz im Lande zu gewähren sind, zumindest sollten es die wesentlichen Leistungen sein. Aber hier stocke ich schon, denn in der Bundesrepublik Deutschland ist es gestattet, daß man sich als Wahlleistung gegen Bezahlung eine besondere Unterbringung oder die Behandlung durch einen bestimmten Arzt erkaufen kann. Unbestritten bleibt aber der gleiche Anspruch auf medizinische und pflegerische Versorgung. Einigkeit besteht bei allen Parteien darüber, daß Armut kein Grund sein darf, um angemessene und notwendige Leistungen zu verweigern oder in einer schlechten Qualität anzubieten.

Ebenso gibt es einen Konsens der Parteien darüber, daß die Versorgungsangebote für alle Bürger in zumutbarer Entfernung erreichbar sein sollen. Größere Entfernungen für Landbewohner bei der Maximalversorgung sind ggf. durch geeignete Transportdienste auszugleichen. Bei einem lebensbedrohenden Zustand eines Kranken, der nur an einer Universitätsklinik zu behandeln ist, kann z. B. der Einsatz eines Rettungshubschraubers angezeigt sein.

Das vierte, nicht unbedeutende, Oberziel bedeutet, daß unser Gesundheitswesen bezahlbar bleiben muß. Es ist unumstritten; die Marktwirtschaftlicher bejahen es genau so wie diejenigen, die dem Sozialstaat erste Priorität einräumen. Nur wollen die einen die Sozialversicherung mit mehr Markt und zusätzlicher Selbstbeteiligung konsolidieren, während die anderen mehr Steuerung wünschen.

Unabhängig von parteipolitischen Unterschieden im Ruf nach mehr Markt oder mehr Ordnung, gibt es auch unterschiedliche — meist von der Parteizugehörigkeit unabhängige — Bewertungen über das notwendige Leistungsspektrum und dessen Kosten. Kein Programm will Leben mittels medizintechnischer Großapparate künstlich verlängert wissen, aber über den Umfang, die Zuteilung und die Kosten von Organtransplantationen gibt es schon unterschiedliche Meinungen. Dem sehr ernsthaften Argument „Für Gesundheit und Leben von Menschen ist kein Preis zu hoch" stehen in Grenzfällen ebenso ernste religiöse oder humanitäre Argumente entgegen.

Alle vier Oberziele stehen zueinander in enger Beziehung. Bürgerorientierung und soziale Gerechtigkeit korrespondieren miteinander und die Bezahlbarkeit schränkt unter Umständen die drei anderen Oberziele ein. Ohne eine breite Mitwirkung der Bürger ist Solidarität zwischen arm und reich kaum denkbar, und ohne Solidarität keine ausreichende Partizipation. Ein reichhaltiges Leistungsangebot kann sich nur entwickeln, wenn viele Personen — z. B. über eine gesetzliche Krankenversicherung — als Nachfrager auftreten. Darum gibt es auch Verbindungslien zwischen Leistungsfähigkeit eines Gesundheitswesens und sozialer Gerechtigkeit.

Auskunft darüber, wie ernst die Parteien diese vier Ziele nehmen, geben uns nicht nur ihre Programme, sondern auch ihre Handlung in Regierungs- und Oppositionszeiten. Die Rang- und Reihenfolge der Oberziele sehe ich bei den Grünen am klarsten. Bei ihrer Präferenz für individualistische und hedonistische Grundströmungen hat bei den Grünen alles, was mit großer Bürgerbeteiligung, Lokalorganisation und Selbsthilfe zu tun hat, den absolut höchsten Stellenwert. Es folgt danach die Forderung nach sozialer Gerechtigkeit, und danach die nach hoher Leistung. Leistungsfähigkeit bezieht sich bei den Grünen im Schwerpunkt auf psychosoziale Angebote und weniger auf Hochleistungsmedizin. Finanzierungsprobleme lassen die Grünen relativ kalt. Darauf angesprochen erwidern ihre Vertreter meist, daß durch den Abbau von Gesundheits- und Sozialbürokratien sowie von Großeinrichtungen die entsprechend erforderlichen Mittel zur Gesamtreform zu gewinnen seien.

Für die SPD steht die soziale Gerechtigkeit und in diesem Zusammenhang die Leistungsfähigkeit in der ersten Priorität. Sie setzt sich für das Sachleistungsprinzip in der gesetzlichen Krankenversicherung ein und wehrt sich gegen das Kostenerstattungsprinzip. Über den Unterschied werde ich noch berichten. Seit Jahrzehnten drängt die SPD auf die Demokratisierung des Sozial- und Gesundheitswesens. Seit einiger Zeit bezieht sie dabei nicht nur Gewerkschaften und Verbände der freien Wohlfahrtspflege als die klassischen Selbsthilfeorganisationen, sondern auch die „neue" Selbsthilfe mit ein. Kostendämpfung und damit Bezahlbarkeit stehen bei der SPD ebenfalls hoch im Kurs. Meine Bewertung: Soziale Gerechtigkeit ganz oben, danach die drei anderen Oberziele.

Für die FDP stehen die Leistungsfähig- und die Bezahlbarkeit an der obersten Stelle. Es folgt die Bürgerbeteiligung in möglichst privatrechtlichen Formen und danach die Forderung nach sozialer Gerechtigkeit. Umfang, Art und Kosten für die gesetzliche Krankenversicherung sieht die FDP radikal anders als die SPD. Sie bevorzugt das Kostenerstattungsprinzip und eine grössere private Absicherung.

Für die CDU und die CSU fällt mir die Bewertung schwerer. In der Christlich Demokratischen Arbeitnehmerschaft (CDA) erkenne ich die fast gleichen Akzente wie in der SPD. Hingegen sehe ich bei CDU-Wirtschaftsrat und CDU-Mittelstandsvereinigung eher gesundheitspolitische Grundsätze der FDP als gegeben an, während ich bei einzelnen CDU-Führern sogar Verwandschaften zu grünen Positionen feststelle — so bei Heiner Geißler. Was manchem als vielstimmiger Chor bei CDU/CSU erscheinen mag, bewerte ich eher so, daß insgesamt alle vier Oberziele bei diesen Schwesterparteien in gleicher Rang- und Reihenfolge stehen.

Bei den Programmen der Partei-Nachwuchsorganisationen gibt es weitere Verschiebungen. Die Jungsozialisten in der SPD tendieren mehr in die grüne Programmatik. Junge Union und noch mehr der Ring Christlich Demokratischer Studenten (RCDS) neigen gesundheitspolitisch mehr in das SPD-Schema, und die Jungliberalen ähneln in ihren Aussagen mehr einem Mixtum von grün, rot und schwarz.

Für alle Parteien sei noch eine Relativierung angemerkt: In der praktischen politischen Situation gleichen die Aussagen oft den Schnittmusterbogen, den öffentliche und veröffentlichte Meinung auflegen. Die größten Akzentverschiebungen vom Programm zur Praxis und die höchste Flexibilität je nach der Moderation der Medien bemerke ich bei der CDU.

Wie im gesamtpolitischen Geschehen in Deutschland, so findet man auch in der Gesundheitspolitik Kernbereiche, in denen ein breiter Parteienkonsens erreichbar erscheint. Daneben steht dann eine große Palette von Konfliktfeldern. In Zeiten der Kulmination von Problemen, wie der sogenannten „Kostenexplosion" im Gesundheitswesen, bei einem Pflegenotstand oder bei der Aufgabenlösung im Rahmen der deutschen Vereinigung wachsen darum die Chancen für gemeinsame Lösungen über die Parteiengrenzen hinweg. So geschehen beim Rentenkompromiß 1992 und beim Lahnsteiner Kompromiß in der Krankenversicherung im gleichen Jahr. So bis heute mißlungen bei der Pflegeversicherung und schon gestern beim Gesundheitsreformgesetz des Jahres 1989. Es bleibt viel Konfliktstoff in der Gesundheitspolitik und damit die Chance für belebende Konkurrenz unter den Parteien.

Der verbale friedliche Machtkampf bleibt das Salz in der Suppe der Demokratie. Ohne Streitstoff blieben wir insbesondere für junge Leute ein langweiliges Gemeinwesen. Wir streitsüchtigen Menschen würden uns dann andere Ventile suchen. Darum sind laute gesundheitspolitische Dissonanzen kein Unglück.

Soweit zur Einführung und Annäherung in das Thema. In den folgenden Abschnitten und Kapiteln werden die Aufgabenfelder und die Träger von Aufgaben, Einrichtungen und Kosten im Gesundheitswesen beschrieben und Mängel und Perspektiven aufgezeigt.

Zweiter Teil

Aufgabenfelder im deutschen Gesundheitswesen

Kapitel 2

Gesundheitsförderung durch Gesundheitsbildung

I. Gesundheitsförderung, Verhaltens- und Verhältnisprävention

„Gesundheitsförderung zielt auf einen Prozeß, allen Menschen ein höheres Maß an Selbstbestimmung über ihre Lebensumstände und Umwelt zu ermöglichen, und sie damit zur Stärkung ihrer Gesundheit zu befähigen. Grundlegende Bedingungen und konstituierende Elemente der Gesundheit sind Frieden, angemessene Wohnbedingungen, Bildung, Ernährung, Einkommen, ein stabiles Ökosystem, eine sorgfältige Behandlung der vorhandenen Energiequellen, soziale Gerechtigkeit und Chancengleichheit. Jede Verbesserung der Gesundheit kann nur von einer solchen Basis erreicht werden. Menschen können ihre Gesundheit nur dann weitgehend entfalten, wenn sie auf Faktoren, die ihre Gesundheit beeinflussen, auch Einfluß nehmen können. Das gilt für Frauen ebenso wie für Männer."

Dieses ist ein Auszug aus der Ottawa-Charta der WHO aus dem Jahre 1986. Daraus wird eine neue Qualität von Prävention über die bisherigen Teilstrategien wie Gesundheitsaufklärung und Gesundheitsbildung, Gesundheitsberatung, Selbsthilfe und Präventivmedizin hinaus deutlich. Es geht um eine gesunde Lebenswelt und um die Förderung persönlicher und gruppenbezogener Kompetenzen des Menschen. Gesundheitsförderung berücksichtigt auch gesellschaftlichen Wandel, neue Technologien und Arbeitsformen sowie die Veränderung geschlechtsspezifischer Rollenvorstellungen. Gesundheitliche Belange sollen auf allen Ebenen von Politik gebündelt werden, das heißt bei Gemeinden, Ländern, Bund und in Europa. Es heißt aber auch über die verschiedenen Sachebenen wie Bau, Verkehr, Umwelt, Bildung, Arbeit und Wirtschaft.[18] Das Aufgabenfeld der konventionellen Gesundheitsvorsorge wird damit erheblich erweitert und „vorverlegt"; der gesundheitliche Bildungsauftrag wird völlig neu geschrieben.

Aus dem Lager der neuen sozialen Bewegungen vernehmen wir sogar Stimmen, die beim Wort „Gesundheitsförderung" nicht nur an Maßnahmen denken, die

---

[18] LAVG, Vorlage an die Kommission Gesundheitsförderung beim NMS vom 6.1.1992.

das Adjektiv „gesund" bei sich führen, wie gesunde oder lärmarme Verkehrsführung oder giftfreie Baustoffe, für sie ist jedes gemeinsame Tun von Menschen, egal mit welchen Inhalten, wenn es nur irgendeinem guten Zweck dient, der Gesundheit förderlich. In diesem Sinne, so erklärte mir ein Student auf dem Göttinger Gesundheitsmarkt, seien auch Demonstrationen zur Studienreform oder gegen den „Polizeistaat" Aktionen der Gesundheitsförderung. So weit sehe ich das nicht, denn die Vermischung von Grundrechten der Meinungs- und Demonstrationsfreiheit mit Gesundheitsförderung halte ich für verfehlt.

Bei allem Verständnis für neue Denkansätze, müssen auch die Grenzen für Gesundheitsförderung kenntlich sein, sonst könnten schließlich sogar esoterische Bewegungen oder Guru-Sekten aller Art um Gesundheitsfördermittel einkommen. Ich möchte vor allem nicht, daß Gesundheitsförderung zur Gesundheitsdiktatur durch Kleingruppen verkommt. Die Selbsthilfebewegung ist zu einem so wichtigen Faktor im Gesundheitswesen gewachsen, daß man sie nicht mit Ballast befrachten sollte, der auf anderen Feldern als dem der Gesundheit wächst. Dabei halte ich es für wertvoll, wenn sich gesundheitliche Selbsthilfe auf jede Art von gesundheitlicher Verbesserung oder auf jede Form von Vermeiden oder besseres Ertragen von Krankheiten oder Behinderungen bezieht. Warum soll man nicht Mütter zusammentrommeln, um für vernünftig grosse Wohnungen in den Förderrichtlinien zum sozialen Wohnungsbau einzutreten? Warum nicht Arbeitslose in Gesprächsgruppen sammeln, um über ihre psychische Lage und deren Verbesserung zu beraten? Auch kann es sehr gesundheitsförderlich sein, eine Verkehrsinitiative für abgasarme Autos zu gründen. Nur: Der gesundheitliche Bezug im Geist der Ottawa-Charta muß erkennbar bleiben.

Zur klassischen Verhaltensprävention, d. h. zur staatlichen Aufgabe, den Bürger über Gesundheit aufzuklären, zu beraten und zu bilden, tritt damit die Verhältnisprävention hinzu. Das bedeutet für Bürger und Gesellschaft, Schritte in die Richtung einer gesunden Lebens-, Arbeits- und Umwelt zu gehen. Neben die Mahnung, man möge sich gesund ernähren, kontrolliert trinken und rauchen und nicht „koksen"; neben die in der Vergangenheit nicht immer sehr erfolgreichen Kampagnen der Verhaltensprävention tritt die Verhältnisprävention. Sie ermuntert Bürger, Behörden und Verbände, sich daran zu beteiligen, krank machende Verhältnisse wie Lärm, Asbest, verseuchtes Wasser oder bedenkliche Genußmittel an Schulkiosken zu beseitigen. Elterninitiativen leukämiekranker Kinder gehören unterstützt und nicht abgewehrt, ja eine gute Gesundheitsbehörde darf sich nicht auf die Entgegennahme von Bürgerbeschwerden über Gesundheitsschäden beschränken, sie sollte hingegen von sich aus statistischen Auffälligkeiten und möglichen Schadensursachen nachgehen. Für diese Art von Gesundheitsförderung bedeutet der Beschluß der 64. Gesundheitsministerkonferenz 1991 in Wiesbaden einen großen Schritt nach vorn. Danach ist Gesundheitsförderung ressortübergreifend bis hin zur Stadtplanung zu gestalten. Die drei Haupt-Scharniere lauten Partizipation, also Bürgermitwirkung, Emanzipation, also Selbsthilfe, und

Prozeßorientierung, also die Einsicht, daß der Weg genau so wichtig ist wie das Ziel. Der Beschluß bestätigt den Rang der Verhältnisprävention.[19] Eine andere wichtige Systematisierung von Prävention entnehmen wir den Vorschlägen der Commission of Chronic Illness. Danach wird in Primär-, Sekundär- und Tertiärprävention unterteilt. Die Primärprävention soll Gesundheit ganz allgemein fördern, ohne ganz bestimmte Krankheiten zu verhüten. Mit „unspezifischen Maßnahmen" zielt man hier zunächst auf eine allgemeine Gesundheitsförderung durch Verbesserung von Wohn-, Arbeits-, Ernährungs-, Erholungs- und Umweltbedingungen ab. Mit „spezifischen Maßnahmen" in der zweiten Stufe der Primärprävention macht man sich an die Aufgabe, bestimmte Krankheiten zu verhüten. Solche Aktivitäten können im Verabreichen von Fluortabletten in der Schule oder im Kindergarten zur Kariesverhütung liegen. Dazu gehören das Impfen gegen bestimmte Krankheiten oder die Verringerung von Nikotin oder Teerstoffen in Tabakwaren gegen Lungenkrebs u. a. Die Sekundärprävention umfaßt die Früherkennung von Krankheiten durch Vorsorgeuntersuchungen, wenn noch keine Krankheitssymptome vorliegen. Voraussetzung dafür sind objektive Meßverfahren oder die Entwicklung derselben. Die tertiäre Prävention soll bei vorhandenen Krankheitserscheinungen Verschlimmerungen oder Rückfälle verhindern helfen. Ihre Nähe zur Krankenbehandlung, zur Rehabilitation oder zu einer reaktivierenden Pflege ist nicht zu übersehen.[20]

Die Gesundheitsbildung ist Bestandteil aller Präventionsstufen.

Das Aufgabenfeld „Gesundheitsförderung" ist unzweifelhaft das größte und in seiner Bedeutung noch nicht voll erkannte Gebiet der Gesundheitspolitik. Hinzu treten die Krankenbehandlung, die Rehabilitation, die Pflege und eine Reihe von Querschnittsaufgaben wie Forschung, Gutachterwesen, Berufe und Entwicklungspolitik.

II. Gesundheitsbildung

Ein Teilbereich der Gesundheitsförderung ist die Gesundheitsbildung der Bevölkerung. Zu ihr gehört nicht Aus-, Fort-, und Weiterbildung in den Gesundheitsberufen. Gesundheitsbildung erfolgt durch „Learning by doing" in Gesundheitsprojekten in Wohlfahrtsverbänden, Betrieben, Gewerkschaften und Selbsthilfegruppen. Dort ist sie gekennzeichnet durch Initiativen, Gesundheitsläden, Gesundheitszentren und -märkte und oft in Kontakt- und Informationsstellen auf Orts- bzw. Kreisebene gebündelt.

Die Wurzeln der Gesundheitsbildung liegen in der früher so genannten Gesundheitsaufklärung, Gesundheitsinformation und gesundheitlichen Volkserziehung.

---

[19] 64. Gesundheitsministerkonferenz, Wiesbaden 1991, Tagesordnungspunkt 15.
[20] Basler, Heinz-Dieter, Gesundheitserziehung und Präventivmedizin, Locc. Protokolle, 12 / 1976, S. 25 ff.

Unter Zuhilfenahme pädagogischer Konzepte soll auf Menschen eingewirkt werden, damit sie sich um ihre eigne Gesundheit kümmern und dazu beitragen, Volkskrankheiten zu vermeiden. Aktionsorte der Gesundheitsbildung sind:

— Die Familie mit und ohne Kinder,

— die Praxen und Einrichtungen von Heilbehandlern einschließlich der Krankenanstalten, Kurhäuser, Alten- und Behindertenheime,

— die Schulen und Volkshochschulen,

— die Institutionen und Verbände der Gesellschaft, vor allem Kammern, Sozialversicherung, Wohlfahrtsverbände, Gewerkschaften, gesundheitliche Berufsverbände und Selbsthilfegruppen,

— der öffentliche Gesundheitsdienst mit seinen Landesvereinen für Gesundheitspflege und als wichtigster nicht zu vergessen

— der Markt für Lebensmittel, für Sport-, Freizeit- und Gesundheitsgüter.

In der modernen Gesundheitsbildung erleben Reformbewegungen eine Renaissance, die schon zu Beginn unseres Jahrhunderts Gesundheitserziehung und -pflege propagierten und pflegten.

Erinnert sei in diesem Zusammenhang an die Gründung des Deutschen Hygienemuseums im Jahre 1908 in Dresden. Sein Westpendant gibt es seit 1948 in Köln, es firmiert heute als Bundeszentrale für gesundheitliche Aufklärung. Weitere historische Stränge liefen über den Reichsausschuß für hygienische Volksbelehrung (1920), später unter dem Titel Bundesausschuß (1954), sowie über die Bundesvereinigung für Gesundheitserziehung (1966), ein bewußt nichtstaatlicher Dachverband. Hierzu rechne ich auch den Verein für Schulgesundheitspflege Berlin (1920), seine Arbeitsgemeinschaft der Deutschen Freiluft- und Waldschulen und die nach dem zweiten Weltkrieg gegründete Deutsche Gesellschaft für Freilufterziehung und Schulgesundheitspflege.

An dem Bildungsort Familie erkennen wir als besonders herausgehoben die sehr intensive gesundheitliche Bildungsarbeit der Elterngruppen und der Initiativkreise für kranke Kinder, so u. a. für Allergie-, Herz-, Nieren-, Krebs-, Sucht- und psychisch Kranke. Hier besteht auch ein wichtiges Arbeitsfeld der Deutschen Gesellschaft für Sozialpädiatrie in Frankfurt / Main. Der öffentliche Gesundheitsdienst, die Schulelternarbeit und vornehmlich auch die erwähnte Bundeszentrale für gesundheitliche Aufklärung (BzgA) unterstützen die Familien mit ausgesuchtem Material und mit einer eingespielten Vortragstätigkeit. Familienbildungsstätten, Familienverbände, Kirchengemeinden oder Elterngruppen sind die häufigsten Adressaten dafür. Zum Thema Gesundheit in der Familie registrieren wir weiter eine Unzahl von Ratschlägen in Familien- und Elternzeitschriften, in Merkblättern und Broschüren von Gesundheitsämtern, Krankenkassen und Verbänden der Heilberufe. Kinder- und Jugendlichenzeitschriften sind voll von Gesundheitstips, auf dem Buchmarkt erscheinen Gesundheitsbücher für Kinder, Jugendliche und

Eltern. Der Markt für Gesundheitsgüter, aber auch Verbände wie der Deutsche Siedlerbund oder die Kleingärtner betreiben Gesundheitsbildung mit entsprechenden Tips und Ratschlägen in ihren Werbungen und Zeitungen. Das gilt auch für manche Sportvereine, die sich dem Familien- und Jugendsport widmen. In der Familienbildung nimmt die Sexualerziehung, die Erziehung zur Hygiene und die Aufklärung zu Suchtmitteln einen besonders großen Raum ein.

Gesundheitseinrichtungen wie Praxen, Krankenhäuser, Sozialstationen, Suchtambulanzen und Apotheken, aber auch Behinderten- und Altenheime habe ich als zweiten Bildungsort genannt. Soweit der öffentliche Gesundheitsdienst mit seinen Landesvereinen für Gesundheitspflege öffentliche Beratungsstellen unterhält und laufende Vortragstätigkeit in seinen Räumen betreibt, gilt das auch für ihn. Nicht unerwähnt bleiben sollten in diesem Bereich auch die Dienstpläne für Gesundheitserziehung bei der Bundeswehr und die Sanitätsschulen der verschiedenen Waffengattungen.[21]

Große Lehr- und Lernchancen für Gesundheitsbildung bestehen für Zeiten der Kur. Die Menschen sind aufnahmebereit für Informationen über allgemeine gesundheitsgerechte Lebensweisen und für ihr Verhalten bei ihren eignen Befunden. Fast alle Kurorte und Heilbäder bieten entsprechende Informationen und Veranstaltungen an. Sie tun dies allein schon um Kurkunden an sich zu binden. Werbung betreibt auch der Fremdenverkehr mit entsprechenden Gesundheits- und Rekreationsangeboten.[22] Die Apotheker sehen sich als Gesundheitserzieher und ihre Apotheken als „Drehscheibe" der Arzneimittelinformation. Diese Beratungs- und Bildungstätigkeit ist bei Apothekerkammern Gegenstand der Weiterbildung. Bundesapothekerkammer und Bundesvereinigung für Gesundheitserziehung arbeiten auf diesem Gebiet eng zusammen.[23] Selbstverständlich sehen sich Ärzte, Zahnärzte und ihre Verbände, Vereinigungen und Kammern ebenfalls in der Verpflichtung, Gesundheitsbildung zu betreiben und sich auf diesem Gebiet fortzubilden. Den gleichen Anspruch erhebt das Pflegepersonal in Sozialstationen, Alten- und Behindertenheimen und Krankenhäusern. Von erfahrenen Schwestern und Pflegern gehen offenkundig viele wertvolle gesundheitliche Verhaltensregeln in die „Schule des Lebens" für eine jede Frau und einen jeden Mann ein.

Dritter wesentlicher Gesundheitsbildungsort ist die Schule einschließlich der Hochschule und vor allem die Volkshochschule. In der Grundschule beginnt die Gesundheitsbildung im Sachunterricht, sie wird in der weiterbildenden Schule fortgesetzt, und zwar hauptsächlich in den Fächern Biologie, Naturlehre, Sport und Gemeinschaftskunde. In den Berufsschulen wird Gesundheitslehre in sozial- und gesundheitspflegerischen sowie in hauswirtschaftlichen Klassen erteilt. Zu-

---

[21] Grünwald, Bernhard, Gesundheitsbildung im Rahmen der Verhaltenstherapie, Locc. Protokolle, a. a. O., S. 61 ff.; Kissel, Dieter, S. 119 ff.

[22] Heilbad und Kurort, Zeitschrift für das gesamte Bäderwesen, Heft 7-8/1975, S. 173 ff.

[23] ABDA-Bericht 1990/1991, Pharmazeutische Zeitung v. 26.9.1991, S. 60 f.

künftige Ernährungsberater/-innen, Erzieher/-innen und vergleichbare Berufsschüler/-innen werden u. a. in Seminaren von Schule und öffentlichem Gesundheitsdienst zur Gesundheitsbildung unterrichtet. Für Lehrerinnen und Lehrer ist Gesundheitsbildung kein eigenes Studienfach, sie ist aber Bestandteil von Fächern wie Biologie, Sport, Gemeinschaftskunde, Hauswirtschaft, Ernährung und Bekleidung.[24] Mit Bewegungserziehung im Sportunterricht sollen Haltungsschäden vermieden, mit Sonderturnen oder Reiten sollen vorhandene Schäden ausgeglichen werden. Die Grundanforderungen an Schulmöbel sollen ebenso präventiv gegen Haltungsanomalien wirken.[25] Zur Bekämpfung von von Mißbrauch bei Alkohol, Nikotin, Drogen und Medikamenten dient häufig ein besonderer Projektunterricht. Ein neues Feld tut sich aktuell in einer Erziehung zu beschränktem Fernsehkonsum im Unterricht auf.[26] Gesundheitsbildung für eine vernünftige Ernährung wird an manchen Schulen, zum Teil nach Ministererlassen wie in Niedersachsen, dadurch praktiziert, daß der Süßwarenverkauf an Schulen untersagt ist. In manchen Landkreisen laufen in Zusammenarbeit mit dem öffentlichen Gesundheitsdienst Projekte für ein gesundes Schulfrühstück. Entsprechende Materialien bietet die Bundeszentrale für gesundheitliche Aufklärung an.

Nach dem Vorbild der Charlottenburger Waldschule (1904) arbeitet heute die Freiluftschule Schloß Haldem mit betont gesundheitspädagogischer Ausrichtung.[27] Schulreformer aber auch Reformgegner nehmen sich des Themas Gesundheit mit an. Die einen, um für Ganztagsschulen und Landschulheime zu werben, die anderen um vor Krankheiten durch zu große Gesamtschulen zu warnen.[28]

Die Volkshochschule tritt verstärkt mit Kursen, Seminaren und Projekten zur Gesundheitsbildung an. Sie nimmt die Idee der Gesundheitserziehung in freier Initiative auf.[29] Das Volkshochschulmodell „Gesundheitspark München" zeigt, wie weit bereits in der pädagogischen Praxis die Prinzipien der Verhaltenspräven-

---

[24] Grünwald, Bernhard, a. a. O.; Gesundheitsvorsorge in der Schule, NLTDrs. 8/1446; Klein, Eckart, Ein biologisches Menschenbild, Biologie im Unterricht der Schulen, 4/1976, S. 85 ff.; Der erste Schultag, Landeszentrale für Gesundheitsförderung BWbg., Stuttgart 1977.
[25] Hat Ihr Kind Haltungsschäden? Niedersächs. AG zur Förderung haltungsgeschädigter Kinder, Hannover 1968; Wigand, Wolf, Haltungsschaden, Schulsonderturnen und Schulmöbel, LAVG, Hannover, o. J.; Thesen zum Schulsport, NÄBl. 1978, S. 87 ff.; Haltungsschäden bei Kindern, NLTDrs. 8/3755.
[26] Ihr Kind und das Fernsehen, Niedersächs. Landesverwaltungsamt, Abt. Bildungstechnologie, Hannover o. J.
[27] Triebold, Karl, Entwicklung und gegenwärtiger Stand der Gesundheitserziehung in Schule und Lehrerbildung, Brackwede 1967.
[28] Wegmann, Rudolf, Gesundheitserziehung in der Schule von morgen, LAVG, April 1968; Hartung, Neue Schulmodelle stärker als bisher mit medizinischen Maßnahmen flankieren, DDA 18/1976, S. 58; Schulische Probleme aus ärztlicher Sicht, ÄPN v. 23.4.1975; Meinhardt, Johannes, Schulangst, DDA 5/1978, S. 21 ff.
[29] Gesundheitserziehung in freier Initiative, Bundesvereinigung für Gesundheitserziehung, Bonn 1974; Reuter, Jürgen, Der mündige Patient in der Volkshochschule, Locc. Protokolle 12/1976, S. 78.

tion Eingang gefunden haben. Die WHO-Initiative „Gesunde Städte" hat hierbei Pate gestanden.

Gesundheitsbildung der Bevölkerung ist auch für Akademien und Hochschulen ein spannendes Thema. Mit Tagungen zum „mündigen Patienten" hat sich z. B. die Evangelische Akademie in Loccum hervorgetan. Die Akademie für das öffentliche Gesundheitswesen lehrt Gesundheitsbildung als Pflichtfach. In der niedersächsischen Akademie für Naturheilkunde steht es obenan. Medizinische Fakultäten weisen Gesundheitsbildung als Fach aus. Grünwald[30] setzt sich für Gesundheitsbildung als Prüfungsfach an pädagogischen und medizinischen Fakultäten ein. Der Landesseniorenrat Niedersachsen plädiert für einen Lehrstuhl für Geriatrie und Gerontologie, um Gesundheitsbildung für alte Menschen zu fördern.[31] Aus der Wissenschaft strahlen viele Botschaften zur Gesundheitsförderung auf die Menschen aus. So die Hinweise Hans Schaefers zur Gesundheitsbildung während der Kur und bei der Arbeit; so auch die Erkenntnisse ernährungswissenschaftlicher Pioniere wie Johann Georg Schnitzer und Max Otto Bruker für ein gesundheitsgerechtes Eßverhalten der Bevölkerung. Wissenschaft ist auch zuständig, um die Effizienz von Gesundheitsbildung zu überprüfen. Kurt Biener hat dazu in der Schweiz eine Untersuchung gestartet. Danach haben 20 % der Teilnehmer nach einem Vortrag über das Rauchen spontan mit dem Rauchen Schluß gemacht, 10 % waren noch nach vier Wochen Nichtraucher.[32]

Eine andere Untersuchung besagt, daß eine einmalige Thematisierung im Unterricht noch keine Verhaltensänderung nach sich gezogen habe, wohl aber ein mehrmaliges Besprechen verbunden mit praktischen Aktivitäten.[33] Eine geplante Akademie für Gesundheitsförderung in Hannover will sich mit der Erfolgsprüfung von Gesundheitsbildung besonders beschäftigen. Gefragt sind nach wie vor Verfasser von wirksamen Unterrichtsmodellen und Rahmenrichtlinien zur Gesundheitsbildung.

Aus gesellschaftlichen Institutionen, Vereinen, Verbänden und aus Betrieben erfahren sehr viele Bürger Informationen und Hilfen für ihre Gesundheit. Das ist für mich Bildungsort Nummer vier. Für die Krankenkassen ist Gesundheitsbildung nicht nur ein gesetzlicher Auftrag, sondern auch ein Vehikel, um die Beteiligung an Vorsorgeuntersuchungen zu heben. Nach dem ersten Bericht des Zentralinstituts für die kassenärztliche Versorgung vom März 1992 nahmen zwar nur 10 % der Versicherten an der neuen Vorsorgeuntersuchung „Chek ab 35" im Berichtsjahr teil, in 60 % aller Untersuchungen wurden aber Ernährungsumstellungen, in 18 % Bewegungstraining, in 9 % Nikotinentwöhnung und in 7 % Entspannungstechniken, also Verhaltensänderungen, empfohlen. Der Bundesver-

---

[30] Grünwald, Bernhard, a. a. O.
[31] Landesseniorenrat Niedersachsen, Schreiben vom 28.4.1988 an den Verfasser.
[32] Basisdaten zur Gesundheitserziehung, Locc. Protokolle 12 / 1976, S. 3 ff.
[33] Optimierung gesundheitserzieherischer Prozesse in der Bundesrepublik Deutschland, Locc. Protokolle 12 / 1976, S. 137 ff.

band der Ortskrankenkassen wirbt für solche Verhaltensänderungen nach Aussagen ihres Vorsitzenden Detlef Balzer nicht mehr mit Gruselbildern und Totengerippen, um die schrecklichen Folgen von ungesundem Verhalten auszumalen. Er verhält sich vielmehr ähnlich der Wirtschaftswerbung und vermittelt positive Assoziationen und Lebensfreude für die folgsamen Schüler seiner Gesundheits-Bildungsangebote. Mitgliederzeitschriften und Gesundheitswochen der Krankenkassen vervollständigen diese Angebote.

Erste Adressen für Gesundheitsbildung sind in meinen Augen die klassischen Gesundheitsvereine, die Anhänger der Erfahrungsheilkunde und die neuen Selbsthilfegruppen. In die erste Kategorie gehören die Arbeitsgemeinschaft zur Krebsbekämpfung, die Rheuma-Liga, die Kneipp Vereine, das Kuratorium Knochengesundheit und die Multiple Sklerose Gesellschaft. Die Zentren und Selbsthilfevereine der Jünger von Homöopathie und Erfahrungsheilkunde machen ebenso eine gute Bildungsarbeit, und die neuen Selbsthilfegruppen tragen per se dazu bei. Betriebe und Gewerkschaften wirken ebenfalls vergleichbar der Selbsthilfe in Gesundheitsbildung — vor allem bei Vorsorge und Arbeitsschutz — mit. Als engagiert und erfolgreich ist schließlich die gesundheitspädagogische Arbeit der Wohlfahrtsverbände und der Seniorenräte, insbesondere für Themen wie Gesundheit im Alter und bei Behinderung zu nennen.

Pflichtaufgabe ist die Gesundheitsbildung für den öffentlichen Gesundheitsdienst, der alle bisher genannten Bildungsorte als fünfter übergreifen sollte. Leider ist seine Ausstattung immer noch nicht so beschaffen, daß er ein gutes oder befriedigendes Praedikat für diese Aufgabe beanspruchen könnte. Das vorgehaltene Bildungsmaterial existiert zwar reichlich, aber das Wirken des öffentlichen Gesundheitsdienstes in Schulen und in die Öffentlichkeit hinein läßt noch sehr zu wünschen übrig. Lob und Tadel von Ministern für gesundheitsgerechte oder gesundheitsfeindliche Tätigkeiten von Individuen oder Gruppen und Institutionen sollte man zwar nicht gering achten, aber die Auflage und Förderung von Programmen des öffentlichen Gesundheitsdienstes zur Gesundheitsbildung nimmt sich noch besser aus. Vielleicht sollte man jedem Gesundheitsminister einen Animateur zur Gesundheitsförderung und -bildung zur Seite stellen. Minister Johann Wolfgang Goethe hatte das nicht nötig. Er verordnete seinen Studenten in Vorlesungen u. a. leichte Bewegungen, Wasser trinken, auf hartem Lager schlafen und sich an kalte Bäder gewöhnen.[34]

Sechster und größter Ort für Gesundheitsbildung aber ist der Markt für Gesundheitsgüter und für alle Waren und Dienstleistungen, die mit dem Attribut „gesund" versehen werden. Dabei fällt es nicht immer leicht, zwischen verkaufsfördernd und gesundheitsfördernd zu unterscheiden. Nicht alles verdient die Bezeichnung „Bildung", vieles rangiert unter „Propaganda", aber die Wirkung auf menschliches Verhalten bleibt riesengroß.

---

[34] Stutzmann, Ernst, Gesundheitserziehung zur Goethezeit, LAVG, Infodienst 24 / 1968.

Auf dem Markt agieren mit Werbung, Information und auch mit Bildung zur Gesundheit die Landwirtschaft, einschließlich des ökologischen Landbaus, Lebensmittelindustrie und Lebensmittelhandel eingeschlossen die Reformhäuser und Regenbogenläden; neben den Apotheken und der Pharmaindustrie sind die Drogerien tätig, und schließlich existiert noch die breite Angebotspalette von Gesundheitsindustrie, -handwerk und -handel. Alle wollen gut verkaufen und die Bezugnahme darauf, daß die Ware gesund sei, hilft ihnen dabei. Es beginnt mit den gesunden Nahrungsmitteln „vom deutschen Bauern frisch auf den Tisch", geht weiter mit Biokost von alternativen Landwirten, Bioläden und Reformhäusern. Selbst normale Bäcker, Schlachter und Lebensmittelhändler nutzen Gesundheitsargumente. Zur Objektivierung und Beratung über gesunde Ernährung sind Ernährungsberater im unabhängigen Verbraucherschutz aber auch in der Privatwirtschaft gefragt. Ernährungsphysiologen setzen sich für geschützte Bezeichnungen und für eine ausreichende Berufsfortbildung ein. Eine solche Fortbildungsstätte ist u. a. die Akademie für Ernährungsberatung in Bingen. Als Organisation soll die Deutsche Gesellschaft für Ernährung dafür sorgen, das möglichst objektive und seriöse Informationen an die Bevölkerung gelangen. Daran muß letztlich auch die Wirtschaft ein Interesse haben.[35] Die Reformhäuser unterhalten eine eigene Fachakademie in Oberursel. Die Lebensmittel-Handwerksinnungen und der Lebensmittelhandel einschließlich der Einkaufsgenossenschaft Deutscher Einzelhandelskaufleute (EDEKA) schulen ebenfalls Mitglieder und Personal zum Thema Gesundheit, Beratung und Informationen für die Kunden. Entsprechende Kundenzeitschriften vermitteln Gesundheitswissen in populärwissenschaftlicher Form.

Mit dem Slogan „Unser Gesundheitszentrum bietet Ihnen alles für Ihr Wohlbefinden" wirbt das Drogistenjournal, die Kundenzeitschrift der Drogerien, im März 1992. Empfohlen werden frei verkäufliche Arzneimittel, Naturarzneien und das klassische Gesundheitssortiment vom Puder und Pflaster bis zu Hygieneartikeln. Kaufhäuser, Kettenläden und Versandapotheken, die heute härtesten Konkurrenten für Drogerien und Apotheken, bieten für die von ihnen frei vertriebenen Arznei und Heil- und Hilfsmittel auch Gesundheitsinformationen an. Umsomehr bemüht sich die Aus- und Fortbildung der Drogisten mit ihren Drogeriefachakademien Gesundheitslehre und Gesundheitsberatung für künftige und bereits tätige Drogistinnen und Drogisten zu vermitteln.

Im Schuhmacherhandwerk und im Schuhladen warten nicht nur die Orthopädieschuhmacher mit Gesundheitsargumenten auf sondern auch das übrige Personal. Für Fußpfleger, Optiker, Hörgerätehersteller und -Verkäufer sowie für Sanitätsgeschäftspersonal ist es gleichfalls erforderlich, über spezielle Gesundheitskenntnisse und das Wissen der Weitergabe zu verfügen. Zahntechniker und Hersteller von Körperersatzstücken, Rollstühlen und Behindertenmöbeln beraten

---

[35] FR 31.10.1992.

ihre Kunden von altersher in eignem Interesse gesundheitsgerecht; neu aber ist das Auftreten der gesamten Möbelbranche mit Gesundheitsbetten, Behindertenküchen, Gesundheitsstühlen oder Gesundheitsbadezimmern. Tischler, Maler, Lackierer und Installateure werben mit der gesundheitlichen Unbedenklichkeit ihrer Ware. Selbst Friseure schneiden heute nicht mehr nur die Haare, sondern beraten ihre Kunden in Sachen Keralogie und zur Gesundheit ihrer Kopfhaut. Vielleicht steht ihnen ja diese Beratungsaufgabe aus historischer Sicht auch durchaus zu, denn ihre Vorgänger, die Bader und Zahnchirurgen, waren früher weit aktiver im Gesundheitswesen als sie.

Mit der Gesundheit von Aktivurlauben, von Sport und Freizeitbeschäftigungen aller Art erhöhen Freizeitindustrie und Touristik und kommunale und private Bäder und Freizeiteinrichtungen ihre Attraktivität. Die Produzenten von kleinen und großen Schwimmbädern und Saunen stoßen auf ein Millionenpublikum. Der Deutsche Sauna Bund zählt sehr viele Mitglieder. Konjunktur ist auch bei Kosmetik und Körperpflege eingekehrt, und damit ein weiteres Feld für Gesundheitsberatung zu erkennen. A conto einer neuen Bewegungssehnsucht erlebt der Fahrradhandel und die Fahrradherstellung einen ungeahnten Aufschwung. Selbst beim ungesunden und bewegungsarmen Autofahren kann man noch mit gesundheitsgerechten Fahrersitzen werben.

Die Tonnen von Papier, die für Gesundheitstips, -schriften und -broschüren von der Wirtschaft verbraucht werden, künden von einem wichtigen Erwerbszweig. Gesundheitsinformation und, räumen wir es gelassen ein, auch Gesundheitsbildung, erfolgt nicht nur über die Sprache und über die gedruckten Medien. Film und Fernsehen sind auch dabei. 1991 fand in Hannover die Medikina, ein internationales Filmfestival des medizinischen Films statt. Gesundheitliche Fernsehmagazine melden hohe Einschaltquoten, ja man spricht sogar in der Ärzteschaft von einem „Hans-Mohl-Syndrom" am Tage nach dem ZDF-Gesundheitsmagazin „Praxis". Dieses Syndrom äußert sich darin, daß Zuschauer dieser Sendung (Moderator ist Hans Mohl) am nächsten Morgen in Ärztepraxen mit Beschwerden erscheinen, die am Vorabend dort behandelt wurden.

Werbung für Gesundheit, wo sie auch immer erfolgt, halte ich für eine gute Sache. Für genau so wichtig sehe ich Werbeverbote für Drogen und erhebliche Einschränkungen für Alkohol, Nikotin, Medikamente und Genußmittel an. Besonders peinlich ist die Werbung für gesundheitsheitsschädliche Genußmittel wie Schokoladenriegel mit Gesundheitsargumenten wie „eine Portion Milch". Ebenso stößt Whiskywerbung in Zusammenhang mit gesundheitsförderlichem Segelsport ab. Sicher muß sich die Politik nicht in alle Dinge einmischen, der Zusammenhang von Werbung und Gesundheit bedarf jedoch gründlicher Untersuchung. Eine irreführende Werbung an Stelle von gesundheitlicher Information und Bildung kann die Gesundheitspolitik auf Dauer nicht hinnehmen. Bei der im übrigen zu bejahenden Aufgabe des Marktes für die Gesundheitsbildung, ist daher zu erwägen, den öffentlichen Gesundheitsdienst und die Verbraucherberatung gegen irreführende Gesundheitswerbung einzuschalten. Dies eröffnete ein neues Aufgabenfeld der Gesundheitsförderung.

Eines Tages muß eine ausführliche Theorie der Gesundheitsbildung geschrieben werden. Dieser Bildungszweig nimmt heute schon einen Raum in der Gesundheitspolitik ein, der mit dem der Krankenbehandlung quantitativ durchaus zu vergleichen ist.

Kapitel 3

Gesundheitsförderung durch Umweltschutz, gesundes Bauen und Wohnen, Arbeitsschutz und Lebensmittelkontrolle

I. Gesundheitlicher Umweltschutz

Zuweilen, wenn auch höchst selten, überfällt uns die Einsicht, daß wir Menschen nicht die einzigen bedeutenden Wesen auf diesem Planeten sind. Wir beginnen dann zu ahnen, daß wir weder ohne Pflanzen noch ohne Tiere existieren könnten, denn unser Leben und unsere Gesundheit hängen von der Einbettung und dem Zusammenspiel von Flora und Fauna ab. Der Slogan „Die Natur braucht uns nicht, aber wir brauchen die Natur" trifft den Sachverhalt mehr als genau. Umweltschutz ist zugleich Gesundheitsschutz und damit ein wichtiges Aufgabenfeld für die Gesundheitsförderung. Der gesundheitliche Umweltschutz oder Umweltgesundheitsschutz befaßt sich in der Hauptsache mit Umwelthygiene und Umweltmedizin, er ist mitbetroffen bei der Luft- und Wasserreinhaltung, der Erhaltung der Bodenqualität und dem Schutz vor Lärm, Strahlen, Chemikalien, Giften, er ist tangiert von Natur-, Landschaftsschutz und Abfallvermeidung. Der gesundheitliche Umweltschützer betreibt Verhältnisprävention und hilft damit ein Stück weit mit, die Umwelt des Menschen so zu gestalten, daß sie der Gesundheit nicht schadet, sondern sie möglichst fördert.

Von lebens- und gesundheitsgefährdenden Regionen, die in jüngster Zeit vermehrt im früheren Ostblock registriert werden, ist Deutschland nicht frei. Leider gehört das Gebiet um Bitterfeld zu einer der ökologischen Katastrophenzonen, die der Weltumweltführer des World Resources Instituts in Zusammenarbeit mit den Vereinten Nationen aufführt.[36] Aber auch in vielen anderen Gebieten beobachten Umweltmediziner und Biologen mit großer Sorge, daß Gesundheitsstörungen wie Allergien, Atemwegserkrankungen oder Krebs vermehrt im Zusammenhang mit Umweltschadstoffen auftreten. Bei einigen Krankheiten wie Lungenkrebs durch Asbesteinwirkung oder chronischer Quecksilbervergiftung wird die

---

[36] Umweltschmutz verkürzt Leben, FR 27.3.1992.

Kausalität als gegeben erachtet. Bei anderen wird zum Teil angenommen, daß Schadstoffe ein Grundleiden verschlechtern.

Als bedrohlich sind nicht nur hohe Schadstoffkonzentrationen sondern auch eine Dauereinwirkung mittlerer und geringer Dosen angesehen. Umweltkatastrophen wie die von Tschernobyl oder bei Tanker-, Chemie- und kriegerischen Umweltunfällen erhöhen die Sensibilität der Bevölkerung für Gesundheitsgefahren durch Umweltschäden. Umweltmediziner stehen heute mehr im Rampenlicht des Gesundheitswesens, als dies bei früheren Feldforschern je der Fall war. Aber selbst die alltäglichen Schadensemissionen aus Industrie, Hausbrand und Autos verursachen große Ängste bei den Menschen, die um ihre Gesundheit fürchten. „Der Schutz der Natur mit all ihren vielfältigen Bereichen ist die fundamentale Voraussetzung für ein gesundes Leben", so oder so ähnlich leiten parlamentarische Anträge ein.[37] Ärzte schätzen Erkrankungen der Atemwege, Allergien, Ohrenkrankheiten, Ekzeme, Niereninsuffizienzen, Karies, Hypertonie und den plötzlichen Kindestod (SID) u. a. als umweltbedingt oder mitbedingt ein. Andere warnen vor voreiligen Festlegungen.[38] Ähnlich schwierig gestaltet sich der Nachweis von krebserregenden Substanzen, insbesondere der Radioaktivität, als Krankheitsursache.[39] Die Gefahr durch Schadstoffe für das ungeborene Leben ist ebenso in der wissenschaftlichen Diskussion.[40] Auf eher sicherem Terrain hingegen bewegt sich die Umweltmedizin, wenn es um Tiere als Krankheitsüberträger geht, so bei Tollwut, Schlangenbiß, Zeckenstichen, Malaria oder dem Fuchsbandwurm.[41]

Die Umwelthygiene konzentriert sich auf den Nachweis von Schadstoffen durch qualitative und quantitative Erfassung in Wasser, Luft und Boden. Sie bewertet die Stoffe auch im Blick auf mögliche Kombinationen in ihrer gesundheitlichen Relevanz und versucht, Schadstoffexpositionen zu verringern. Ihre Instrumente sind hauptsächlich das Schadstoff- und das Bio-Monitoring. Mit letzerem werden Konzentrationen beim Menschen erfaßt. Urin-, Blut-, Haar- und Nägeluntersuchungen werden insbesondere bei Angehörigen von Risikogruppen vorgenommen. Als derartige Gruppen gelten Neugeborene und Säuglinge, Schwangere, Personen mit schweren chronischen Erkrankungen von Herz, Lunge, Nieren und Leber; besonders belastete Menschen in höherem Alter und Arbeitnehmer in belasteten Betrieben oder Betriebsabteilungen.[42] Die Zahl der Untersu-

---

[37] NLTDrs. 10 / 5850.
[38] Kuhrt, W., Wie Ärzte Umweltbelastungen einschätzen, NÄBl. 1987, S. 11; Windorfer, Adolf / Schulz, Werner, Umweltverschmutzung und plötzlicher unerwarteter Kindestod, NÄBl. 1984, S. 428 ff.; Der plötzliche Säuglingstod fordert ..., FR 18.4.1992.
[39] Rüdiger, Hugo W., Krebsentstehung — Erbfaktoren und Umwelteinflüsse, UGS, Hameln 1985.
[40] Neubert, Diether, Gefahr durch Schadstoffe für das ungeborene Kind, UGS, Hameln 1985, S. 29 ff.
[41] Gesundheit und Umwelt, Vorsicht bei Zeckenstichen, NMS 1991.
[42] NLTDrs. 10 / 5850.

chungsmöglichkeiten ist unermeßlich groß, ihre Realisierung hängt von den Kapazitäten der öffentlichen und privaten Untersuchungsstellen ab. Pestizide und Fremdstoffe in Frauenmilch, Lebensmitteln und Wasser, Formaldehyd-Konzentrationen, Strahlen- und Abfallemissionen erweitern das Untersuchungsfeld. Hinzu kommen Untersuchungen von Emissionen bei Autos, Hausbrand, Großfeuerungsanlagen u. ä. — besonders in Smogwetterlagen. Die Gesundheitsgefährdungen und -risiken werden abgeschätzt. Sie schlagen sich in verordneten Grenz- und Höchstwerten nieder. Grenzwert-Bestimmungen gelten als Wissenschaft für sich. Es sind nicht nur die einzelnen Stoffe sondern auch ihre synenergistischen Gesamtwirkungen auf den Menschen zu beachten. Solche verordneten Werte wirken wie Ge- und Verbote auf den Markt und die öffentliche Hand, ihre wirtschaftlichen Auswirkungen sind nicht unerheblich. Gesundheits- und Wirtschaftsressorts liegen darum nicht selten im Clinch um die Höhe dieser Werte. Droht bei der Durchsetzung von Auflagen auf der Basis der Werte ein Verlust von Arbeitsplätzen, weil bestimmte Produkte nicht mehr hergestellt oder horrend verteuert werden, dann wird besonders hart gerungen. Derartige Auseinandersetzungen können auch fruchtbar sein, denn Produktionsverfahren und Technologien ändern sich durchaus, wenn die Umweltrahmenbedingungen neu gesetzt werden. Forschung und Entwicklung stehen dann vor neuen Herausforderungen, denen man in der Regel begegnen kann. Hinzu kommt, daß auch neue Betriebe der Ökologie-Branche auf dem Markt erscheinen, die neue Arbeitsplätze schaffen.[43]

In der Gesundheitspolitik, aber auch in der Politik als Gesamtaufgabe, beginnt sich ein Grundsatz seine Bahn zu brechen, der aufmerken läßt. Er gilt heute schon weitgehend für die Kernenergieproduktion, für die Überdüngung in der Landwirtschaft und die Hautkrebsgefahr in Sonnenbänken und lautet: „Bei begründeten Zweifeln in die gesundheitliche Unbedenklichkeit von Produktionsweisen, Waren oder Geräten hat die Gesundheit Vorrang vor dem wirtschaftlichen Nutzen, auf solche Techniken oder Produkte muß sofort bzw. langfristig verzichtet werden".

Anzumerken sei der Vollständigkeit halber, daß Lärmschutz nicht nur eine Sache des noch zu behandelnden Arbeitsschutzes sondern auch eine Angelegenheit des allgemeinen gesundheitlichen Umweltschutzes — z. B. im Verkehr oder in Discotheken — ist. Hingegen sehe ich „Entstörungen" mittels der Talmiwissenschaft um die „Wünschelrute" nicht als Aufgabenfeld der Gesundheitspolitik an.[44]

Die Kontrolle der verordneten Grenz- und Höchstwerte und der Produktions- und Vertriebsauflagen muß sich grundsätzlich der Staat als neutraler Wächter

---

[43] Einzelabhandlungen verschiedener Verfasser in UGS, Hameln 1985; NLTDrs. 11 / 765; 10 / 1396; 11 / 4393; 10 / 576; 10 / 768; 10 / 1078; 9 / 2167; 10 / 919; 10 / 1607; 10 / 1665; 9 / 1415; 8 / 2665; 11 / 4399; 11 / 3130; 10 / 1731; 10 / 3013; 10 / 940; 10 / 1115; 10 / 3795; Gesunde Landschaft — Gesunde Ernährung, Landesregierung NRW, Dialog 1981; Corazza, Verena u. a., Kursbuch Gesundheit, a. a. O., S. 933 ff.

[44] Brüche, Ernst, Zur Problematik der Wünschelrute, Basel 1962.

vorbehalten. Er kann diese Aufgabe allenfalls an Kommunen oder sonstige Beauftragte delegieren, denen er einen Kontrollrahmen vorgibt. Zwar ist es durchaus zu begrüßen, wenn sich die Wirtschaft einer freiwilligen Kontrolle durch besondere Institute, eigene Umweltbeauftragte oder besondere Vereine unterzieht, die letzte Verantwortung aber trägt der Staat. Er muß die Gewerbeaufsicht, die staatlichen Untersuchungsämter und den umweltmedizinischen Dienst funktionsfähig gestalten.

Eine weitere Forderung an die Gesundheitspolitik geht auf die Schaffung von Lehrstühlen für Umweltmedizin und Umwelthygiene hinaus.

Abschließend zu diesem Thema weise ich auf ein Ereignis hin, daß das gewandelte Bewußtsein von Bevölkerung und Politik zur Umweltmedizin beleuchtet. In den siebziger Jahren hat die bizarre Frage Wissenschaftler und Juristen beschäftigt, ob Trinkwasser zur Kariesprophylaxe in den Wasserwerken fluoridiert werden darf. In Kassel lief ein Versuch, den Zahnärzte und Politiker empfohlen hatten. Dagegen klagten Bürger, die nicht gegen ihren Willen medikamentisiert werden wollten. Nach langem juristischen Streit lehnte schließlich der Gesundheitsrat auf Bundesebene die Fortführung der Maßnahme ab. Seitdem werden nur noch — und nicht mehr überall — Fluortabletten in Schulklassen auf freiwilliger Basis verteilt. Heute wäre diese Art von „Brunnenvergiftung" unmöglich.[45]

II. Gesundheitsförderung bei Bauen und Wohnen

„Man kann Menschen auch mit einer Wohnung erschlagen!" Mit diesem geflügelten Wort verbreiten Wohnungspolitiker, daß eine angemessene Wohnung und eine freundliche Wohnumwelt zu körperlicher und seelischer Gesundheit beitragen kann. Wer hingegen in ungesunden, zu engen und muffigen Räumen hausen muß, oder wer obdachlos ist, bei dem sind Krankheiten vorprogrammiert.

Gesundheitsförderung beginnt beim Bauen. Gesundheitsgefährliche Baustoffe und Wohngifte müssen schon von vornherein über entsprechende technische Baubestimmungen aus einem Neubau fern gehalten werden. Die Baustoff-Forschung ist demgemäß auch ökologisch auszurichten. Die Umsetzung der EG-Bauprodukten Richtlinie sollte gesundheitliche Aspekte berücksichtigen. Asbest, schädliche Holzschutzmittel, Dämmstoffe oder giftige Isolierschäume gehören auch in Europa verboten. Maler und Lackierer dürfen keine gesundheitsgefährlichen Lacke und Farben verwenden, Dekorateure haben bei Gardinen und Teppichen, Polsterer und Tischler bei Möbeln auf Wohngifte zu achten, und Fußbodenleger müssen auf PVC und ähnliche Materialien verzichten. Die oft sehr nützlichen Ratgeber für Bauherren sollten sich nicht nur auf ökonomischen Rat be-

---

[45] Keine Gesundheitsgefahren durch Fluorimmissionen, NMS, PM 25.3.1977; Trinkwasserfluoridierung im Gesundheitsrat abgelehnt, NÄBl. 1978, S. 787.

schränken sondern auch Gesundheitsparameter mit einschließen. In Wohnungen können Schäden durch unsachgemäße Einrichtungen, falsches Heizen, schlechte Belüftung oder die Anwendung von gefährlichen Haushaltschemikalien und -geräten entstehen. Die Verbraucherberatung in den Gemeinden kann dem vorbeugen helfen. Bauaufsichtsrechtliche Regelungen der Länder zur Lüftung fensterloser Räume, für Formaldehyd-Grenzwerte und zur Berücksichtigung ökologischer Auflagen im sozialen Wohnungsbau sollten, soweit noch nicht geschehen, erlassen werden. Förderbestimmungen im sozialen Wohnungsbau haben für angemessene Wohnungs- und Wohnraumgrößen zu sorgen. Für Abstands- und Grünflächenauflagen darf nicht nur das Nachbarschaftsrecht maßgebendes Motiv sein. Das Ziel, ein gesundes Wohnumfeld zu gewinnen, ist dafür ebenso wichtig. Städtebau-Experten weisen zu Recht darauf hin, daß mehr Natur an Stelle von „seelenlosem Abstandsgrün" zwischen Hochhäusern sinnvoll sei. Gemeinschaftsflächen, Spielplätze, aber auch Wintergärten und neue Sichtfenster dienen der psychosozialen Verbesserung in Großwohnsiedlungen. Schulhofflächen gehören natürlich aufgelockert, Straßen begrünt und zum Teil zurückgebaut, Haus- und Mietergärten, ja das gesamte Kleingartenwesen in den Städten bedarf größerer Beachtung. Die Bauleit- und Verkehrsplanung hat mit unter Gesundheitsheitsaspekten zu erfolgen. Lärmminderung, Schallschutz und ein abgasarmes Wohnen sind anzustreben. Sogenannte „Stadtverträglichkeitsprüfungen" bei großen Bauplanungen stehen an. In Niedersachsen nahm man eine solche Prüfung erstmals im Rahmen der Landesausstellung „Natur im Städtebau" im Jahre 1991 in Bremervörde vor.

Die Gesundheit wird auch dadurch beachtet, daß einkommensschwachen und Großfamilien der Erwerb ausreichend großer Wohnungen subventioniert wird. Das gilt auch für Schwerbehinderte, Alleinerziehende und alte Menschen im Rahmen ihrer Einkommen. Ein speziell gesundheitspolitisches Anliegen ist die Schaffung von Wohnraum für psychisch und Suchtkranke und für Obdachlose. Für diesen Personenkreis gibt es praktisch keinen Wohnungsmarkt. Unterkünfte, Übergangswohnungen und besondere Mietwohnungen sowie Zufluchtsstätten für mißhandelte Frauen und deren Kinder sind zu schaffen. Mietbeihilfe ist gesellschaftlich zu leisten (Sozialhilfe).

Ohne Beschaffung von und ohne Betreuung in Wohnungen durch die Gesellschaft bleibt für Menschen in besonderen sozialen Schwierigkeiten jede andere Förderung vergebens.

Ein weiteres Kapitel der Gesundheitsförderung ist das behinderten- und altengerechte Bauen. Die Wohnung vieler älterer, oft alleinstehender Personen kann zum Beispiel mittels neuer Handläufer, Küchen- und Toilettenumbauten behindertengerecht so umgerüstet werden, daß die Wohnungsinhaber noch lange in „ihren vier Wänden" bleiben können, und nicht ins Heim gehen müssen. Manchmal hilft auch ein Umzug von einer zu großen in eine kleinere, behindertengerechte Wohnung. Die Unterstützung neuer Wohnformen wie Wohngemeinschaften und besonderer Wohnheimplätze für Behinderte und alte Leute macht nicht selten den Weg ins reine Pflegeheim entbehrlich.

Nach Angaben des Deutschen Mieterbundes fehlen in der Bundesrepublik Deutschland 2,7 Millionen Wohnungen. Eine halbe Million Kinder, so klagt der Deutsche Kinderschutzbund, leben in Obdachlosenheimen.[46] Selbst, wenn diese Zahlen zu hoch gegriffen sein sollten, so ist es doch kein Geheimnis, daß nach zehnjähriger Untätigkeit im sozialen Wohnungsbau bis zum Jahre 1989 die Wohnungsnot sich dramatisch zugespitzt hat. Wuchermieten und verzweifelte Menschen auf Wohnungssuche beweisen den Befund. Bausparkassen und Wirtschaftsinstitute untermauern ihn. Diese Situation gefährdet nicht nur den sozialen Frieden, sie gibt auch den Nährboden für längst überwunden geglaubte Volkskrankheiten ab. Die Tuberkulose lebt in Slums und Elendsvierteln von Europa durchaus wieder auf. Politik gegen Wohnungsnot und Mietenanstieg ist darum auch ein Stück Gesundheitsförderung. Insofern ist der WHO-Gesundheitsbegriff keine utopische Traumtänzerei sondern setzt die richtigen Akzente.

III. Arbeitsschutz

Arbeitssicherheit, Arbeitsschutz, Arbeitsmedizin, Unfallverhütung und Humanisierung der Arbeit stecken ein bedeutendes Feld der Primär-, Sekundär- und Tertiärprävention ab. Der Schwerpunkt liegt bei spezifischen Maßnahmen zur Vermeidung von Krankheiten einschließlich von Unfallereignissen. Chronische Krankheiten nach langdauernden Expositionen am Arbeitsplatz sind darin ebenfalls eingeschlossen. Sicherheitsfachkräfte, Betriebsärzte, Betriebsräte, Arbeitgeber, Berufsgenossenschaften und Gewerbeaufsicht sollen im Zusammenwirken einen möglichst guten Arbeitsschutz gewährleisten. Nicht immer sind die Gewerkschaften mit den Werksärzten einverstanden, manchen sagen sie eine zu große Beihilfe für eine stromlinienförmige Produktion und eine zu geringe Gesundheitshilfe für Arbeitnehmer nach. Viele Firmen, Betriebsräte und Betriebsärzte setzen jedoch ihren Ehrgeiz in die Entwicklung leistungsfähiger ergonomischer und Arbeitsschutzzentren. So zeigt z. B. der arbeitsmedizinische Dienst bei der Peine-Salzgitter-AG und beim Volkswagenwerk vorbildliche Arbeitsergebnisse. Das gilt ebenso für die werksärztlichen Dienste der Berufsgenossenschaften und sicher für die Mehrzahl der Werkärzte und Werksärztinnen. Das Ergonomiezentrum der Stahlwerke Peine-Salzgitter will nach eigner Aussage „Arbeitsform, Arbeitsintensität und Arbeitsumgebung so an die Eigenschaften des Menschen anpassen, daß dessen geistiges und körperliches Wohlbefinden erhalten, gesteigert bzw. wiederhergestellt wird".[47] In gleicher Weise stellt Hans Schaefer den Menschen und nicht die Arbeit in den Vordergrund, wenn er die

---

[46] Cellesche Zeitung vom 24.3.1992.
[47] Stahlwerke Peine Salzgitter, Das Ergonomiezentrum, 1977.

Würde des Menschen hervorhebt und feststellt, daß nicht so sehr die Arbeit sondern das Gefühl den Menschen krank macht, bei und unter dem Arbeit verrichtet wird. Je mehr die Arbeit dem Spiel gleiche, desto geringer die gesundheitlichen Risiken; in der Berufswelt dürfe die Freude nicht verarmen. Streßabbau und sozialer Kontakt sind daher für Schaefer wichtige Elemente des Arbeitsschutzes.[48]

„Damit Arbeit menschlicher wird", entwickelte die Bundesregierung in den siebziger Jahren Modelle zur Humanisierung der Arbeitswelt. Der damalige Minister Hans Matthöfer wollte damit u. a. erreichen, daß Arbeitnehmer Arbeitszeiten, Arbeitsbedingungen, Arbeitsbelastungen und Arbeitsstrukturen mitformulieren und mitbestimmen[49]. In der Praxis des technischen Arbeitsschutzes bieten vor allem Vorschriften über gefährliche Arbeitsstoffe und über die Gestaltung von Arbeitsstätten einen wichtigen Rahmen, ebenso die Unfallverhütungs-Bestimmungen der Berufsgenossenschaften. Bei den genannten Vorschriften geht es darum, die Verhältnisse am Arbeitsplatz zu erfassen, ungesunde Klima- und Beleuchtungslagen ebenso zu verbessern wie falsches Sitzen, Rauch oder Lärm zu vermeiden. Das Hantieren mit krebserregenden Stoffen oder an ungeschützten, gefährlichen Maschinen soll ganz unterbleiben. Der Schutz mit besonderen Brillen, Handschuhen und Anzügen sowie mit technischen Vorrichtungen wird groß geschrieben, um vor Lärm-, Augen-, Verbrennungs-, Vergiftungs und ähnlichen Arbeits- und Unfallschäden zu bewahren. Die „Matthöfer-Varianten" zur Humanisierung erscheinen mir allerdings genau so bedeutsam.

Im sozialen Arbeitsschutz geht es in erster Linie um Jugendarbeitsschutz-Untersuchungen, um Beschäftigungsverbote und Beschäftigungseinschränkungen zugunsten von Jugendlichen. Es folgen die Schutzregelungen für Frauen, insbesondere für werdende und junge Mütter. Bezahlte Arbeitsruhe vor und nach der Geburt eines Kindes und bezahlter Elternurlaub bei Erkrankung eines Kindes sind vorgesehen. Umstritten ist das Nachtarbeitsverbot für Arbeiterinnen, das Bundesverfassungsgericht hat es im Urteil vom 28. 1. 1992 wegen Ungleichbehandlung gegenüber Männern (und angestellten Arbeitnehmerinnen) für verfassungswidrig erklärt. Der Gesetzgeber ist daher gefordert, über neue Arbeitszeitbestimmungen zu befinden. Wegen einer überholten Arbeitszeitordnung aus dem Jahre 1938 erscheint dies so oder so geboten. Aber auch die Last der Wechselschichten — vor allem in der Nacht — drückt auf die Verpflichtung des Gesetzge-

---

[48] Persönlichkeit, Lebensalter und Arbeitswelt, Die Berufsgenossenschaft 1 / 1978, S. 25 ff.; Streß als gesellschaftliches Problem, Therapiewoche 26 / 1976; S. 31; Sozialer Kontakt, Ein Risiko des älteren Arbeitnehmers, Zeitschrift für Gerontologie, 4 / 1975, 258 ff.

[49] Matthöfer, Hans, Humanisierung der Arbeit und Produktivität in der Industriegesellschaft, Köln 1980; Damit Arbeit menschlicher wird, Mitteilungen des Bundesministers für Forschung und Technologie, Bonn 1976; Ein Kurzbericht über den Peiner Modellversuch, Gewerkschaftliche Monatshefte 7 / 1977, S. 449 ff.

Kap. 3: Umweltschutz, gesundes Bauen und Wohnen, Arbeitsschutz   47

bers für ein neues Arbeitszeitgesetz. Kirchen, Gewerkschaften und Parteien mahnen es schon lange an.[50]

Gesundheit am Arbeitsplatz ist eng verbunden mit Problemen von Alkohol, Nikotin und Drogen am Arbeitsplatz. Alkohol- und Drogenverbote, Raucherbeschränkungen durch besondere Raucherzimmer sind vonnöten. Betriebsvereinbarungen über die Behandlung und Rehabilitation psychisch und suchtkranker Arbeitnehmer können helfen, die gesellschaftliche Diskriminierung dieser Kranken zu beenden[51].

Daß die werksärztlichen Dienste der Berufsgenossenschaften wegen ihrer engen Bindung an die Unfallverhütung besonders gut gesetzliche Aufgaben der Arbeitssicherheit wahrzunehmen in der Lage sind, klang schon an.[52] Arbeitsplatzbezogene Prävention leisten aber auch die Krankenkassen, voran die Betriebs- — neuerdings aber auch die Innungs- und Ortskrankenkassen.[53] Viele Betriebe unterweisen alle oder einzelne Arbeitnehmer in Erster Hilfe bei Unfällen, einige unterhalten betriebliche Rettungsdienste. Sie betreiben auch immer dann allgemeine Gesundheitsförderung, wenn sie ihre Kantinenverpflegung und den Kantinenverkauf (z. B. ohne Alkohol) so gestalten, daß gesunde Kost und gesunde Waren angeboten werden. Ein Vollwertkostmenü-Angebot, vom Betriebsrat des Volkswagenwerkes initiiert, hat durchaus Vorbildcharakter. Ähnlich tat sich das niedersächsische Landwirtschaftsministerium mit Biokostangeboten für mittagessende Staatsbedienstete hervor.

Für den Arbeitsschutz ist die Unterstützung durch die Wissenschaft unentbehrlich. Die Forschungsberichte der Bundesanstalt für Arbeitsschutz und Unfallforschung in Dortmund oder die Arbeit von Universitätsinstituten — wie dem sozialmedizinischen in Heidelberg — bezeugen dies. Auch wäre die Benennung der zur Zeit etwa 170 Substanzen mit krebserregenden oder krebsfördernden Wirkungen oder die Weiterentwicklung der maximalen Arbeitsplatz Konzentrationswerte (MAK), die nicht überschritten werden dürfen, ohne die Tätigkeit der Deutschen Forschungsgemeinschaft nicht denkbar.[54]

---

[50] Aktenzeichen 1 / VR 1025 / 82; Schichtarbeit in der Bundesrepublik Deutschland, Dortmund 1978; Schichtarbeit, Der Betriebsrat, Nr. 2 und 3 / 1978; Die Last der Nachtschichtarbeit, Aktuelle Kommentare Nr. 6, Evangelische Kirche in Deutschland, Hannover vom 9.9.1980.
[51] Alkohol am Arbeitsplatz, NMS PM vom 26.10.1987.
[52] Der berufsgenossenschaftliche überbetriebliche arbeitsmedizinische Dienst, Hauptverband der gewerblichen Berufsgenossenschaften, Bonn 1976; Wagner, Rolf, Die Arbeitsmedizin in der Bundesrepublik Deutschland, NÄBl. 7 / 1978, Sonderdruck; Giese, Herbert, Das Borghorster Modell, Werksarztzentrum Borghorst 1973.
[53] Betriebskrankenkassen und Prävention, Internationales Institut für vergleichende Gesellschaftsforschung, o. J.; Eberle, Gudrun, Thesen auf dem Kongreß AOK-WHO vom 13. bis 16.6.1989, Wissenschaftliches Institut der Ortskrankenkassen, Bonn o. J.
[54] Elsner, Gine / Volkholz, Volker, Arbeitsschutz und Arbeitsmedizin als Probleme arbeitnehmerorientierter Forschung, Dortmund o. J.

IV. Lebensmittelüberwachung

Verbraucher müssen darauf vertrauen können, daß Lebensmittel nicht krank machen. Rückstände und giftige Stoffe in Nahrungsmitteln können heimtückische Krankheiten hervorrufen. Die Gesundheit der Verbraucher rangiert daher eindeutig vor der Wirtschaftlichkeit für den Erzeuger und Verkäufer von Ernährungsgütern. Eine gewisse Rücksichtslosigkeit der Überwachungsämter ist dabei nicht zu umgehen, obwohl sie oft kleine Landwirte oder Lebensmittelhandwerker als Glied einer Kette trifft, an deren Spitze unverfroren wenige Agrarfabriken, Importeure, Großhändler und pharmazeutische Firmen agieren.

Eine physiologisch „richtige", gesundheitlich unbedenkliche Ernährung kann man nur bewerkstelligen, wenn die Rohprodukte der Nahrungsmittel unter Schonung des Naturhaushalts gewonnen werden und von chemischen Rückständen weitgehend frei sind. Über Inhalt, Herkunft und Behandlung sollte sich der Verbraucher möglichst eindeutig informieren können. Der Einsatz chemischer Mittel im Pflanzenbau ist abzusenken, die Anwendung von Tierarzneimitteln spürbar einzuschränken. Die amtliche Kontrolle von Lebensmitteln pflanzlicher und tierischer Herkunft richtet sich auf ihre Zusammensetzung, auf Rückstände und auf die Einhaltung von Wartezeiten, z. B. bei der Schlachtung. Auf Tierschutz und artgerechte Tierhaltung ist zu achten. Sie vermehren die Chancen für gesunde Lebensmittel, während kranke Batteriehühner oder verbotene Futtermittelzusätze diese Chance verringern bzw. verhindern. Kartelle von Futtermittel- und Tierarzneiherstellern mit einem Gefolge sogenannter „Autobahntierärzte", die Viehbestände nicht wirklich betreuen sondern nach fliegendem Einsatz auf der Autobahn mit Medikamenten vollpumpen, gehören gesprengt. Schlachtviehtransporte unter unsäglich tierquälerischen Begleiterscheinungen müssen scharf kontrolliert und eingestellt werden.[55]

Schwieriger sind Verunreinigungen von Lebensmitteln einzudämmen, die aus Wasser, Luft und Boden in die Pflanzen gelangen. Schadstoffkataster und die Brachlegung überlasteter Flächen können dafür ein sekundäres Hilfsmittel sein. Primär aber wäre eine Umweltpolitik, die bei den Ursachen der Verunreinigung ansetzt, nötig: Bei der Überdüngung, zu hohen Abgasen und Wasserbelastungen durch Produktion oder Reinigungsmitteln.

Der Einsatz von Zusatz- und Hilfsstoffen sowie bestimmte Behandlungsmethoden während der Bearbeitung und der Vermarktung können Lebensmittels ebenfalls belasten. Dennoch kann nicht immer auf Konservierungsstoffe oder -verfahren verzichtet werden. Bestrahlungen sollten möglichst vermieden und nur dann

---

[55] NLT-Protokoll vom 25.3.1981, S. 7618; NLTDrs. 10/2872; 9/2043; 9/2139; Rückstände in unserer Nahrung, Verbraucher-Rundschau 11/1980, Arbeitsgemeinschaft der Verbraucher, Bonn; Lebensmittel ohne Gift, SPD-Parteivorstand, Bonn 1983; Schadstoffe in unserer Nahrung, Sammelmappe der Verbraucherzentrale Niedersachsen, Hannover, o. J.

zugelassen werden, wenn ionisierende Strahlen gesundheitsverträglicher als andere Konservierungsmethoden sind.[56]

Die gesundheitspolitische Aufgabe der Gegenwart liegt insbesondere darin, die vorhandenen Überwachungsmöglichkeiten wirklich anzuwenden, durchzusetzen und gut ausgebildetes Personal einzustellen. Bei befriedigender Personallage können mehr Proben gezogen und Stichproben gemacht werden. Anläßlich der Fleischbeschau oder von Rückstandskontrollen könnten Tierhaltung und Futtersituation im Stall öfters überprüft und die Untersuchungsfrequenzen in den Ämtern erhöht werden. Schließlich kann man dann die Hygieneüberwachung von Räumen, Arbeits-, Beförderungs- und Verpackungsmitteln, insbesondere in Markthallen, auf Märkten, Messen, Volksfesten und im Reisegewerbe wirksamer gestalten als bisher. Von der Wirtschaft finanzierte, unabhängige Institute leisten dabei durchaus Hilfestellung. Kammern und Beratungsringe von Landwirtschaft und Lebensmittelindustrie oder des -handwerks bewirken ebenfalls wertvolle Aufklärung für Erzeuger, denn der Sinn der Lebensmittelkontrolle liegt nicht in Geldbußen sondern in der Prophylaxe. In die gleiche Kerbe zielt auch die Arbeit der Verbraucherberatungen. Die letzte Verantwortung aber trägt der Staat für eine möglichst lückenlose Überwachung. Spezielle Aufgaben kann auch nur er erledigen oder durch beauftragte Kommunen erledigen lassen. So zum Beispiel bei hoheitlichen Maßnahmen anläßlich von Salmonellenvergiftungen wie Pflichtuntersuchungen, Arbeitsbeschränkungen oder bei der Verhängung von Quarantänen.[57]

Kapitel 4

Gesundheitsförderung durch Bewegung, Sport und Vorsorgekuren

I. Bewegung und Sport

Wir leben in einer Zeit, die von hoher Beweglichkeit mit Beförderungsmitteln wie Eisenbahn, Auto und Flugzeug geprägt ist, die aber auf der anderen Seite einen starken körperlichen Immobilismus aufweist. Wir graben, jäten und mähen nicht mehr auf dem Felde, melken, füttern und misten nicht mehr den Stall aus, und wir hämmern, schmieden und fräsen nicht mehr in der Fabrik. Die immer weniger werdenden Landwirte und Arbeiter sitzen nur noch den ganzen Arbeitstag auf dem Trecker oder bedienen irgendwelche Maschinen oder Steuerungselemente. So schrumpfen die Muskeln, rosten die Gelenke ein, und so kommen Kraft, Ausdauer und Koordination der Bewegungen dem Menschen abhanden. Dafür überanstrengen wir Augen und Nerven vor dem Bildschirm.

---

[56] Bestrahlung von Lebensmitteln, NLTDrs. 10 / 1202; 10 / 2139; 11 / 3726.
[57] Salmonellose Überwachung beim Menschen, Bundesgesundheitsblatt 25, Oktober 1985; Grunwald, Heidi, Funkbilder aus Niedersachsen vom 3. 8. 1982, Manuskript; Was tun gegen Salmonellen-Infektionen? Arbeitsgemeinschaft der Verbraucher, Bonn 1982.

Was not tut ist also Training, damit wir uns überhaupt weiter aufrecht halten können und das physisch-psychische Gleichgewicht nicht verlieren. Mit Wandern, Laufen, Radfahren, Rudern und Schwimmen trainieren wir Ausdauer. Mit Hanteln, Expander oder Bodybuilding trainieren manche ihre Kraft. Tanzen, Turnen, Skilauf oder Eislauf fördern die Koordination. All diese Übungen dienen aber nicht nur der Gesundheit, sie können im Übermaß oder als Fehlindikation auch sehr ungesund sein. Der Herzinfarkt beim Jogging oder die vielen Sportverletzungen und langandauernden Schäden bei kleinen „Sportmonstern" bezeugen, daß man auch beim Sport Maß halten muß. Noch gesundheitsschädlicher ist der Gebrauch von Aufputschmitteln und Medikamenten, kurz Doping genannt. Doping darf von der Politik nicht gefördert werden, es gehört verboten.

Sport betreiben wir selten allein, sondern in Gemeinschaft mit anderen, z. B. in Vereinen. Das ist üblich und kann durchaus soziales Wohlbefinden verbessern. Über 30 Millionen Bundesbürger in den alten Bundesländern betreiben Sport. Maßvoll betrieben fördert er unzweifelhaft die Gesundheit. Das gilt nicht zuletzt für die tertiäre Prävention im Versehrten- und im Behindertensport. Übergewicht bei Beinamputierten kann durch Teilnahme am Behindertensport des Reichsbundes oder VDK oder in anderen Gruppen gemildert werden. Das Risiko eines zweiten oder dritten Herzinfarkts kann man in der Infarktsportgruppe eines Sportvereins mindern. Wenn die Arbeiterwohlfahrt oder ein anderer Verband zum Seniorensport ruft, dann besteht die Chance, Gelenke wieder beweglich zu machen. Das fällt dann in den Bereich der Tertiärprävention, während der Schul- und Jugendsport nach unserer Systematik als Primärprävention zu betrachten ist.

Auf ihren Gesundheitsbeitrag können sich aber nicht nur die Schule und Vereine berufen, damit wirbt auch die Sport- und Freizeitindustrie, die Touristik, das Kurwesen, Schwimmbad- und Saunafirmen und der entsprechende Handel. Je unverblümter die Krankenkassen, die Kommunen oder Länder um Unterstützung für die Sportvereine angegangen werden, desto vorsichtiger müssen die Finanzverantwortlichen sein. Wenn sich sogar SPD und FDP in Rheinland-Pfalz im Koalitionsvertrag darauf verständigen, das Fußballstadion des 1. FC Kaiserslautern mit Landesmitteln auszubauen, dann ist dies wohl kein Beitrag zur Gesundheitspolitik. Eher kann man daran erkennen, ob ein deutscher Fußballmeister oder eine Landesregierung regiert. Auch wenn Kommunen zum Zwecke des Klassenerhalts ihres Vereins die Unterhaltskosten für Stadien von Sportvereinen übernehmen, so hat dies mehr mit „Brot und Spielen" als mit Gesundheit zu tun. Für Gymnastik, Schul- und Behindertensport ist jedoch öffentliche Hilfe zu bejahen. Zuschüsse für Übungsleiter in Alten- und Behindertensportgruppen sind angebracht. In der übrigen Vereinssportarbeit sollte sich Politik auf die Förderung der Sportmedizin im Breitensport beschränken.

Sportmedizin stellt sich als Aufgabe der Gesundheitspolitik nach der Definition des Deutschen Sportärztebundes folgendermaßen dar: „Sportmedizin beinhaltet diejenige theoretische und praktische Medizin, welche den Einfluß von Bewegung. Training und Sport sowie den Bewegungsmangel auf den gesunden und kranken Menschen jeder Altersgruppe untersucht, um die Befunde der Prävention, der Therapie und Rehabilitation sowie der Beratung und Betreuung des Sportlers dienlich zu machen." Bedeutsam ist die Arbeit der Sportmediziner vor allem in den Aktionen des Breitensports und bei Kampagnen des Deutschen Sportbundes. Hierzu zählen u. a. „Trimm Dich"-Veranstaltungen und Pfade. Auch gesundheitsgerechte Gymnastik, maßvolles Joggen und Senioren- und Behindertensport fordern die Beratung durch Sport- oder Allgemeinmediziner. Im Bereich des Spitzensport gehört insbesondere die Dopingkontrolle und eine verantwortungsbewußte Trainingsberatung vor allem für junge Menschen dazu. Es ist hier nicht der Ort, um sich mit allen Varianten des Dopings und Kinderspitzensports auseinanderzusetzen, aber eine gesundheitspolitische Aufgabe liegt schon darin. Die Sportmedizinausbildung und die Erforschung der Zusammenhänge von Sport und Gesundheit ist eine Angelegenheit der Universitäten und Fachhochschulen. Einer ihrer Vertreter, Peter Axt, bejaht z. B. die therapeutische Wirkung von Sport bei Herz- und Kreislauferkrankungen, Arthrose, Osteoporose und einigen Krebserkrankungen.[58]

Eine staatliche oder kommunale Aufsicht über Sport- und Freizeiteinrichtungen ist bitter nötig. Nicht nur die Wasserqualität der Bäder ist zu überwachen sondern vor allem die Qualität von Saunen und Solarien in Sportstätten. Sonnenbänke, die unbegrenzte Einwirkung von ultravioletter Strahlung auf den Menschen ermöglichen, sollten behördlich abgeschaltet werden. Die Hautkrebsgefahr ist zu groß.

In die praktische Vereinsarbeit sollte sich der Staat nicht einmischen. Er braucht es auch nicht aus finanziellen Gründen, denn der allergrößte Teil der öffentlichen Kontrollen kann über Vereinsbeiträge refinanziert werden. Im übrigen ist die Politik als Mitträger gesundheitlicher Bewegungskonzepte ebenso ideell in der Verantwortung wie der Deutsche Sportbund oder die Bundesärztekammer. Nur sollte daraus nicht über die Ausbildungspflicht, die Kontrollpflicht und die Sozialaufgabe hinaus ein großer finanzieller Aufwand von Staat und Kommunen eingefordert werden. Sport sollte im Prinzip Privatsache bleiben.

II. Vorsorgekuren

Von alters her kennt die Menschheit die gesundheitsspendende Kraft von Heilquellen, ja des Wassers überhaupt. Im Laufe der Zeit kam die Kenntnis über ein der Gesundheit zuträgliches Klima hinzu. Ägypter, Griechen und Römer entwickelten hochverfeinerte Badekulturen. Sie glaubten an die mystische Kraft von Quellen, zelebrierten aber auch schon mit Bädern, Trinkkuren, Güssen,

---

[58] Manuskript des Referats zur Eröffnung der AOK-Gesundheitswoche am 16. 9. 1992 in Celle.

Wickeln und Massagen eine medizinische Behandlung. Luft und Wasser bilden auch heute die Grundelemente der Balneologie und Balneotherapie, die Atemwege und die Haut fungieren als „Signalvermittler" für den menschlichen Körper. In England, Frankreich und Deutschland setzte in den Ferien ein förmlicher Sog an die Seebäder ein. Im Jahre 1793 forderte Georg Christoph Lichtenberg „endlich ein grosses öffentliches Seebad" und noch in unserem Jahrhundert beklagte Ferdinand Sauerbruch, daß die natürlichen Heilfaktoren Licht, Luft, Wasser und Diät viel zu lange von der Medizin vernachlässigt worden seien.[59] Seitdem ist Deutschland von einem engen Netz an Mineral- und Moorheilbädern, von Seebädern und Seeheilbädern sowie von heilklimatischen Kurorten, von Kneippheilbädern und Kneippkurorten überzogen.[60] In den Bade- und Kurorten wirken Badeärztinnen und -ärzte, Masseure und Angehörige ähnlicher Heilberufe. Die staatliche Anerkennung der Heilbäder und Kurorte erfolgt über die Gesundheitsbehörden, immer wieder versuchen allerdings die für die Wirtschafts- und Fremdenverkehrspolitik zuständigen Stellen in die Anerkennungsverfahren hineinzudirigieren. Ohne den wirtschaftlichen Zusammenhang zu verkennen, muß sich hier jedoch die Gesundheitspolitik durchsetzen. Die Kureinrichtungen sind auch von Gesundheitsbehörden zu überwachen.

Balneologie und Balneotherapie kommen über die Sozialversicherung und die verschiedenen sozialen Versorgungssysteme wie Kriegsopferversorgung, Beihilfe im öffentlichen Dienst, Sozialhilfe oder Entschädigung immer größeren Bevölkerungsschichten in Deutschland zugute. Es handelt sich dabei um individuelle Rechtsansprüche von Versicherten oder Versorgten. Im Laufe dieser Arbeit werden wir solchen Ansprüchen noch an vielen Stellen begegnen, innerhalb der Aufgabenfelder von Gesundheitspolitik besitzen sie einen hohen, oft den eigentlichen Stellenwert, weil erst sie die eigentliche Ursache für die breite Streuung und hohe Quantitäten von gesundheitlichen Leistungsangeboten bilden. Ohne allgemeine Versicherungs- oder Versorgungssysteme gäbe es nicht dieses reichhaltige und hochdifferenzierte Gesundheitswesen, auf das die Bundesrepublik Deutschland nicht unberechtigter Weise mit einem gewissen Stolz hinweist. Sozialversicherung und soziale Versorgung bauen auf unterschiedlichen Prinzipien auf. Eine entsprechende Systematik zu diesen Prinzipien hat schon im Jahre 1955 Walter Bogs in den Sozialwissenschaftlichen Abhandlungen der Wilhelmshavener Hochschule für Sozialwissenschaften (Heft 3, Berlin 1955) geliefert. So verschieden Versicherung mit Finanzierung über Beiträge und Versorgung mit Finanzierung über Steuermittel auch sein mögen, das Leistungsspektrum der verschiedenen Sicherungszweige ähnelt sich sehr. Die Grundlage bildet in der Regel der Leistungskatalog der gesetzlichen Krankenversicherung für Gesundheitsleistungen auch in den übrigen Versicherungs- und Versorgungszweigen öffentlich rechtlicher Art. Darum wird im Verlaufe dieser Arbeit stets auf die

---

[59] Dittschlag, Werner, Humanbiologie, Celle 1967, S. 185 ff.
[60] Bäderland Niedersachsen, Heilbäderverband Niedersachsen, Goslar o. J.

Ansprüche aus dem Katalog der gesetzlichen Krankenversicherung, als die für Gesundheitspolitik bedeutsamsten Anspruchsregeln, zurückgegriffen.

Darum beziehe ich mich bei den Ansprüchen auf Vorsorge- und Müttervorsorgekuren vor allem auf die §§ 23 und 24 des Sozialgesetzbuches, Teil V (SGB V). Geht eine Versicherte oder ein Versicherter zur Kur, so fragt er nicht danach, ob es sich nun um Vorsorge oder Rehabilitation handelt. Für den Kostenträger, und das, was sie oder er selbst zu bezahlen haben, ist dies aber von Bedeutung. Zu Lasten der Krankenkasse kann eine Vorsorgekur ärztlich verordnet werden, „um eine Schwächung der Gesundheit, die in absehbarer Zeit zu einer Krankheit führen würde, zu beseitigen". Im Falle einer Rehabilitationskur (Rehakur) liegt oder lag die Krankheit bereits vor, und es geht um die Wiederherstellung der Gesundheit. Vorsorgekuren werden auch verschrieben, „um der Gefährdung der gesundheitlichen Entwicklung eines Kindes entgegenzuwirken" oder um „Pflegebedürftigkeit zu vermeiden". Wird eine ambulante Vorsorgekur (früher die so genannte „freie Badekur") bewilligt, so gehen die Kosten für die medizinischen Leistungen zu Lasten der gesetzlichen Krankenkasse, zu den übrigen Kosten (Unterkunft und Verpflegung) zahlt die Kasse einen Zuschuß von derzeit täglich DM 15,—, den Rest muß jeder selbst tragen. Wird eine stationäre Vorsorgekur genehmigt, dann übernimmt die Kasse auch die Kosten für Unterkunft und Verpflegung in einem — meist privaten — Vertragshaus. Erwachsene Versicherte zahlen zur Zeit DM 11,-, in den neuen Bundesländern DM 8,-, als Selbstbeteiligung pro Tag zu.

Als sogenannte „Kannleistung" gewährt die gesetzliche Krankenversicherung (gKV) Vorsorgekuren für Mütter in einer Einrichtung des Müttergenesungswerkes oder in einer gleichwertigen Einrichtung. Je nach Satzung übernimmt die Kasse dann die Kurkosten voll oder gewährt einen Zuschuß. Der Deutsche Paritätische Wohlfahrtsverband möchte nach einem gelungenen Modellversuch soziale Begleitung während und nach der Kur als Kosten anerkannt wissen.

Viele Bürger gehen auf eigne Kosten zur Kur; sie profitieren von den privat angebotenen Leistungen, und lassen sich ggf. die Kosten ganz oder teilweise von einer Privatversicherung erstatten. Viele Versicherte zahlen anstandslos ihren Selbstbehalt bzw. ihre Selbstbeteiligung. Manchen ist eher der Dreijahresrhythmus, der in dringenden Fällen verkürzt werden kann, zu lang, bis sie wieder einen Kurantrag stellen können. Es gibt aber auch Versicherte, deren Geldbeutel so schmal ist, daß sie nicht zur Kur gehen können, wenn sie etwas dazu bezahlen müssen. Die gKV hat für diese Fälle Härteklauseln und Zumutbarkeitsregeln entwickelt, auf die hier nicht im einzelnen eingegangen werden kann. Für die Gesundheitspolitik aber, die sozial gerecht zu gestalten ist, ergeben sich schon Probleme bei der Festsetzung von Zuschußbeträgen und Härteklauseln. Immer entsteht dabei die grundsätzliche Frage, wie weit der Anspruch des einzelnen gehen und wie stark die Belastung der Versichertengemeinschaft bzw. der Allgemeinheit mit Beiträgen und Steuern sein darf. Bei einer solchen Abwägung sollte nicht noch das Geschäftsinteresse der Träger von Kurheimen, der Vermieter oder der Kaufleute am Kurort oder das Arbeitsplatzargument der Gewerkschaften und Bürgermeister der Kurorte hineingezogen werden. Diese wirtschaftlichen Faktoren kann zwar niemand übersehen, die soziale Versichertengemeinschaft kann aber nicht dafür einstehen, daß eine erfolgreiche lokale oder regionale Wirtschaftspolitik betrieben wird. So sehr finanzielle Kuranreize für den einzelnen mit der Wirtschaftsblüte in Heilbädern und Kurorten auch zusammenhängen, für die Gesundheits- und Sozialpolitik kann die erwartete Höhe der Selbstbeteiligung an der Vorsorgekur nur von den Parametern der Güte einer Vorsorgekur für die Gesundheit der Menschen und von denen der sozialen Gerechtigkeit abhängen. Mir scheint, daß diese Abwägung derzeit als gelungen zu bezeichnen ist, allenfalls halte ich die Einkommensgrenzen für Härtefälle im Blick auf Versicherte in den neuen Bundesländern für zu niedrig. Wenn Sozialhilfesätze und Einkommensgrenzen für Härtefälle bei Versicherten zu nahe beieinander liegen, kann das Abstandsgebot verletzt sein, das die Unterschiede zwischen einer Hilfe für Bedürftige und einer Sozialversicherung quasi für alle markiert.

Kapitel 5

Gesundheitsförderung durch Schutz vor Seuchen und anderen Volkskrankheiten

I. Epidemiologie und Gesundheitsberichterstattung

Die Gesundheitspolitik vorvergangener Jahrhunderte hatte nicht als Ziel, ein möglichst umfangreiches Angebot gesundheitlicher Dienstleistungen an Bürger vorzuhalten. Damals bestand die Hauptaufgabe der städtischen und territorialen Obrigkeit darin, die Entstehung und Ausbreitung von Epidemien zu verhindern. Ansteckende Krankheiten wie Pest und Cholera sollten erst gar in die Stadt hineingelangen. Hatten Krankheitskeime aber bereits Stadtmauern und -tore überwunden oder die Brunnen befallen, dann wurden vergiftete Brunnen gesperrt und kranke Personen in ihren Häusern oder in besonderen Quarantänestationen abgeschlossen. Die hohen Mauern älterer Krankenhausbauten lassen noch heute erahnen, daß es damals um Ausgrenzung von Kranken ging. Damals wurden die an einer ansteckenden Krankheit verstorbenen Menschen bei Nacht und Nebel unter die Erde gebracht, die Leichen und die Wohnungen der Verstorbenen wurden gekalkt und desinfisziert. Gesundheitspolizei und Gesundheitspolitik waren weitgehend identisch.

Aus diesen Anfängen hat sich die heutige Epidemiologie zweifellos herausentwickelt. Sie erfaßt und spürt aber immer noch Krankheitsherde auf und unterbricht Übertragungswege von Krankheiten durch Hygiene — und nach Gerichtsbeschluß — ggf. auch durch Quarantäne. Sie will als Wissenschaft und im prakti-

Kap. 5: Schutz vor Seuchen und anderen Volkskrankheiten

schen Vollzug als öffentlicher Gesundheitsdienst die Ausbreitung von Seuchen und Volkskrankheiten eindämmen. Medizinstatistik und Medizinsoziologie stehen der Wissenschaft von der Epidemiologie zur Seite. Erfaßt werden die übertragbaren Krankheiten wie Masern, Mumps, Scharlach, Polio, Diphterie, Keuchhusten. Weiter geht es um Tuberkulose, Hepatitis, Geschlechtskrankheiten und Durchfallerkrankungen wie der Befall durch Salmonellen. Tropeninfektionen wie Malaria und Cholera gehören nach wie vor dazu. Zu nennen sind weiterhin Krankenhausinfektionen und Infektionen, die wie bei Zecken, durch Tiere übertragen werden. Schließlich erwähne ich noch Ausbreitungsformen der Grippe und nicht zuletzt die Bekämpfung von AIDS. Die erfolgreichste Methode gegen übertragbare Krankheiten vorzugehen, um sie erst gar nicht entstehen zu lassen, ist die allseits bewährte Impfung. Darüber hinaus gehört das Erfassen von Krankheitsherden, das Aufspüren ihrer Ursachen und ihre Bewertung für die Gesundheit der Menschen einer Stadt, einer Region, eines Landes oder gar der ganzen Erde zu den vornehmsten Aufgaben des öffentlichen Gesundheitsdienstes. Das Ringen gegen die Ausbreitung der HIV-Infektionen und der AIDS-Krankheit zeigt überdeutlich, daß der Kampf gegen übertragbare Krankheiten noch nicht gewonnen ist.[61]

Epidemiologische Bewertungsmethoden werden auch genutzt, um Krankheitsherde in der Umwelt, der Wohnweise, des Arbeitsplatzes oder falscher Ernährung zu erfassen und zu bekämpfen. So wirkt der öffentliche Gesundheitsdienst bei der Begutachtung von Berufskrankheiten, von Krankheitsherden, die von Kernkraft, Sonnenbänken oder Chemiefabriken ausgehen können, durchaus mit.

Für die hektische Suche nach einem Impfstoff gegen die HIVInfektionen bedarf es sicher keinerlei Rechtfertigung. Alle unterstützen sie. Man hält auch die Heerscharen von Wissenschaftlern und Forschern, die nach den Ursachen und den Heilmitteln gegen Krebs- und andere Erkrankungen fahnden, für einen gerechtfertigten öffentlichen Aufwand. Finanzverantwortliche beginnen aber mit den Köpfen zu wiegen, wenn ein Landesgesundheitsministerium eine moderne, umfangreiche und mit vielen Gesundheitsstatistiken ausgestattete Gesundheitsberichterstattung vorlegt. Solche Berichte erfordern einen hohen Personalaufwand, wie die Arbeit in NordrheinWestfalen zeigt.[62] Sie sind aber unerläßliche Helfer beim Auftreten von lokalen Krankheitsherden oder bei der Effizienzbewertung von Gesundheitsmaßnahmen. Die überkommenen Mortalitäts- und Morbiditätsstatistiken reichen dafür nicht mehr aus.

---

[61] Bericht über Infektionskrankheiten, NMS, Hannover 1990.
[62] Gesundheitsberichterstattung, Gesundheitsreport 1990, MAGS NRW.

II. Impfungen

Impfungen gegen Volkskrankheiten sind unter drei Vorbedingungen sinnvoll. Die Krankheiten müssen mit schweren Folgen verbunden sein, der Impfschutz muß über längere Zeit anhalten und das Impfrisiko sollte klein sein. Bei der aktiven Impfung bildet das Immunsystem Abwehrstoffe, bei der passiven werden sie gespritzt. Wir kennen die Standardimpfungen für Kinder und Jugendliche im 3. und 5. sowie ab 18. Monat gegen Diphterie, Polio und Tetanus, sowie ab 15. Monat gegen Masern, Mumps, Röteln und weitere im 6., zwischen dem 12. und 14. und dem 14. und 15. Lebensjahr. Bei erhöhtem Infektionsrisiko wird Erwachsenen empfohlen, sich gegen Tetanus, Diphterie, Polio, Zeckenkrankheiten, Hepatitis B, Tollwut und Gelbfieber impfen zu lassen. Bei Reisen in bestimmte Länder sind Impfungen vorgeschrieben, die Tropeninstitute in Berlin, Hamburg, Heidelberg, München und Tübingen, aber auch die Gesundheitsämter erteilen Auskunft. Der WHO-Impfpass wird bei dieser Gelegenheit ausgestellt. Umstritten sind Grippeschutzimpfungen, weil nur ein kleiner Teil aller Virenstämme erfaßt, und das Risiko relativ hoch einzuschätzen ist.[63] Mit Ausnahme der Impfungen im ersten und zweiten Lebensjahr muß von der Gesundheitspolitik immer wieder um eine möglichst hohe Beteiligung gerungen werden. Die Kostenfreiheit oder die Abrechnung über den Krankenschein der gKV reicht dabei als Motivation nicht hin. Impfkalender wie in Bremen oder Impfinitiativen von Ministerien, Ärztekammern und Krankenkassen bieten zusätzliche Aufmerksamkeit.[64]

Bei nachgewiesenen Impfschäden besteht für den Bürger ein Schdensersatzanspruch. Er wird aus dem sogenannten „Aufopferungsanspruch", früher des Allgemeinen Preußischen Landrechts, heute nach Gesetz und Rechtsprechung, abgeleitet. Spezialanwälte und Verwaltungsrechtslehrer finden auf diesem Gebiet viele Betätigungschancen, zumal die Erfahrungsheilkunde den Nutzen mancher Impfungen eher negativ bewertet.[65] Im Gegensatz dazu warten andere mit interessanten Vergleichsberechnungen zwischen Impfkosten und volkswirtschaftlichen Einsparungen durch verhütete Krankheiten auf. So sollen von 1962 bis 1970 6 Milliarden DM durch Schutzimpfungen gegen Kinderlähmung eingespart worden sein.[66] Allein, solche Rechenkunststücke haben ihre Tücken, dennoch gibt das Rechenwerk eine ungefähre Vorstellung davon, was Impfen für die Krankheitsverhütung und Krankheitskostenersparnis bedeuten kann.

---

[63] Windorfer, Adolf / Bartram, Ulrich, Das niedersächs. Rötelnimpfprogramm, NMS, Hannover o. J.; Pockenschutz, NÄBl. 111 / 1976, S. 359; Kinderlähmung, NMS PM 17.1.1990; Corazza, Verena, u. a., Kursbuch Gesundheit, a. a. O., S. 768 ff.

[64] Vorbeugender Gesundheitsschutz für die Bevölkerung, NMS, Hannover 1977, S. 29; Bremer Impfkalender, Senator für Gesundheit, o. J.; Schutzimpfung auf Krankenschein, NÄBl. 15 / 1983, S. 517.

[65] Buchwald, Gerhard, Medizinische Fragen der Entschädigung impfgeschädigter Kinder, Medizinische Welt 33 / 34 / 1974, Sonderdruck; Buchwald, Gerhard, Impfungen und ihre Schäden, Hilchenbach o. J. und Erfahrungsheilkunde 4 / 1985; NLTDrs. 8 / 1722.

[66] Deutsche Gesundheitskorrespondenz, Nr. 1 vom 10.1.1975.

III. Hygiene und Hygieneüberwachung

Mittels aureichender Hygiene können übertragbare Krankheiten verhütet und bekämpft werden. Seuchenverhütung will den Schutz vor und Seuchenbekämpfung den Schutz der Bevölkerung bei dem Auftreten übertragbarer Krankheiten erreichen. Diese Aufgabe umfaßt auch den Schutz bei sexuell übertragbaren Krankheiten einschließlich AIDS.

In regelmäßigen Abständen ist das Personal in Schulen und Lebensmittelbetrieben auf gefährliche Infektionskrankheiten zu untersuchen. In gegeben Fällen müssen in rechtsförmlichen Verfahren Arbeitsbeschränkungen und Arbeitsverbote für eng begrenzte, bestimmte Tätigkeiten ausgesprochen werden. Bei Cholera-, Pest- oder Typhusgefahr müssen Fluggäste, die aus verdächtigen Herkunftsgebieten der Krankheiten kommen, untersucht, und unter Umständen nach Rechtsverfahren in Quarantäne auf Zeit abgesondert werden.

Hygiene muß in Einrichtungen vieler Art, insbesondere in Gesundheitseinrichtungen, in Schulen und bei der Produktion von Lebensmitteln, gesichert sein. Krankenhäuser müssen regelmässig überwacht, andere Einrichtungen stichprobenweise besichtigt werden. Besondere Hygieneschwestern und Hygienebeauftragte in Krankenhäusern tragen dazu bei, Hospitalisierungsschäden mangels Hygiene, auszuschalten. In der Fernsehserie „Panorama" nannte ein Beamter des Bundesgesundheitsamtes Berlin am 27.1.1992 eine Zahl von 40 000 Patienten, die in Deutschland jährlich wegen fehlender Hygiene in Gesundheitseinrichtungen sterben. Das wäre — versehen mit Beweisen — eine beängstigende Zahl, die auf das Konto von menschlichem Fehlverhalten und Gesundheitspolitik ginge. Meiner Meinung nach mangelt es weniger an ausreichender Kenntnis von Desinfektion und Sterilisation im Krankenhaus, wohl aber an Hygiene-Fachkräften.[67] Einige Bundesländer schreiben daher den Krankenhäusern die Beschäftigung entsprechender Fachleute vor. Die Bekämpfung von Kopfläusen in Kindergarten und Schule darf ebensowenig vernachlässigt werden wie Hygieneüberprüfungen in Altenheimen, Gaststätten oder Ferienzeltlagern. Praktische Beiträge zur Verbesserung der Hygiene, wie der Vorschlag der niedersächsischen Heilpraktiker, Akupunkturgeräte zu sterilisieren, sollten von der Politik aufgenommen werden.

Die Frage nach der Legitimität von Pflichtuntersuchungen weiblicher Prostituierter zur Abwehr von Geschlechtskrankheiten wird nicht selten gestellt. Dabei führt man ins Feld, daß männliche Prostituierte oder nicht gewerbsmäßige Prostituierte ja nicht zur Untersuchung müssen. Eine andere Argumentation geht dahin, daß „Gewerbliche" schon aus Geschäftsgründen an Hygiene interessiert seien, weil sich ein anderes Verhalten herumspreche und zu weniger Freiern führte.

---

[67] Klinger, Max, Ansätze zu einer effektiveren Krankenhaushygiene, Hygiene und Medizin 2/1976, S. 7 ff.; Jentsch, Günther, Grundlagen zur Flächendesinfektion, a. a. O., S. 24 f.; Hygienisch einwandfreie Gestaltung von OP-Sälen, Krankenzimmern und Naßzellen, NMS PM vom 24.4.1978.

Vor dem Auftreten der AIDS-Krankheit konnte die Politik mit dieser Frage sicher unbefangener umgehen, heute tut sie sich schwerer, weil man von ihr verlangt, daß sie nicht leichtfertig neue Infektionswege eröffnet. Offenbar müssen dazu, Mediziner, Juristen und Soziologen aus der Wissenschaft mitherangezogen werden. Jedes gesundheitspolitische Aufgabenfeld stellt immer wieder neue Herausforderungen.

IV. AIDS-Vorbeugung

Gesundheitspolitik muß heute unter Hochdruck die Forschungsarbeiten zur Gewinnung von Sera gegen die HIV-Infektionen voran treiben. Durch umfassende Gesundheitsbildung muß dazu beigetragen werden, daß beim Sexualverkehr — unter Umständen auch unter Eheleuten — Kondome benutzt werden. Damit HIV-Infizierte sich ihrer besonderen Verantwortung zur Kondompflicht bewußt werden und ihre Partner auch die Benützung von Kondomen als Notwendigkeit begreifen, sollte der freiwillige HIV-Test nach wie vor propagiert werden. Vieles spricht gegen Zwangstests, aber nichts gegen eine Gewißheit, die man sich durch eine freiwillige Untersuchung verschaffen kann.

AIDS-Aufklärung hat besonders intensiv für Jugendliche und Multiplikatoren der Jugendarbeit zu erfolgen. Die Jugendsozialarbeit in Schweden, welche die ganze Persönlichkeit junger Menschen mit ihrer Sexualität als einer ihrer wichtigsten Lebensperspektiven im Blick hat, verlangt einen nicht geringen Personalaufwand.[68] Sie bezieht sich auf Schüler, Studenten, Auszubildende, aber auch auf Lehrer, Sport- und Jugendleiter, Schulhausmeister und Eltern gleichermaßen. Forschungsvorhaben sollten nicht nur die medizinischen Probleme sondern auch die der Praeventionsstrategien betreffen, und die Erfahrungen der AIDS-Hilfen und anderen Selbsthilfegruppen in die Projekte einbeziehen.

Obwohl bei AIDS-Tests die Freiwilligkeit gelten sollte, halte ich den Test im Untersuchungspaket für Schwangere für geboten. Allerdings muß die Schwangere vorher darüber informiert und aufgeklärt werden, daß der Test für ihr Kind lebenswichtig ist. Sehr nachdenklich hat mich der Quarantänefall zweier AIDS-Kranker in einem abgesonderten Haus eines Stockholmer Krankenhauses gemacht. Beide waren dahin gekommen, nachdem der verantwortliche AIDS-Beamte ihres Wohnbezirks aus der Gesundheitsbehörde festgestellt hatte, daß sie trotz mehrmaligen guten Zuredens nicht bereit waren, beim Sexualverkehr Kondome zu benutzen. Durch eigne Äußerungen und die von Sexualpartnern war diese Beweislage offenbar eindeutig: Beide hatten bewußt in Kauf genommen, Dritte anzustecken. In diesem Fall kann ich die Freiheitsbeschränkung, die richterlich verfügt worden war, nicht beanstanden.

---

[68] HIV and AIDS in care, National Swedish Board of Health and Welfare, Stockholm 1988; Protokolle des Ausschusses für Soziales und Gesundheit des NLT vom 29. 5. bis 2. 6. 1989; Protokolle der Informationsreise des Ausschusses Gesundheit des Abgeordnetenhauses Berlin nach San Francisco vom 14. bis 21. 9. 1987.

AIDS-Erkrankungen nehmen zu. Sie stiegen allein in Niedersachsen von 1986 bis 1988 von 25 auf 100, und im gesamten Formenkreis der Krankheit auf rund 1000 Krankheitsfälle. Das Auslaufen von Hilfsprogrammen des Bundes für die AIDS-Hilfen und für die Suchtambulanzen, Sozialstationen und Gesundheitsämter in den Jahren 1990 / 91 war darum kaum zu verantworten. Länder und Kommunen sind daher zu Recht in die Bresche gesprungen. Weiter bedarf es auch Hilfsprogramme für sogenannte Risikogruppen im Justizvollzug und in Kasernen, für Bluter, Fixer und Prostituierte. Für die letzten beiden Gruppen sind Ausstiegsprogramme anzulegen. Längst sind zwar HIV-Infektionen über den Kreis der genannten Risikogruppen hinausgegangen und haben Partner außerhalb dieser Bereiche erfaßt, dennoch haben sich Sonderprogramme dadurch nicht erledigt. Die ersten Strafprozesse in Frankreich gegen verantwortliche Behörden und Politiker wegen mit dem HIV-Virus verseuchtem Blut in Blutkonserven haben u. a. zutage gefördert, daß noch 1984 und wahrscheinlich auch später HIV-behaftete Blutpräparate nach Deutschland importiert worden sind, und daß keine Importkontrollen statt fanden. Die juristische Aufarbeitung dieses dunklen Kapitels beginnt nun auch in Deutschland.[69]

AIDS-Kranke gehören nicht in den Strafvollzug. HIV-Infizierte in Schulen, am Arbeitsplatz oder schlechthin in der Gesellschaft dürfen nicht ausgegrenzt werden.

Zum Schutz von Patienten und Personal ist in allen Gesundheitseinrichtungen, von der Praxis bis zum Krankenhaus, darauf zu achten, daß Schutzhandschuhe getragen werden, das gilt auch für Erste Hilfe in Betrieben u. ä. Problematisch bleibt für bestimmte sensible Bereiche, z. B. für Ärzte und OP-Schwestern, ob von ihnen ein Test zu verlangen ist, wenn sie diesen bestimmten Arbeitsplatz behalten wollen. Ich meine, daß an solchen Punkten dem Gesundheitsschutz der Vorrang vor etwaiger Diskriminierung gebührt. Insofern bejahe ich den Zwangstest für Spezialkräfte in der Güterabwägung. Andere Gesundheitspolitiker mögen zu anderen Schlüssen kommen, die Politik muß jedoch eine klare Antwort geben. Entlassung von Arbeitnehmern wegen einer HIVInfektionen bejahe ich hingegen nicht, es sei denn sie beharrten auf einem Arbeitsplatz der sensiblen Art wie vorher beschrieben.

Ein feines Fingerspitzengefühl verlangt schließlich die Behandlung des Themas „AIDS und Tourismus", denn gesundheitspolitisch sollte immer deutlich sein, daß es nicht darum geht, Frauen in Thailand oder auf den Philippinen moralisch zu bewerten. Es kommt vielmehr einzig und allein darauf an, die europäischen Freier dazu zu bringen, Kondome zu benutzen. In solche Überlegungen muß auch einbezogen werden, daß es gilt, Frauen-Selbsthilfegruppen in der „Dritten — einen — Welt" zu stützen, damit der Zwang zur Prostitution wegfallen kann. Touristikunternehmen hingegen kann man sicher dazu bringen, auf eine Werbung zugunsten zweifelhafter Liebesabenteuer in Bangkok und anderswo zu verzich-

---

[69] FR 2.11.1992.

ten.[70] Die unter Frau Rita Süßmuth (CDU) angelaufene Anti-AIDS-Politik verlangt meiner Meinung nach mehr Unterstützung als die bayrische Gegenstrategie dieses z. Zt. CSU-geführten Bundeslandes.

Kapitel 6

Gesundheitsförderung von der Sexualberatung bis zur Geburtshilfe

I. Sexual- und Partnerberatung

Partnerbeziehungen, die wir als Liebe, Erotik und Sexualität beschreiben und verstehen, haben sicher nicht in erster Linie etwas mit Gesundheit aber doch mit Lebensgefühl und geistigem, seelischen und körperlichen Wohlbefinden zu tun. Ebenso können Partnerschaften Mißbehagen, Schmerz und Depressionen erzeugen.

Gesundheitsförderung beginnt mehr mit einfachen Fragen. So mit der, warum sich Jungen gegenüber Mädchen und Mädchen gegenüber Jungen so eigentümlich, oder wie es in einem Faltblatt von pro familia heißt, so blöd benehmen[71] Sexualberatung kann Erwachsenen bei der Antwort auf diese scheinbar einfache Frage helfen. Ehe- und Lebenspartner suchen und finden Rat in der Ehe- und Familienberatung, in Schwangeren- und Schwangerschaftskonfliktberatungsstellen. Sie können Kurse und Seminare zu Sexualität, Schwangerschaft, natürlicher Geburt usw. bei Jugendverbänden, Kirchen, Volkshochschulen, bei Krankenkassen, Ärztevereinen besuchen. Pro familia ist wohl die engagierteste und größte Selbsthilfe-Organisation auf diesem Aufgabenfeld, aber auch die übrigen Wohlfahrtsverbände, der öffentliche Gesundheitsdienst, die Kölner Bundeszentrale für gesundheitliche Aufklärung und nicht zuletzt der Markt für Babyartikel, Schwangerenkleidung, Kinderwagen, Kinderbücher usf. arbeiten hier informativ und beratend. Sexualberatung in Arzt-, Psychologen- und Heilpraktiker-Praxen ist üblich, auch Apotheker und Drogisten geben Auskunft. Der Büchermarkt ist von Sexual- und Schwangerenberatungsführern fast schon überschwemmt. Ärztliche Beratung gab es zwar schon immer, sie erscheint mir aber heute nötiger denn je, zumal es Normalbürgerin und -bürger immer schwerer haben, sich in der Vielfalt der Information aus allen „Kanälen" der Medien zurecht zu finden. Ich schreibe dies unter dem Vorbehalt, daß es den sogenannten „Normalbürger" nur idealtypisch gibt. Nennen wir ihn Jedermann und Jederfrau, und gestehen wir ein, daß er und sie verläßlichen Rat benötigen. Sexualkunde in der Schule und

---

[70] AIDS und Tourismus, NMS Hannover 1990.
[71] Warum verhalten sich Jungen gegenüber Mädchen und Mädchen gegenüber Jungen manchmal so blöd?, pro familia, Frankfurt o. J.; Beratungsführer, BZgA, Köln 1975.

Jugendarbeit kann jungen Menschen helfen, zu ihrer Sexualität zu finden. Umwege über Pornographie oder schwarze Messen muß ja nicht jeder gehen. Ernsthafte Themen wie Bi- und Homosexualität, Familienplanung und Abtreibung sind längst nicht mehr in den Hinterzimmern der Gesellschaft beheimatet, sie werden in Familie und Öffentlichkeit vielmehr häufig besprochen, und das Informationsbedürfnis wird in Schule, Arztpraxen und den dafür vorgesehenen Beratungsstellen gestillt.

Zur Schwangerschaftsunterbrechung beraten u. a. besondere Stellen von pro familia oder anderen Wohlfahrtsverbänden bzw. von Kirchen. Wie weit das inzwischen vom Deutschen Bundestag verabschiedete Gesetz zu § 218 Strafgesetzbuch und zu familienfreundlichen Maßnahmen vor dem Bundesverfassungsgericht Bestand haben wird, bleibt abzuwarten. In jedem Falle aber bleiben die Schwangerschafts-Konfliktberatungsstellen für die Familien- und die Gesundheitspolitik wichtige Einrichtungen.

Beratung tut auch zu der Frage not, wie in Zukunft mit der Abtreibungspille, auch „Pille danach" genannt, umgegangen werden sollte. Im Augenblick geht es noch darum, ob die Firma Hoechst wie ihre Tochtergesellschaft in Frankreich auch in Deutschland in das Prüfungs- und Zulassungsverfahren für Medikamente voll einsteigt. Dabei ist die gesundheitliche und nicht die moralische oder rechtliche Unbedenklichkeit zu überprüfen. Es ist aber jetzt schon abzusehen, daß auch diese neue Abtreibungsmöglichkeit schon bald die Politik beschäftigt. Sie wird nämlich im täglichen Leben der Menschen voraussichtlich eine ebenso große Rolle spielen wie die bisherigen Abtreibungsmethoden, wenn ihre (relative) Unschädlichkeit gesichert ist. Dann wird sie auch Gegenstand entsprechender Konfliktberatung.

In den Beratungsstellen für Ehen, Familien, Eltern und Schwangere werden nicht nur Probleme der Sexualität erörtert. Für psychosoziale Hilfen ist darin ebensoviel Platz. Das Verhalten von Familienmitgliedern und die Verhältnisse in der Familie führen nicht selten zu gesundheitsschädlichen Stressituationen. Der Beratung bedürfen nicht nur die „Problemfamilien", das sind solche mit besonderen sozialen Schwierigkeiten, wie es im § 72 BSHG heißt, zu Eskalationen und unauflöslichen Grenzsituationen kann es in jeder Familie kommen. Psychische Störungen sind nicht selten die Folge derartiger Entwicklungen. Oft können die Beratungsstellen mit einfachen Mitteln helfen, z. B. durch Weitervermittlung an die Suchtambulanz oder die Schuldnerberatung oder in schwierigen Fällen an das Frauenhaus. Oft trägt aber auch die Organisation eines Familiengespräches zu dritt oder zu viert durch die Beratungsstelle zum Abbau psychischer Krankheiten oder zu deren Vermeidung bei.

II. Gesundheitsschutz bei künstlicher Befruchtung, Gentechnik und Genomanalyse

Die künstliche Befruchtung, wegen der Zusammenführung von Ei und Samenzelle im Reagenzglas „In-vitro-Fertilisation" genannt, ist Gegenstand der Fortpflanzungsmedizin. Die Genomanalyse beschreibt die gentechnische Entschlüsselung des menschlichen Erbgutes. Mit der Gentechnik werden Erbmerkmale über Artgrenzen hinaus übertragen und Erbmerkmale verändert. Die homologe Insemination, die künstliche Befruchtung unter Eheleuten, erfolgt heute für Versicherte auf Krankenschein der gKV, wenn die Ehepaare es wünschen und wenn die Kinderlosigkeit nur so zu ändern ist. Bei dieser Gesetzeslage ist auch die homologe Insemination für Personen legalisiert, die keiner gesetzlichen Krankenkasse angehören. Sie müssen lediglich die Kosten selbst tragen. Diese Fortpflanzungsmethode ist also sanktioniert, obwohl es anthropologische und ethische Bedenken gab und noch vereinzelt gibt.[72] Diese Bedenken gelten u. a. Männern, denen die Fortführung ihres Namens wichtiger zu sein scheint, als die Torturen für die Frau nach mehrmaligen, oft erfolglosen, Befruchtungsversuchen. Vor Verabschiedung des Embryonenschutzgesetzes galten auch viele Sorgen den überzähligen, nicht eingepflanzten aber in der Petrischale (Reagenzglas) erzeugten Embryonen. In den USA z. B. können sie eingefroren oder zu Forschungszwecken „verwendet" werden. In Deutschland ist jetzt durch Gesetz klar gestellt, daß sie abzutöten sind. Nicht geregelt sind bei uns aber eine Reihe weiterer Fragen, so die Zulässigkeit der homologen Insemination bei verfestigten oder sonstigen Partnerschaften Unverheirateter; so aber auch die Zulässigkeit der heterologen Insemination, die künstliche Befruchtung bei einander fremden Männern und Frauen. Entscheidungen darüber gehören nur sekundär in die Kompetenz der Gesundheitspolitik. Sie kann ihre Stimme nur zur Frage von medizinischer, physischer und psychischer Unbedenklichkeit erheben. Im übrigen ist es Aufgabe der Gesundheitspolitik, in Zulassungs- und Kontrollverfahren auf die Qualität der agierenden Mediziner und Assistenten und deren Einrichtungen zu achten, damit den betroffenen Frauen kein Schade widerfährt.

Die Entschlüsselung menschlichen Erbgutes (Genomanalyse) erfolgt heute ganz überwiegend in der pränatalen Diagnostik als Bestandteil der Schwangerenvorsorge. Werden Erbschäden des Kindes im Mutterleib aufgedeckt, so findet ein Gespräch mit den Eltern statt. Diese Information hat das Ziel, die Eltern auf die Behinderung des erwarteten Kindes vorzubereiten, um sogleich nach der Geburt mit einer Frühförderung zum Ausgleich der Behinderungen beginnen zu

---

[72] Schnübbe, Otto (Hrsg..), Embryotransfer und Gentechnologie, Vorlage 48 / 49 des Kirchlichen Kuratoriums für Weiterentwicklung, Hannover 1986; Balkenohl, Manfred / Reis, Hans / Schirren, Carl, Vom beginnenden menschlichen Leben, Ethische, medizinische und rechtliche Aspekte der Gentechnologie und Fortpflanzungsmedizin, Hildesheim 1987; Müller, E., Phantasmaorgien und Risiken der Gentechnik, NÄBl. 4 / 1990, S. 15 ff.; Jonas, Hans / Vogel, Friedrich / Catenhusen, Wolf / Michael, Ethik und Gentechnologie, Frankfurt / Main 1988; NLTDrs. 10 / 5760; 11 / 3040.

können. Eine Empfehlung zur Schwangerschaftsunterbrechung gibt der untersuchende Arzt oder die Ärztin nicht ab, darüber müssen Mutter oder Eltern selbst befinden. Pränatale Diagnostik und genetische Beratung sind Bestandteil der Präventivmedizin. In den meisten Bundesländern existieren regionale Zentren an Universitätskliniken mit Subzentren[73]. In der Forschung wird daran gearbeitet, eine möglichst vollständige Analyse des menschlichen Genoms zu ermöglichen, um Kenntnis über alle Erbfaktoren, ihre Lokalisierung und Interdependenzen, zu erlangen. Mit diesen Kenntnissen sollen dann Gegenstrategien gegen tödliche Krankheiten, etwa die Krebskrankheit, entworfen werden. So hört sich die Zukunftsmusik aus dem Lager der Genomanalytiker an. Noten, die ganze Orchester von ethischen und rechtlichen, anthropologischen und medizinischen Nachfragen nach sich ziehen.

Ein ebenso weites und schwieriges Feld tut sich der Politik durch die Entwicklung der Gentechnik auf. Noch werden nach herrschender Meinung Eingriffe in die Keimbahn menschlichen Erbgutes abgelehnt, die Eugenik der Nazizeit wirft noch zu lange Schatten, wenn es aber möglich würde, gentechnisch auf Erbkrankheiten einzuwirken oder sie gar auszuschalten, beginnt der gesellschaftliche Diskurs neu. Bis dahin bleibt es bei den strikten Beschränkungen der Human-Gentechnologie. Einen Eindruck davon, wie sich Gentechnologie explosionsartig weiterentwickelt, gibt ihr Arbeitsfeld bei Mikroorganismen, Pflanzen und Tieren.[74]

III. Gesundheitsschutz bei Schwangerschaftsabbruch

Neben den Konfliktberatungsstellen sind qualitativ hochwertige Einrichtungen flächendeckend für Schwangerschaftsabbrüche vorzuhalten. Die Überwachung dieser Einrichtungen ist ebenso vorzuschreiben wie die Anforderungen an Ärztinnen und Ärzte, die den Eingriff vornehmen, und an das assistierende Personal. Bei Komplikationen müssen die Mediziner zu sofortigen Gegenmaßnahmen in der Lage sein. Eine entsprechend gute Aus-, Fort- und Weiterbildung tut daher not. Während der Streit, ob es überhaupt ambulante Einrichtungen zur Abbruch geben dürfte, inzwischen zugunsten von Ambulanzen neben Kliniken entschieden ist, schwelt er zum Problem Arztqualifikation weiter. Die Ärztekammern wünschen den Weiterbildungsnachweis im Fachgebiet „Gynäkologie", während pro familia und oberste Gesundheitsbehörden einiger Länder nur Erfahrungen und ausreichende Fortbildung auf diesem Fachgebiet verlangen.[75] Letztere verweisen

---

[73] Genetische Beratung pränatale Diagnostik, KGPDrs. vom 1.9.1978; Protokoll des Ausschusses für Soziales und Gesundheit des NLT vom 23.1.1980; Kohlschütter, Alfried, Pränatale genetische Diagnostik, NÄBl. 1978, S. 405 f.; Deutsch, Erwin, Rechtsprobleme bei der Genomanalyse, NÄBl. 1987, S. 8; Scheele, R. — Grote, R., Ethische Probleme der pränatalen Diagnostik, NÄBl. 6/1986, S. 16 ff.

[74] Gentechnologie, Gewerkschaftliche Umschau 1/1990; BTDrs. 8/924.

[75] Schwangerschaftsabbrüche, NMS PM vpm 28.10.1985; Ambulanter Schwangerschaftsabbruch, Gesetzesentwurf der Niedersächs. Landesregierung 1991.

auf gute Erfahrungen in holländischen Abbruchkliniken. Neben diesen persönlichen sind auch die Anforderungen an die räumlichen und sachlichen Voraussetzungen für Kliniken und ambulante Einrichtungen zum Schwangerschaftsabbruch zu erfüllen.

Es ist bekannt, daß einzelne Ärzte aus Glaubensüberzeugung den Eingriff ablehnen. Das ist ihr Recht. Ablehnende Kliniken der stationären Regelversorgung müssen aber damit rechnen, daß ihnen der Versorgungsauftrag beschränkt entzogen und ein gynäkologisches Fachkrankenhaus an die Seite gesetzt wird. Ähnliche Konsequenzen können erforderlich werden, wenn angestellte Klinikärzte aus Überzeugung nur dann einen Eingriff vorzunehmen bereit sind, wenn Frauen gleichzeitig ihr Einverständnis zur Sterilisation geben.

Die Vereinigung der beiden deutschen Staaten und zu einem Gutteil auch die Unzufriedenheit mit der geltenden Indikationslösung in den alten Bundesländern hat uns eine neues Gesetz zu § 218 StGB und zu familienfreundlichen Maßnahmen beschert. Ein parteienübergreifender Gruppenantrag von Frauen im Deutschen Bundestag brachte dafür den Durchbruch. Auf Grund einer Klage des Landes Bayern und der CDU / CSU-Fraktion im Bundestag berät zur Zeit das Bundesverfassungsgericht in Karlsruhe über die Verfassungsmäßigkeit dieses Gesetzes. Wie diese Prüfung auch immer ausgehen mag, die Gesundheitspolitik muß sich weiter darum kümmern, daß gerechtfertigte Abbrüche nach bestmöglichem medizinischen Standard erfolgen.

IV. Schwangerschaftsvorsorge, Geburtshilfe, Mutterschutz

Die von Zeit zu Zeit immer wieder einmal lauthals geäußerte Botschaft, man könne alle Finanzsorgen der gKV vergessen, wenn man sie nur von den „sachfremden" Leistungen im Zusammenhang mit Schwangerschaften befreie, ist genau so stupide wie falsch. In der Gesundheitspolitik unseres Landes haben wir es nämlich nicht in erster Linie mit Krankenbehandlung sondern mit Gesundheitserhaltung und -wiederherstellung zu tun. Daran ist auch die gKV gebunden.

Schwangerenberatung erfolgt zur Ernährung, zur Kleidung und Körperpflege und zur allgemeinen Lebensweise bis hin zur Sexualität. Angesprochen werden Gefahren für Mutter und Kind, die von Nikotin, Alkohol und Drogen ausgehen. Laut Vorsorgeschein sind Untersuchungen der verschiedenen Art während der Schwangerschaft vorgesehen. Der Mutterpaß dient sowohl der eignen als auch der Orientierung von Ärztin, Arzt, Hebamme oder Geburtspfleger. Bei Beschwerden oder Komplikationen beginnt das Aufgabenfeld der Krankenbehandlung, es endet das der Prävention.

Zur Schwangerenvorsorge gehört die Hilfe in finanziellen Notlagen, z. B. über die Bundesstiftung „Mutter und Kind" oder Landesstiftungen wie „Familie in Not" in Niedersachsen bzw. entsprechende andere Landesstiftungen.

Die Gesundheitspolitik ist gefordert, wenn auf der einen Seite aus familiensoziologischer Erkenntnis und aus Kostengründen nach mehr Hausgeburten gerufen wird, auf der anderen Seite der medizinische Vorteil der Klinikentbindung nach wie vor bei Komplikationen im Vordergrund steht. Können mehr Hebammen, z. B. durch bessere Bezahlung, für eine freie Niederlassung gewonnen werden, dann werden auch mehr Hausgeburten möglich. Ein Modellversuch für Hebammen an Sozialstationen, durchgeführt von der Medizinischen Universität Hannover, zeigt darüber hinaus einen umfangreichen Leistungskatalog zur Schwangerenvorsorge und Geburtshilfe durch Hebammen oder Geburtspfleger. Er lautet:

— Familienberatung im Vorfeld der Beratungsstellen,

— Motivierung zur Nutzung von Schwangerenuntersuchungen,

— Hausbesuch zum Erkennen und Betrauen von Risikofällen,

— Aufklärung über angemessene Lebensweise,

— psychische Betreuung gemeinsam mit Ärzten,

— Gewichtskontrollen, Blutdruckmessungen,

— Urinuntersuchungen, Herztöne, äußere Untersuchungen,

— Geburtsvorbereitungen mit Arzt und ggf. Klinik,

— Beratung über Mutterschutz und Sozialleistungen,

— Aufklärung über angemessene Lebensweise nach der Geburt,

— ggf. Hausentbindung in Zusammenarbeit mit Arzt,

— Hausbesuche nach der Entbindung,

— Erkennen von Gesundheits- und Entwicklungsstörungen des Kindes,

— Mütter- und Elternberatung.[76]

Zugunsten von Schwangeren und Müttern, die in einem Arbeitsverhältnis stehen, gibt es Vorschriften für den Kündigungsschutz, Beschäftigungsverbote und — einschränkungen sowie Stillzeitregelungen. Die Gesundheitspolitik muß über die gesundheitliche Angemessenheit solcher Bestimmungen befinden. Besonders ist der Arbeitsschutz gefragt. Dabei geht es nicht nur um die eingefahrenen Kontrollen des sozialen sondern auch um mehr technischen Arbeitsschutz durch gesundheitsgerechte Gestaltung neuer Technologien, z. B. an Bildschirmarbeitsplätzen oder an Kaufhauskassen.

---

[76] Modellvorhaben MHH, Abt. Medizinische Soziologie 1978; Collatz, J. u. a., Perinatale Mortalität als interdisziplinäres Problem, NÄBl. 19 / 1977, S. 650 ff.; Oeter, K. u. a., Werden die präventiven Möglichkeiten der perinatalen Medizin ausreichend genutzt?, Gynäkologie 12 / 1979; Rimpl, Ute / Windorfer, Adolf, Alkohol, Schwangerschaft, frühkindliche Schädigung, NMS, Hannover 1990; Ärztlicher Ratgeber für werdende und junge Mütter, Baiersbronn 1976.

Kapitel 7

Gesundheitsförderung durch Früherkennung von Krankheiten und Frühförderung

I. Früherkennung und Frühförderung bei Säuglingen und Kindern

Die Früherkennung von Krankheiten wird als Chance verstanden, so früh wie möglich gegen das Ausbrechen oder gegen die Verschlimmerung einer Krankheit angehen zu können, und so früh wie möglich mit Ausgleichsmaßnahmen zu beginnen. Ihre Methode besteht in der Untersuchung der Gesamt- oder einer Teilbevölkerung, ohne daß bei den Probanden Krankheitsverdacht besteht oder Symptome erkannt wurden. Zwischen der Früherkennung und der Krankheitsdiagnostik mögen inhaltlich viele Ähnlichkeiten bestehen, die Methode des Herangehens ist jedoch eine andere. Das eine, eine Art Massenuntersuchung, das andere eine Individualmaßnahme für jemand, der mit Beschwerden oder Befürchtungen zum Arzt geht. Bei der Früherkennung liegen Verdachtsmomente allenfalls in den Verhältnissen, z. B. starker Schadstoffexposition in einer Region oder Häufung von Leukämie an einem Ort, nicht aber in der Person des zu Untersuchenden.

Das Vorsorgepaket für Säuglinge und Kleinkinder bis zum 6. Lebensjahr der gKV will z. B. hohe Säuglingssterblichkeit verhindern. Sein strategisches Ziel ist die Senkung dieser Sterblichkeit durch eine Reihe von Untersuchungen. Untersucht wird u. a auf Augenfehler, Diabetes, Dystrophien, Harnweginfektionen, Herzfehler, Hodenanomalien, Hörschäden, psychische Entwicklungsstörungen, Rachitis, Sprachstörungen, Stoffwechselkrankheiten, Schilddrüsenerkrankungen, Pseudokrupp, Legasthenie und Krankheiten im Zusammenhang mit dem SID. Langwierige Folgeschäden sollen durch Frühbehandlung und Frühförderung vermieden werden. Das gilt für drohende Schwachsichtigkeit, für Blindheit, Gehör- und Sprachlosigkeit, aber auch für schwere Erbkrankheiten, die durch sofortigen Beginn von Ausgleichsmaßnahmen gemildert werden können.[77] Bei einigen Krankheiten können Verhaltensempfehlungen wie die der Deutschen Gesellschaft für Sozialpädiatrie zu Rachitis schon sehr viel helfen.[78]

Sonderuntersuchungen bei Krankheitshäufung vor Ort wie bei Neugeborenen im niedersächsischen Sittensen auf Leukämie dienen neben einer intensiven Ursachenforschung auch der Krankheits-Früherkennung.

---

[77] Vorbeugender Gesundheitsschutz für die Bevölkerung, a. a. O., S. 31; Basler, H. D., a. a. O., S. 40; NLTDrs. 8 / 2242; 8 / 3613; 10 / 4728; 10 / 3671; 10 / 2716; 8 / 1582; Hallermann, W., Früherkennung und Behandlung drohender Schwachsichtigkeit und Blindheit bei Kindern, NÄBl. 11 / 1976, S. 361 f.; Möhr, J. R., Gesetzliche Früherkennungsmaßnahmen, Dokumentation der Untersuchungsergebnisse 1977 — Kinder, NÄBl. 13 / 1979, S. 436; Beckmann, Bericht über Screening, Der Kinderarzt 11 / 1976, S. 1267 ff.

[78] Frankfurt / Main o. J.

Sind Behinderungen erkannt, so müssen für die Kinder Frühförderpläne erstellt werden. Förderteams von Medizinern, Gymnasten, Psychotherapeuten und Sozialpädagogen sind gemeinsam mit den Eltern daran beteiligt. Die Förderteams arbeiten in der Regel in oder mit sozialpädiatrischen Zentren zusammen, um für die behinderten Kinder alle Möglichkeiten auszuschöpfen, damit sie, wie andere Kinder auch, in das schulische, berufliche und gesellschaftliche Leben finden können.

II. Früherkennung, Diagnostik und Förderung bei Schulkindern und Jugendlichen

Im Vordergrund der Gesundheitsförderung bei Schulkindern stehen die Schuleignungsuntersuchungen und die Zahnprophylaxe. Die Schultests befinden zunächst über die Schulfähigkeit als solche und später — als Hilfen für die Eltern gedacht — auch über die Eignung für die verschiedenen Schullaufbahnen. Empfehlungen zum Besuch einer Sonderschule, eines Sonderkindergartens oder einer Tagesbildungsstätte für geistig Behinderte bedürfen einer medizinisch und psychologisch fundierten Beurteilung. Selbst die Teilnahme am Förderunterricht für Lern- oder Rechtschreibschwache sollte nicht nur von Pädagogen sondern auch vom Schulmediziner befürwortet werden, damit keine falschen Zuordnungen geschehen. Die Inanspruchnahme der schulpsychologischen Dienste durch Schulen und Eltern erscheint im Zweifel stets angebracht. Im Elementarbereich, also in Vorschule und Kindergarten, sollten auch, soweit nicht vorher schon geschehen, die Früherkennungsuntersuchungen der gKV bis zum 6. Lebensjahr genutzt werden. Frühförderpläne würden dann zwar verspätet aber noch nicht zu spät erstellt.

Die Vorsorge gegen Karies und Zahnfehlstellungen für Kinder bis zum 12. Lebensjahr erfolgt als Gruppenprophylaxe zu Lasten der gKV. Untersuchungen, Ernährungsberatung, Aktionen zur Härtung des Zahnschmelzes und zur Mundhygiene heißen die Mittel zur Verbesserung der Zahngesundheit. Dazu zählt die freiwillige Einnahme von Fluortabletten. Ein früher Beginn kieferorthopädischer und konservierender Zahnbehandlung kann eine weitere positive Folge der Gruppenprophylaxe sein.

Zur Verhütung von Zahnerkrankungen bei Kindern und Jugendlichen vom 12. bis zum 20. Lebensjahr ist in der gKV die Individualprophylaxe angesagt. Diese Untersuchungen sollen sich auf den Befund des Zahnfleisches erstrecken. Dazu ist der junge Patient über Krankheitsursachen und ihre Vermeidung aufzuklären. Diagnostische Vergleiche zur Mundhygiene zum Zustand des Zahnfleisches und zur Anfälligkeit gegen Karies sollen angestellt, und die Motivation zur Mundpflege soll gestärkt werden. Maßnahmen zur Zahnschmelzhärtung stehen auch auf dem Programm dieser Individualprophylaxe.

Sport, Sonderturnen und Reiten zu therapeutischen Zwecken erhöhen die Beweglichkeit bei Schulkindern und Jugendlichen, sie beugen Haltungsschäden vor und korrigieren bereits vorhandene.

Für Jugendliche, die in den Beruf eintreten wollen, stehen die Untersuchungen nach dem Jugendarbeitsschutzgesetz an. Damit ist eine weitere Möglichkeit zur Früherkennung von Krankheiten eröffnet, außerdem gibt es Gesundheitsempfehlungen zum Berufsleben für die Betroffenen.

Über diese Untersuchungen hinaus kann die Krankenkasse zur Verhütung arbeits- und umweltbedingter Krankheiten, z. B. von bestimmten neuen Allergien, weitere Vorsorgeuntersuchungen in Zusammenarbeit mit den Unfallversicherungsträgern und dem öffentlichen Gesundheitsdienst veranlassen. Anspruchsberechtigt sind Kinder über 6 Jahre und Jugendliche.

III. Früherkennungen bei Erwachsenen

Versicherte der gKV, die das 35. Lebensjahr vollendet haben, können den „Chek ab 35" in Anspruch nehmen, und zwar in jedem zweiten Jahr. Er bezieht sich insbesondere auf die Früherkennung von Herz-, Kreislauf- und Nierenerkrankungen sowie der Zuckerkrankheit. Weiterhin können sich Männer vom Beginn des 45. und Frauen vom Beginn des 20. Lebensjahres einer Krebsfrüherkennungsuntersuchung unterziehen.

Voraussetzung für die Früherkennungs-Maßnahmen ist ganz allgemein, daß es sich um Krankheiten handelt, die wirksam behandelt werden können, und daß das Frühstadium dieser Krankheiten durch Diagnostik erfaßbar ist. Die Krankheitszeichen müssen medizinisch-technisch genügend eindeutig zu erheben sein; und es muß genügend qualifizierte Ärzte und Einrichtungen geben, um die Verdachtsfälle eingehend zu diagnostizieren und zu behandeln. Früherkennung in der gKV ist ausdrücklich an diese Voraussetzungen gebunden, damit Vorsorge nicht nur auf dem Papier steht, sondern realisiert, und nicht zu vergessen, auch bezahlt werden kann. Der „Check ab 35" soll möglichst als Ganzes angeboten werden, d. h. soweit berufsrechtlich zulässig sollen sich die Untersuchungen interdisziplinär vollziehen. Für geeignete Gruppen kann beim „Chek ab 35" von den vorgesehenen Altersgrenzen und Untersuchungshäufigkeiten abgewichen werden. Darüber hinaus können die Krankenkassen weitere Leistungen zur Krankheitsverhütung gewähren und bei der Verhütung arbeitsbedingter Gesundheitsgefahren mitwirken.

In der Praxis ist das System von Krebsvorsorge und — Rehabilitation mit am weitesten fortgeschritten. Das betrifft die Brust-, Genitalien- und Rektaluntersuchungen; die Auflage von Krebsatlanten; die landesweiten Einführungen von Krebsregistern und regionale Krebskonferenzen. Die Niedersächsische Krebskonferenz setzt sich für den Ausbau eines flächendeckenden Netzes von Vorsorge,

Behandlung und Nachsorge und für die Hebung der Beteiligungsquote von Frauen, vor allem aber von Männern an den Vorsorgeuntersuchungen ein.[79]

Im Kampf gegen die Tuberkulose scheint das Gesundheitswesen in Mitteleuropa erfolgreich gewesen zu sein. In den Hunger- und Elendsgebieten der Welt wuchert die Krankheit aber weiter. Bei zunehmender Obdachlosigkeit wird auch Deutschland wieder Ziel dieser Seuche. Dank des unermüdlichen Einsatzes von Selbsthilfe- und Elterngruppen wird inzwischen auch bei seltenen Krankheiten, wie der Cystischen Fibrose / Muscoviscidose Früherkennung und Frühförderung in der GKV vorgesehen. Schließlich bieten die verschiedensten beruflichen Eignungsuntersuchungen für die Polizei, den sonstigen öffentlichen Dienst oder für Wirtschaftsbranchen gute Gelegenheiten zur Krankheitsfrüherkennung. Das gilt ebenso für die Untersuchungen bei Eintritt in eine private Krankenversicherung, und nicht zuletzt auch für die Musterung der Wehrpflichtigen.

Gespannt wird man darauf sein dürfen, wie die von 1984 bis 1991 gelaufene und mit 100 Millionen DM ausgestattete Studie der Bundesforschungsministeriums zur Senkung der Herz-Kreislauf-Sterblichkeit dokumentiert und bewertet werden wird. Mehrere Institute, Mediziner, Pädagogen und Psychologen waren daran beteiligt, um Aktivitäten für Ernährung, Bewegung und eine gesundheitsfördernde Lebensweise in ausgesuchten Orten Deutschlands zu organisieren. Die Ärzteschaft vor Ort war für die nötigen Blutwert- und Gewichtskontrollen eingespannt. Diese gewaltige Massen-Feldstudie hofft offenbar auf eine partielle Beeinflußbarkeit auf menschliche Gesundheit. Sie möchte dafür den Beweis antreten, geht allerdings davon aus, daß man Verhalten weniger durch cognitives Lernen aus Informationsbroschüren sondern mehr durch aktives Mittun in Initiativen beeinflußt. Verdachtsmomenten über eine unzweckmäßige, zu teure und auschreibungswidrige Beteiligung einzelner Institute und ihrer Leiter an der Mammutstudie wird zur Zeit nachgegangen.

IV. Vorsorge gegen psychische und Suchterkrankungen

Ähnlich wie bei der Gesundheit des Menschen überhaupt ist auch bei der psychischen Befindlichkeit jede Lebensäußerung und jede Lebenslage wichtig. Ohne seelisches Gleichgewicht kann man nicht von Gesundheit reden, und dieses Gleichgewicht ist von äußeren Verhältnissen und inneren Stimmungen abhängig.

---

[79] Schaefer, Hans, Früherkennung von Krankheiten aus der Sicht der medizinischen Forschung heute, Universitas 9 / 1976 S. 935 ff.; Jahn, Erwin, Vorsorgemedizin, Neue Gesellschaft 1976, S. 376; Bunnemann, Rolf, Prävention und Rehabilitation, NÄBl. 7 / 1976, S. 225 ff.; Krebsforschung, BTDrs. 7 / 3236; Möhr, J. R., Krebsvorsorgeuntersuchung, NÄBl. 1 / 1977, S. 2 ff.; Basler, H. D., a. a. O., S. 49; Gesundheit für die ganze Familie, VW BKK, Wolfsburg 1989; EG-Aktionsprogramm zur Krebsverhütung, BRDrs. 579 / 85; Boßmann, Alfred, Aufgaben und Ziele der niedersächs. Krebskonferenz, NÄBl. 9 / 1986, S. 4 ff.; Krebsregister, KGPDrs. vom 3. 2. 1984; vom 26. 2. 1981; Vorbeugender Gesundheitsschutz für die Bevölkerung, a. a. O., S. 33.

Oft bilden psychische Belastungen die Ursache für körperliche Leiden, wie das berühmte Magengeschwür oder die „übergelaufene" Galle. Schulängste, Liebeskummer, Bindungsängste, hohe berufliche Hürden oder der berühmte Rentnerschock: Alle diese Empfindungen in bestimmten Situationen beeinträchtigen psychische Gesundheit. Krieg oder Frieden, eine gute oder schlechte Einkommenslage oder auch die Gesundheit anderer wirken sich auf unsere Gemütslage aus. Wo Beziehungen gestört und Familienmitglieder sich spinnefeind sind, kann es gesundheitliche Einbrüche geben, die nur noch mit Hilfe eines Psychiaters oder Psychotherapeuten zu glätten sind.

Die Primärprävention gegen psychische Krankheiten betrifft daher fast alles, was um den Menschen herum passiert: Harmonie, Lebenslust, Zufriedenheit, geordnete Verhältnisse. Die Psychiatrie-Enquete des Deutschen Bundestages tut sich deshalb mit der psychiatrischen Prävention auch schwer, sie hält die Organisierung einer umfassendenden psychiatrischen Primärvorsorge für nicht machbar[80]. Sie gibt lediglich Beispiele, an welchen Stellen, z. B. vornehmlich bei den sozialpsychiatrischen Diensten, der Hebel anzusetzen ist. Die Enquete trifft sich dort mit den Bemühungen der Ärzteschaft für die Stärkung des Hausarztsystems und die ganzheitliche Behandlung der Patienten. Mehr Zuwendung und damit einen „gehobenen Betreuungsbedarf" empfehlen die Verfasser des entsprechenden Teils der Enquete für hospitalisierte Personen, für Unfallverletzte, Invalide und chronisch Kranke. Für Dialyse-Patienten und solche der Hochleistungs- und Transplantationsmedizin geben sie die gleichen Ratschläge.

Im Dienste der psych. Primärprävention stehen die schon erwähnten Beratungsstellen für Familien, Schule und wesentliche Bereiche der Jugend- und Sozialarbeit. Die psychische Betreuung von Krankenhauspatienten, Krankheitsgefährdeten und Chronikern reicht ja bereits in die Sekundär- und Tertiärprävention, überhaupt sind die Stufen der Vorsorge gegen psychische Krankheiten nicht sehr trennscharf auseinander zu halten. Nachsorge ist ja in der Psychiatrie immer auch ein Stück Vorsorge gegen Rückfallgefahren. Darum gehört die Beschaffung von Wohnung und Arbeit für Entlassene aus Psych. Krankenhäusern mit zu der Kette der Vorsorgemaßnahmen, und in gewissem Sinne auch zur Therapie. Darum sind in diesem gesundheitspolitischen Aufgabenfeld neben Ärzten, Psychologen und Therapeuten gleichwertig Sozialarbeiter, Pädagogen und sogar Theologen und Ausbildungsmeister nach entsprechender Zusatzbildung gefragt. Angehörige und Laienhelfer sind für die „Professionellen" außerordentlich bedeutsame Mitwirkende für die Praevention, Therapie und Rehabilitation.

Fachpersonal finden wir nicht nur in Arztpraxen, Sozialstationen, sozialpsychiatrischen Diensten sondern auch in kommunalen Jugendämtern, in den schulpsychologischen und anderen Beratungsstellen, in den psych. Diensten der Arbeitsämter, in den Gutachterdiensten der Sozialversicherung, bei Schulärzten, in

---

[80] BTDrs. 7/4200, Teil E, S. 392.

Kap. 7: Früherkennung von Krankheiten und Frühförderung

der Studentenberatung, der Kirchensozialarbeit und der Bewährungshilfe für entlassene Strafgefangene. Werkstätten und Betriebe, die zur Integration psychisch Behinderter in die Gesellschaft beitragen, haben auch präventive Funktionen. Als völlig unverzichtbar aber betrachte ich Selbsthilfe-, Eltern- und Angehörigengruppen sowie die Laienhilfsvereine in der Psychiatrie. Sie können als „Nächste" und als Betroffene den wohl wesentlichsten Beitrag zur Krankheitsvermeidung und zur Verhinderung von Rückfällen in der Psychiatrie leisten.[81]

Neu in das Blickfeld der Gesundheitspolitik ist die Betreung psychisch Behinderter gelangt, die bislang mehr als Vormundschaften und Pflegschaften im Lichte der Justizpolitik standen. Das neue Betreuungsgesetz will eine stärkere Teilnahme des Betreuten am Rechtsverkehr als bisher. Eine schrittweise Abkehr von der Amtsvormundschaft wird von Staat und Kommune unterstützten Betreuungsvereinen erwartet. Eine ausreichende Betreuung mit dem Ziel einer weitgehenden gesellschaftlichen Integration der Betreuten beugt sicher auch Krankheitsschüben und Krankenhauseinweisungen vor.

Eine ineinandergreifende Kette von Primär-, Sekundär- und Tertiärprävention sowie von Prävention, Behandlung und Rehabilitation läuft auch von Aufgabenfeld zu Aufgabenfeld bei Suchtgefährdeten, Suchtkranken und durch Sucht behinderten Menschen. Einige Träger entsprechender Spezialeinrichtungen wie Teestuben, Beratungsstellen, Fachkliniken und Wohnheimen firmieren daher auch unter der Bezeichnung „Therapiekette". Unspezifische Präventionsmaßnahmen sind wie in der Psychiatrie in die Erziehungs-, Jugend- und Sozialarbeit eingebettet. Die Information über ein gesundes Leben ohne Suchtmittel in einer Schulklasse gilt schon als spezifische Maßnahme, und wenn die Pädagogik einer Klasse mit Schülern zugute kommt, die über eine grosse Dealerpraxis verfügen, dann ist bereits die Stufe der Sekundärprävention erreicht. Nach Entlassung als clean aus der Fachklinik und Nachsorge in einem Wohnheim erklimmt man dann die Stufe der Tertiärprävention und der Rehabilitation. Die Behandlung in der Klinik ist Krankenbehandlung. Jedwede Hilfe für Suchtgefährdete bezieht immer den familiären und gesellschaftlichen Kontext mit ein.

Die quantitativ größte Suchtgefahr geht vom Alkohol aus. Ziel der Primär- und Sekundärprävention ist die Vermittlung der Fähigkeit zum kontrollierten Trinken, während die Tertiärprävention in der Regel auf Alkoholabstinenz aus sein muß, um Rückfälle zu verhindern. Von der Ächtung des „Flachmanns im Schulranzen" bis zur Information über das Verhalten bei Leberschrumpfung reicht der Lehrstoff, vom Klassenlehrer über den Sozialarbeiter bis zum Arzt

---

[81] Therapeutische Wohngemeinschaften, Mitteilungen, Die Brücke Uelzen, 5 / 1983; Arbeitsplätze für psychisch Kranke, Westland-Gummiwerke, GmbH & Co, Melle o. J.; Lauterbach, Matthias / Phillippi, Ruth, Realisierungsmöglichkeiten regionaler Arbeits- und Beschäftigungsangebote für seelisch Behinderte, Hannover 1988; NLTDrs. 10 / 4639; Trainings- und Beschäftigungsmöglichkeiten in einer Selbsthilfefirma und in der Gemeinde, Institut für Entwicklungsplanung und Strukturforschung, Hannover 1989; Laienarbeit, Sozialpsychiatrische Informationen, 28 / 1975.

das Lehrpersonal. Die größten Erfolge erzielen Selbsthilfe- und Angehörigengruppen und vor allem die Abstinenzverbände mit ihren Gesprächskreisen. Mit einer verständnisvollen Umsetzung des Jugendschutzgesetzes sind auch Gastwirte, Betriebe und die Polizei an der Prävention beteiligt. Besondere Programme sollen im Justizvollzug Suchtvorsorge ermöglichen, und zumindest das „Ansetzen von scharfen Sachen" verhindern.

In Deutschland sind die Angebote zur Bekämpfung des Alkholmißbrauchs außerordentlich facettenreich. Selbst bei depravierten Alkoholikern gibt es in Wohnheimen (meist für sogenannte „Nichtseßhafte") und Sonderwerkstätten viele Chancen zur Gesundung oder zum Abbau von Suchtgefahren. Die besten Therapeuten aber sind die „trockenen Alkoholiker", d. h. die von der Sucht befreiten Bürgerinnen und Bürger, welche in den genannten Gesprächskreisen mit einem hohen Grad von Authentizität narrative, erzählende, Prävention und auch ein Stück weit Therapie betreiben.

In einem ähnlich großen Umfange geht es um die Bekämpfung von Nikotinmißbrauch. Für das Nichtrauchertraining werden Ernährungs- und Verhaltenstips angeboten; in öffentlichen Gebäuden und in Veranstaltungen besteht meist Rauchverbot; in Gaststätten, in Betrieben oder Ämtern werden besondere Nichtraucherräume oder -abteile eingerichtet. Es geht bei den Anti-Nikotin-Informationen und -aktivitäten nicht nur um die aktiven sondern auch um die Gesundheit derjenigen, die fremden Rauch einatmen, nämlich um die der Passivraucher. Ob sich die deutsche Gesundheitspolitik mit einem öffentlichen Rauchverbot wie in Frankreich wird durchsetzen können, bleibt offen. Als Anstoß zur Veränderung inkrustrierter Gewohnheiten, hat dieses Verbot sicher Präventionswert. Für die Vorsorgeinhalte, die Lehr- und Therapiepersonen gilt das zum Alkoholmißbrauch ausgeführte entsprechend.

Eine neue Branche hat sich in der Vorsorge gegen die Spielsucht aufgetan. Gruppenarbeit, Hilfsangebote und Krisenintervention stehen auch hier auf dem Programm.[82]

Ein weit grösseres Aufgabenfeld bieten Vorsorge und Bekämpfung des Medikamentenmißbrauchs. Medikamentensucht kann nicht nur bei steter Verabreichung von Drogensubstituten entstehen, auch die regelrechte Einnahme verordneter Arzneien kann zu dieser Sucht führen. Gefährlich ist die Langzeiteinnahme psychotropher Arzneimittel. Gefahr geht aber auch von unsachgemäßem Medikamentengebrauch, z. B. Erkältungsmitteln als Stimulantien für besondere Schul- oder Sportleistungen aus. Doping für Schüler muß nicht ungefährlicher sein als Doping für den Spitzensport! Medikamentenmißbrauch gerät letztlich zur Drogensucht, er ist eine Unterabteilung dieser qualitativ wohl schlimmsten Volksseuche.[83]

---

[82] v. Quast, Christoph / Topel, Klaus, Spielerselbsthilfegruppen in der BRD, Frankfurt / Main 1989.

Kap. 7: Früherkennung von Krankheiten und Frühförderung 73

Haschisch und sogenannte „echte" Drogen wie Kokain, Heroin und synthetische Drogen verbreiten sich auf dem Schulhof, in einigen Jugendgruppen und in der gesamten Gesellschaft. Auf manchen exklusiven Partys sind sie genau so „in" wie Wein oder Sekt. Zunächst ist es das Ziel der Drogenprävention, Kinder und Jugendliche in den Familien, auf Sportplätzen, Schulhöfen und -toiletten, in Diskotheken und in Gruppen von Drogen fern zu halten. Wie bei der Bekämpfung des Alkoholmißbrauchs sind Mediziner und Pädagogen, Eltern und alle Multiplikatoren für Jugendliche als aktive Teilnehmer an der Praevention gefordert, wieder geht es im Kern um vorbeugende Jugendarbeit und um Perspektiven für junge Leute. Überfüllte Hochschulen, fehlende Ausbildungsplätze, langweilige oder nicht vorhandene Jugendzentren sowie eine hohe Jugendarbeitslosigkeit bilden keine gute Basis für Drogenprävention, während das politische Abarbeiten dieser Defizite wohl schon eine eigne und bedeutende Vorsorgemethode in sich birgt.

In zweiter Linie erst steht die Vorsorgearbeit in den Schulen, in der Familienberatung und auf dem Sport- und Jugendsektor. Drogenabhängigkeit ist eine Krankheit und nicht als Straftat zu verfolgen. Vorschläge zur Entkriminalisierung liegen vom Fachverband gegen Rauschmittel und Rauschgift u. a. auf dem Tisch, um Kleindealer straffrei zu lassen und den wirklich Kriminellen auf dem Fersen zu bleiben. Justiz- und gesundheitspolitisch wurde noch bis vor kurzem ein fast heiliger Krieg um die Zulassung von stoffgebundener Therapie (Methadon u. a.) geführt. Inzwischen ist staatliche Gesundheitspolitik auf eine Mischung von stoffreier Therapie und staatlich getragenen psychosozialen Begleitprogrammen für Methadonpatienten ausgerichtet. Die Erfahrungen in der Schweiz und in den USA sowie in einigen Bundesländern wie Bremen und Nordrhein-Westfalen haben diesen Wechsel bewirkt. Um Details bei dieser Mischung wird aber weiter gestritten.[84] Naturgemäß greifen bei solchen Mischformen Vorsorge und Behandlung ineinander. Besonders bedeutsam ist bei der Nachsorge und Tertiärpräven-

---

[83] Schrappe, Otto und Ladewig, D. in Suchtgefahren 3 / 1975, S. 81 ff. bzw. 92 ff. und 96 ff.; Huhn, A., Die Behandlung des Alkoholismus und der Arzneimittelabhängigkeit, Hamm 1975; Medikamente, Gebrauch — Mißbrauch — Sucht, Drei W Verlag, Essen, o. J.

[84] NLTDrs. 11 / 4439; 11 / 3943; 10 / 1617; 11 / 2045; 11 / 4668; Memorandum Drogenarbeit in Niedersachsen, Arbeitsgemeinschaft Therapiekette Niedersachsen, 1989; Hamburger Drogenhilfsplan, BürgerschaftsDrs. 13 / 2091; Das Recht zu fixen, Die Freigabe von Heroin, Kokain und LSD, Tempo, März 1989; Zur Novellierung des Betäubungsmittelgesetzes, Fachverband Drogen und Rauschmittel 1989; Diskussionspapier zur Drogenpolitik, Arbeitsgemeinschaft Deutscher Bewährungshelfer Niedersachsen, Schreiben vom 26.6.1989 an den Verfasser; Schultz, Hans, Gutachten zur rechtlichen Zulässigkeit von Fixerräumen, Bundesamt für Gesundheitswesen, Bern 1989; Sie können mir ja einen Kranz schicken, Gespräch mit Henning Voscherau, Der Spiegel 29 / 1989, S. 27 ff.; Bericht der Methadon-Fachtagung, Drogenhilfe e. V., Hannover 1987; Methadonbericht, Bundesamt für Gesundheitswesen Bern, 1989; Poser, W. u. a., Probleme bei der Verschreibung von Heroin-Ersatzstoffen in Praxis und Ambulanz, NÄBl. 8 / 1990, S. 16 ff.; Drogenprävention in der Schule, Bezirksregierung Lüneburg, 1984; Riege, Fritz, Rede auf der Drogenkonferenz der Therapiekette Niedersachsen vom 5.12.1989.

tion bei clean gewordenen ehemaligen Drogenabhängigen wieder die Beschaffung von Wohnung und Arbeit. Das gilt auch für Methadonempfänger. Selbsthilfegruppen, Unterstützungsvereine, helfende Betriebe und Wohnungsbauunternehmen mit Belegrechten für ehemalige drogenabhängige Mieter stehen in der Drogenprävention hoch im Kurs. Erwähnenswert sind aber besonders die Elterninitiativen, die der Politik viele wichtige Erkenntnisse vermittelt haben, und die in ihrer Hartnäckigkeit sicher manchen Jugendlichen vom Drogentod gerettet haben.

Andere Suchtgefahren, wie die Eßsucht, die Arbeitswut und andere Extremverhalten, die an Sucht grenzen, fallen meiner Meinung nach eher unter die Rubrik der psychischen Auffälligkeiten. Es sind keine echten Abhängigkeitsleiden. Der Kern des gesundheitspolitischen Kurses gegen Suchtgefahren läßt sich so beschreiben:

— Stärkung der Familie,

— wertorientierte Bildungs- und Jugendarbeit,

— Förderung der Abstinenz-, Selbsthilfe-, Eltern- und Angehörigengruppen,

— Einbeziehung der Betriebe und Gewerkschaft in die Antidrogen-, Antinikotin und Antialkoholarbeit,

— Ausbau der Beratungs- und der ambulanten und stationären Behandlungsstellen sowie ein differenziertes Angebot von Entwöhnungs-, Behandlungs-, Wohn- und Arbeitsmöglichkeiten,

— Zulassung stoffgebundener Therapie für einen begrenzten Personenkreis mit sozialtherapeutischen Begleitprogrammen,

— Entkriminalisierung von Suchtabhängigen,

— Fortbildung für Pädagogen, Sozialarbeiter, Ärzte, Betriebsräte, Juristen und Polizisten in der Suchtprävention.

Kapitel 8

Ambulante Krankenbehandlung

I. „Ambulant geht vor stationär" und andere Vorbemerkungen

Die gesundheitspolitische Ordnungsformel „ambulant geht vor stationär" leuchtet ein, denn warum sollte ein Bürger wegen jeder Erkrankung aus seiner gewohnten Umgebung und dem gemeinsamen Tagesablauf seiner Familie herausgerissen werden? Meist genügt die professionelle Beratung, die ambulante Untersuchung, eine Arzneiverordnung ggf. kombiniert mit einer Krankenpflege zu Hause durch Angehörige oder ein Schwester der Sozialstation um Gesundheit wieder zu erlangen. Der medizin-technische Ausbau der Krankenhäuser und die damit verbundenen immer perfekteren Abklärungsmechanismen der stationären Diagnostik brachten es mit sich, daß vorsichtige Patienten und Ärzte manches Mal den Klinikaufenthalt schneller als normal nötig für geboten erachteten. Als Beispiel dafür mag die fast hundertprozentige Einweisungsquote bei Entbindungen stehen. Unsere gesellschaftliche Entwicklung hat diese Tendenz der häufigen Krankenhausnutzung bestärkt. Die kleinen Wohnungen waren nicht immer optimal zur familiären Krankenbehandlung geeignet, die Kleinfamilienwohnung und die berufliche Tätigkeit aller Familienmitglieder standen einer Pflege zu Hause entgegen. Eine Großmutter, Tante oder ein Opa sind für die Pflege eines Kindes eben nicht mehr so wie in früheren Zeiten greifbar, und Kinder für die Pflege ihrer Eltern schon gar nicht. Mit dieser Schilderung will ich keine „heile Welt" zurückbeschwören, denn so heil war diese patriarchalische Welt der mühsamen Arbeit ja auch nicht. Es muß nur ehrlich bedacht sein, warum eigentlich die stationären Aufnahmequoten so rasant nach oben gehen. Bemerkenswert ist vor allem der Anstieg der Aufnahmequoten zu Urlaubszeiten, weil ein Kurzzeitpflegeangebot für alte Menschen fehlt, und die Familie dennoch in Urlaub fahren möchte. Der Weg in das Krankenhaus wird dann allzuleicht gefunden. Es kommt hinzu, daß die ambulante Infrastruktur in der Bundesrepublik Deutschland bis in die siebziger Jahre äußerst unterentwickelt war. Die kirchlichen Gemeindeschwestern waren überlastet und es gab zu wenige, die sich wegen der Arbeitslast und der geringen Frei- und Urlaubszeit oder wegen der relativ starken konfessionellen Einbindung für diesen Beruf entschieden haben. Erst die seitdem eingeleitete Bündelung ambulanter gesundheitlicher und sozialpflegerischer Dienste brachte eine Tendenzwende zugunsten der Ambulanz. Neue Suchtambulanzen, sozialpsychiatrische Dienste und Hauspflegeorganisationen sowie eine Zunahme der Zahl der niedergelassenen Ärzte beschleunigte diese Entwicklung.

Auf der anderen Seite wuchs die Zahl der Krankenhausbetten wegen der hohen Inanspruchnahme und eines starken kommunalen Ehrgeizes der Kreistage und Stadträte und wegen vieler Wünsche aus der Bürgerschaft nach ortsnahen Krankenhäusern rasant. Eine fast optimale stationäre Infrastruktur hat sich gebildet, die ihre Auslastung sucht.

Schließlich sind die Finanzierungssysteme zu nennen, die einer Bevorzugung der stationären Therapie führten und in gewisser Weise heute noch führen. Während in der gKV Kost, Logis, Behandlung und Pflege im Krankenhaus bis auf eine geringe Selbstbeteiligung voll abgedeckt ist, wird die Pflege und Unterbringung in einem Pflegeheim entweder privat oder von einem Sozialhilfeträger getragen, der die Bedürftigkeit der zu Pflegenden und ihrer Kinder und Eltern in finanzieller Hinsicht erst prüft, ehe er zahlt. Die Inanspruchnahme von Sozialstationen ist ebenfalls mit Schwierigkeiten verbunden, sodaß oft der Weg ins Krankenhaus der ökonomisch einfachere für die Versicherten ist. Wenn man diesen Sachverhalt mit deutlichen Worten belegen will, kann man formulieren, daß unser Sozialsystem die aufwendigste und teuerste Behandlung leichter und automatischer finanziert, als die preiswertere und wahrscheinlich sogar human angemessenere. Eine so gefundene Formulierung wird zwar den Erfolgen und der bestimmt segensreichen und aufopferungsvollen Tätigkeit von Schwestern, Pflegern, Ärztinnen und Ärzten im Krankenhaus nicht gerecht. Sie klingt auch ein wenig technikfeindlich gegenüber den Riesenfortschritten für Leben und Gesundheit vieler Menschen, die im Krankenhaus ihre Gesundheit wiedererlangten. Mein Hinweis gilt jedoch der Tatsache, daß wir in Deutschland unsere soziale Finanzierungssysteme der verschiedenen Arten und Ebenen austarieren müssen, um dem Grundsatz „ambulant geht vor stationär" eine Durchschlagskraft zu verleihen. Dazu gehört die gesetzliche Pflegeversicherung, die Stärkung der Hausärzte und der ambulanten Dienste.

Der Gleichgewichtigkeit von ambulanter und stationärer Behandlung wäre es weiter dienlich, wenn die Grenzen zwischen den beiden Behandlungskreisen noch durchlässiger würden, als dies bisher der Fall ist. Mehrfachleistungen könnten dann noch mehr vermieden und eine ganzheitliche Behandlung mit fließenden Übergängen und besserer Zusammenarbeit von Arztpraxis und Sozialstation auf der einen und Krankenhaus und Pflegeheim auf der anderen Seite organisiert werden. Dazu gleich ein Beispiel: Eine Gruppe von Anthroposophen hat vor, in der Großstadt Hannover eine Krankenwohnung einzurichten, um nach relativ frühzeitiger Krankenhausentlassung den Rekonvaleszenten eine aktivierende, nachsorgende Pflege zugute kommen zu lassen, die zu Hause nicht geleistet werden kann, und die auch mit Hilfe der unter Personalnot leidenden Sozialstation vor Ort nicht auf die Beine zu stellen ist. Nach dem geltenden System aber ist eine Krankenwohnung kein Krankenhaus, die gKV übernimmt also nicht die Kosten für Pflege und Unterkunft. Nach der Art der Behandlung fällt eher eine Kranken — nicht aber eine Behinderten — oder Altenpflege an. Also hält sich auch der Sozialhilfeträger zurück. Schließlich wäre eine Verbindung von Sozialstation und Krankenwohnung denkbar, aber das möchten die Träger von Sozialstation und anthroposophischer Einrichtung nicht gern. Was bleibt ist dann ein sogenannter Modellversuch, um einem richtigen Behandlungsansatz zum Laufen zu verhelfen. Aber dafür sind nach Auffassung des Finanzministers keine Landesmittel aufzutreiben, weil es genügend Pflichtaufgaben des Landes gibt. Man sieht, eine Schlange, die sich in den Schwanz beißt. Hier muß man das geltende System der Trennung von ambulanten und stationären Versorgungskreisen sprengen. Ein Anfang ist die Schaffung von Institutsambulanzen in der Psychiatrie, wo aus Kliniken heraus ambulante Versorgung betrieben wird. Ein anderes Beispiel ist die ambulante vorstationäre Diagnostik und die ambulante Nachsorge nach Krankenhausaufenthalt durch Krankenhausärzte. Aber auch die andere Richtung — Praxiskliniken ambulanter Ärzte oder ambulant betreute Krankenwohnungen — ist gefragt. Tages- und Nachtkliniken, am Tage oder in der Nacht die Behandlung oder Pflege und im übrigen zu Hause oder in der Arbeit — helfen ebenso, starre Grenzen zu überspringen.[85] Andere Beispiele liefern die Beteiligungen von Krankenhausärzten an begrenzten Bereichen spezieller Behandlungsarten in der ambulanten Versorgung oder die Inanspruchnahme von Krankenhauslabors und medizinischen Großgeräten für die ambulanten Patienten.

Zum Eingang dieses Kapitels möchte ich, soweit nicht schon deutlich genug geschehen, bekräftigen, daß diese Arbeit nicht mit Fachkompendien zu Prävention, Therapie und Rehabilitation konkurrieren will. Es ist nicht Aufgabe von Gesundheitspolitik, den medizinischen Experten ins Handwerk zu pfuschen. Diese Arbeit beschränkt sich auf eine aktuell bilanzierende Systematik von Gesundheitspolitik und auf einige Zukunftsperspektiven zu diesem Themenbereich. Darum werden die im ersten Kapitel angerissenen Definitionsprobleme zum Krankheitsbegriff hier nicht wieder aufgewärmt. Erinnert sei nur daran, daß Krankheit im Leistungsrecht fast aller Lebensbereiche vorkommt, und daß letztlich die in den einzelnen Gebieten des Zivil-, Straf-, Steuer- und Verwaltungsrechts gefundenen Definitionen von Normen, Rechtsprechung und Gutachterwesen für die entsprechenden Auslegungen maßgebend sind. Dabei kommt den höchstrichterlichen Urteilen der Arbeits- und der Sozialgerichtsbarkeit der wohl wichtigste Platz zu.

Nur eine Frage sei an dieser Stelle herausgegriffen, nämlich die der Sterbehilfe. Seit Julius Hackethal in fast marktschreierischer Manier bekannte, einer unheilbar an Krebs erkrankten Frau auf deren Wunsch Zyankali verabreicht zu haben, wird gefragt, ob denn Sterbehilfe ein Bestandteil von Krankenbehandlung sein könne. In Kirchen, Wissenschaft und Politik wird dieses Thema vermehrt diskutiert. Lange und dunkle Schatten wirft dabei die Euthanasie zur Zeit des Nationalsozialismus in Deutschland. Der verbrecherische Kollektivmord an psychisch und geistig Behinderten läßt einen Diskurs sine ira et studio nicht zu. Für die Gesundheitspolitik steht auch unzweifelhaft fest, daß aktive Hilfe zum Sterben eines Menschen nicht zur Krankenbehandlung gehören kann.

Die jahrhundertelange Begegnung von Ärzten und todkranken Frauen, Männern und Kindern in deren letzten Stunden hat aber auch gelehrt, daß Sterbenden die Wohltat eines humanen und möglichst schmerzfreien Todes nicht verwehrt werden sollte. Je nach medizinischer Situation und dem Willen der Patienten kann die Vergabe von suchtgefährlichen Arzneien und Rauschmitteln durchaus ein Mittel der Wahl für den verantwortungsbewußten Arzt sein. Das Thema der passiven Sterbehilfe sollte daher nicht länger in die Grauzone zwischen Tabu, Halbwissen und Ideologie abgedrängt werden. Karsten Vilmar, der Präsident der Bundesärztekammer, fordert zu Recht, daß sterbenden Menschen und somit diesem Thema mehr öffentliche Aufmerksamkeit geschenkt werden sollte. In den Kliniken bestehen meist würdige Sterbezimmer. Sterbende Patienten liegen im allgemeinen nicht auf Fluren oder in Badezimmern. Die Krankenhaus-Seelsorge hat hier manchen Wandel bewirkt. Es erscheint mir aber auch wichtig, auf

---

[85] Ambulante Behandlung im Krankenhaus? KV Hessen 1974; Falsche Folgerungen aus der Kostenexplosion — Ambulanz durch Krankenhaus wäre ein Rückschritt, NÄBl. 5 / 1976, S. 132 ff.; Blum, P. u. a., Die Tagesklinik, NÄBl. 3 / 1983, S. 91 ff.

die Deutsche Hospizbewegung mit ihren „Charon-Beratungsstellen" hinzuweisen; sie betreibt den Ausbau von Pflegekliniken für schwerstkranke, auch für vom Tode bedrohte, Patienten. In Sozialstationengesetzen der Zukunft ist vorgesehen, die Sterbebegleitung als gesetzliche Aufgabe mit zu verankern. In manchen Orten bestehen auch Laiengruppen, die sich vorgenommen haben, Sterbebegleitung zu organisieren. So eine Gemeinschaft von Anthroposophen in Hannoversch Münden. Derartige Initiativen, die mit Sozialstationen zusammenarbeiten, sollten unterstützt werden. Insoweit also ist es keine Frage: Sterbebegleitung gehört zur Krankenbehandlung.[86]

II. Krankenbehandlung durch Laien und ambulante Dienste

In einem Büchlein für die Berufsschule hat die Unterrichtsschwester Urbicia Weber aus dem St. Theresienkrankenhaus in Nürnberg niedergeschrieben, was in der häuslichen Krankenpflege von ausgebildeten Pflegekräften zu leisten ist, und was angelernte Familienangehörige tun können, wenn sie über Geschick und Liebe zur Pflege verfügen.[87] Den Laien weist sie die Grundpflege zu. Zur Grundpflege gehören das Betten und Lagern von Kranken, eine sorgfältige Körper- und Hautpflege, das Reichen der Nahrung, Hilfen beim Urinieren und beim Stuhlgang, die Kontrolle der Körpertemperatur, von Puls und Ausscheidungen sowie das Verabreichen der verordneten Arzneien. Die ausgebildeten Schwestern und Pfleger übernehmen die Behandlungspflege, also medizinische Hilfeleistungen wie Injektionen, Verbände anlegen und wechseln, Katheterisierung, Einläufe und Spülungen, Einreibungen und Dekubitusvorsorge bzw. -behandlung.

Nach Hinweisen erfahrener Personen, wie Ärzten, Schwestern und Eltern behandeln wir einen erheblichen Teil unserer Krankheiten selbst. Wir verwenden geeignete Reinigungsmittel und Cremes gegen Hautkrankheiten, machen Umschläge bei Sonnenbrand, kleineren Verbrennungen oder Insektenstichen sowie bei Erkältungen. Wir nehmen Salben gegen Fußpilz, Pflaster bei kleinen Wunden oder Hühneraugen, Tinkturen gegen Warzen. Bauern und bauernverbundene Leute haben immer Milchfett und Arnikaspiritus im Hause. Eine gute Hausfrau und ein perfekter Hausmann wissen, daß nicht nur die Sauberkeit bei Möbeln und Textilien im Hause gesundheitsförderlich ist, sondern auch die Desinfektion beim Auftreten von Läusen, Flöhen oder anderem Ungeziefer bzw. nach Infektionskrankheiten. Laien setzen beim Auftreten leichterer Krankheiten ihre Hausapotheke mit einfachen Schmerz- und Abführmitteln, Tees, Heilkräutern und Tropfen sowie Desinfektionswässerchen ein. Sie wenden Schwitzkuren, Massa-

---

[86] Puppe, I., Zur Problematik der Sterbehilfe, NÄBl. 17 / 1984, S. 716 ff.; Zenz, Michael, Spiegelgespräch, Der Spiegel 16 / 1992, S. 206 ff.; Die Tageszeitung vom 8.1.1992; Schaefer, Hans, Handbuch der Sozialmedizin, Band III, a. a. O.

[87] Häusliche Krankenpflege, Freising 1972.

gen, kalte Güsse, Klistiere und Inhalationen an. Wärmebehandlungen mit Pakkungen und Infrarotbehandlungen oder Kältebehandlung nach kleinen Schwellungen nehmen wir ohne ärztliche Beratung vor. Bäder, Trinkkuren und ähnliche Gesundheitsmaßnahmen gehören zum Erfahrungsschatz des gebildeten Laien.[88] Hildegard von Bingen mit ihren Naturheilrezepten aus dem 12. Jahrhundert erfährt nicht zuletzt durch die Erfahrungsheilkunde und die Frauenbewegung eine Renaissance. Erfahrungen bei sogenannten „Knochenbrechern" (naturerfahrene Laienmasseure) oder „BesprecherinHexen" gegen Warzen und Gürtelrosen, die wohl psychologische Effekte nutzen, zeigen, wo überall Besserung gesucht und z. T. auch gefunden wird.

Selbstmedikation, die ohne Arzt- oder Apothekerberatung negative Folgen nach sich ziehen kann, ist durchaus an der Tagesordnung. Manch chronisch Kranker erfährt oft an sich selbst, wann er ein verordnetes Mittel absetzen oder die Medikation einschränken und erst nach eingehender Rücksprache wieder neu aufnehmen kann.

Die Gesundheitspolitik ist gefordert, diesen breiten gesundheitlichen Erfahrungsschatz zu pflegen, und ihn über die Gesundheitsbildung in Familie, Schule und allen Ebenen der Gesellschaft zu erhalten und wieder zu beleben. Auf diesem Feld der Krankenbehandlung werden Laien unterstützt durch Sozialstationen und ähnlich ambulante gesundheitliche und sozialpflegerische Dienste.

In Sozialstationen arbeiten Krankenschwestern, Fachkrankenschwestern, Haus-, Behinderten-, Alten und Familiepfleger-/innen, Angehörige von Beratungs- und Verwaltungsberufen. Andere Bezeichnungen für diese Stationen sind Zentrum für Gemeinschaftshilfe, Sozialzentren, Gemeindemedizinische Zentren oder Sozialgemeinden. Das klassische Leistungsangebot besteht aus der ambulanten Krankenpflege, der Alten-, der Haus- und in einigen Fällen auch der Familienpflege. Einigen Sozialstationen ist die individuelle Schwerstbehindertenbetreuung und die familienentlastende Betreuung für Behinderte sowie der mobile soziale Hilfsdienst angeschlossen. In anderen Orten läuft die Behindertenpflege in selbständigen Formen. Wenige Sozialstationen halten besondere Beratungs- und Betreuungsdienste, wie Ernährungs- und Sozialberatung, Sterbebegleitung u. a. vor. Einige veranstalten Gesundheitskurse, Mütterberatung oder Seminare für pflegende Familienangehörige. Über den Modellversuch" Hebammen an Sozialstationen" wurde schon berichtet. Im ländlichen Gebiet sind auch Dorfhelferinnen in der ambulanten Kranken-, Haus-, Familien- und Altenpflege tätig; sie vertreten die Bäuerin bei Krankheit oder Urlaub. Die Dorfhelferinnenwerke arbeiten mit Sozialstationen zusammen. Das Leistungsangebot entwickelt sich örtlich unterschiedlich weiter, im Idealfall wächst es sich zu Sozialgemeinden aus. Das sind soziale Mittelpunkte von kommunalen Gemeinden oder Stadt- bzw. Ortsteilen. Aus System- und Kostengründen werden die Sachbereiche Gesundheitsförderung,

---

[88] Corazza, Verena, u. a., Kursbuch Gesundheit, a. a. O., S. 312 ff.; 784 ff.

Beratung, Krankenpflege, Rehabilitation, Eingliederungshilfe für Behinderte und sonstige Pflege zwar auseinandergehalten, die Kooperation dieser sich überschneidenden Sachbereiche aber wirkt sich für die Bürgerinnen und Bürger vor Ort segensreich aus. Sie müssen immer weniger von einer zur anderen zuständigen Stelle pendeln.[89]

Die heftigen Auseinandersetzungen der politischen Parteien über Form und Inhalte von Sozialstationen gehören längst der Vergangenheit an. Die einen können von sich sagen, sie hätten in den Großstädten die Bündelung der Gesundheits- und Sozialdienste als erste praktiziert (SPD), die anderen können mit Fug und Recht von sich behaupten, daß sie den zündenden Begriff Sozialstationen bundesweit publik gemacht haben (CDU). Konfliktpunkte mit der Ärzteschaft sind auch bereinigt, seit dem überall klar wurde, daß niemand beabsichtigte, Ambulatorien nach dem Muster der früheren DDR zu errichten. Ärzte sehen in Sozialstationen keine Konkurrenz mehr, sie verordnen im übrigen ambulante Krankenpflege und die anderen vorgesehenen Leistungen wie Hauspflege zu Lasten der gKV.[90]

Nichtärztliche Krankenpflege mit ärztlicher Begleitung oder unter ärztlicher Leitung wird noch in Suchtambulanzen für Alkoholiker, Medikamenten-, Nikotin- und Drogenabhängige betrieben. Einen Sonderstatus nehmen Betreuung und ambulante Pflege durch die AIDS-Hilfen ein. In jeder kreisfreien Stadt und in jedem Landkreis sollte auch ein Sozialpsychiatrischer Dienst für psychisch und Suchtkranke bestehen. Ärztinnen oder Ärzte sind in Suchtambulanzen und Sozialpsychiatrischen Diensten meist stundenweise auf Honorarbasis tätig. Sozialarbeiter-/innen, Suchthelfer/-innen und Sozialpädagogen/-pädagoginnen machen dort durchaus selbständig die Arbeit auf ihrem Fachgebiet.

Die oben erwähnten Familienentlastenden Dienste wollen Eltern und Angehörigen von Behinderten, die ihre Kinder oder Verwandten sonst betreuen, Freizeit und Urlaub ermöglichen. Mobile Soziale- und Hilfsdienste bieten stundenweise Hauspflege oder Putz- und Flickarbeiten an. In diese Reihe gehören auch Organisationen für den Senioren- und Krankenfunk. Mit entsprechenden Geräten können vor allem alte Menschen an Rettungsdienste oder Sozialstationen signalisieren, daß sie Hilfe brauchen.

---

[89] NLTDrs. 8/1691; 11/1975; 8/1961; 10/1689; Die Bündelung ambulanter gesundheitspflegerischer Dienste, NMS, Hannover 1975; Sozialstationen, Empfehlungen und Richtlinien, Niedersächs. Ministerialblatt 1976, S. 1138; 1977, S. 777; Sozialstationen in Niedersachsen, Locc. Protokolle 15/1977 mit Beiträgen von Udo Schlaudraff, Hermann Schnipkoweit, Dietger Ederhoff, Gerhard Holler, Johann Jürgen Rohde, Fritz Riege; Evangelisches Dorfhelferinnenwerk Niedersachsen e. V. 1960 bis 1985, Hermannsburg 1985; Zusammenarbeit zwischen Kassenärzten und Sozialstationen, NÄBl. 6/1979, S. 176 ff.; DDA 13/14/1980, S. 10; Riege, Fritz, Leistungsfähige Sozialstationen, Sozialer Fortschritt 1978, S. 204 ff.

[90] Vgl. Anm. 89 und DÄBl. 3/1978, S. 102.

Die gesundheitliche Fachaufsicht führen in den Bundesländern unterschiedlich die kommunalen oder staatlichen Gesundheitsämter. Eine Fachkontrolle ist immer erforderlich, damit sich nicht fachfremde Kräfte dieser Aufgaben bemächtigen und damit sie fachgerecht ausgeführt werden. In diesem Zusammenhang muß noch erwähnt werden, daß Sozialstationen und andere ambulante Dienste überwiegend in nichtstaatlicher Trägerschaft stehen, freigemeinnützige Wohlfahrtsverbände, Selbsthilfeorganisationen aber auch private Träger leisten auf diesem Gebiet hervorragende Arbeit. Das nicht ganz geringe Defizit im Leistungsangebot von Sozialstationen, nämlich das häufige Fehlen eines psychiatrischen Pflegeangebots zur Entlastung der psychiatrischen Großkrankenhäuser und zur Förderung der gemeindenahen Psychiatrie, wird sich mit dem Angebot neuer Fachkrankenschwestern für die psychiatrische Pflege sicher ausgleichen.

Im übrigen nimmt ambulante Krankenpflege zu, das Bettenangebot in Krankenhäusern steigt daher nur noch unwesentlich an. Soziale Leistungen wie der Erziehungsurlaub und der von der gKV finanzierte Elternurlaub bei Krankheit eines Kindes bis zum 8. Lebensjahr fördern diesen Prozeß.

III. Krankenbehandlung durch Heilpraktiker und Psychotherapeuten

Heilpraktiker führen als Erfahrungsheilkundige außerhalb der gKV Krankenbehandlungen durch. Sie werden meist mit Hilfe der sogenannten „Augendiagnose" homöopathisch tätig. Sie betreiben Akupunktur, Ozontherapie und Reflexbehandlung und therapieren u. a. einfache Gleichgewichtsstörungen oder einfache Abweichungen des Bewegungsapparates. Fortbildungskurse der Heilpraktikerverbände ermöglichen ihnen die Ausweitung ihres Behandlungsspektrums. Sie müssen die Anzeichen ernsthafter Erkrankungen erkennen und ihre Patienten in solchen Fällen an den Arzt verweisen.

Vor Aufnahme ihrer Tätigkeit müssen sich Heilpraktiker einem Prüfungsgespräch bei den staatlichen Gesundheitsbehörden unterziehen. Dieses Gespräch soll der Feststellung dienen, daß sie „keine Gefahr für die Volksgesundheit" darstellen, wenn sie ihre Tätigkeit ausüben. So sehr zu bedenken ist, daß man Erfahrung nicht an Semesterzahlen binden kann, so klar steht andererseits fest, daß der Behandlungsumfang durch niedergelassene Heilpraktiker erheblich steigt. Ihre unbestreitbaren Heilerfolge und der sich jährlich erweiternde Patientenkreis verbreitet für die Gesundheitspolitik ein Feld, das mehr Beachtung als bisher verdient. Um eine verbindliche Festlegung von Prüfungsinhalten, Prüfungsformen und -maßstäben und Bildungsanforderungen wird in Zukunft kein Bundesland mehr vorbeikommen. Seitdem viele Psychologen, Sozialpädogogen und Angehörige verwandter Berufsgruppen den Weg als Heilpraktiker in die psychotherapeutische Krankenbehandlung suchen und finden, wird die Aufgabe noch dringlicher.

„Wer soll die Seele heilen dürfen?" Auf diese Frage gibt es bis heute noch keine befriedigende juristische Antwort, das immer wieder im Deutschen Bundestag liegen gebliebene Psychotherapeutengesetz liefert den Beweis, wie schwer sich die Gesundheitspolitik mit dieser Frage tut. Bei der Zulassung nichtärztlicher Psychotherapeuten wie Psychologen und andere zur Kassenpraxis rechnet die gKV mit einer Milliarden-Kostenlawine, die sie nicht glaubt bewältigen zu können. Ein Forschungsgutachten des Bonner Gesundheitsministeriums von 1991 zum Psychotherapeutengesetz rechnet mit 5 bis 6 % der Gesamtbevölkerung und 8 % der Großstadtbevölkerung, die der ambulanten Psychotherapie bedürfen. Diese kann als Einzel- oder Gruppentherapie erfolgen. Sie wird auch als Frauen- und Männerberatung, Familien- oder Paartherapie angeboten. Ärzte sind für die kassenärztliche Versorgung zugelassen, für die sogenannte" Große Psychotherapie" bedarf es aber eines vorherigen Kostenanerkenntnisses der gesetzlichen Krankenkasse, bei Beihilfeberechtigten des öffentlichen Dienstes der Beihilfestelle. Nichtärztliche Psychotherapeuten können zu Lasten der gKV nur aufgrund ärztlicher Delegation in begrenztem Umfange behandeln, sie arbeiten im übrigen als privat niedergelassene Psychologen, als privat niedergelassene Heilpraktiker oder in Einrichtungen und Diensten für psychisch und Suchtkranke. Der Berufsverband Deutscher Psychologen bemüht sich seit Jahren um die Gleichrangigkeit seines Berufsstandes mit den Ärzten; er grenzt sich ganz von Esoterikern, Geisterbeschwörern und Scharlatanen ab, um alle Argumente gegen ein neues Psychotherapeutengesetz und gegen eine Kassenzulassung abzuwehren.

IV. Ambulante ärztliche Krankenbehandlung

Das Hauptgewicht der Krankenbehandlung tragen die Ärztinnen und Ärzte. Sie arbeiten nach der Methode der Allopathie, der klassisch naturwissenschaftlich angelegten Medizin, auch Schulmedizin genannt. Einige sind daneben oder ausschließlich homöopathisch, also auf dem Gebiet der Natur- bzw. Erfahrungsheilkunde, tätig.

Eine große Patienten- und Ärzteschar schwört auf die Homöopathie als Medizin der Zukunft.[91] Viele Ärzte/Ärztinnen lassen sich als Homöopathen nieder, noch mehr aber nehmen auch die Erfahrungsheilkunde in ihrer Arbeit auf. Die Ärztekammern und besondere Akademien für Naturheilkunde, wie die in Celle, betreiben Fortbildung im Bereich der Erfahrungsmedizin.

Eine besondere Art von Erfahrungsheilkunde stellen Methoden dar, die aus Asien, insbesondere aus China und Indien kommen. Ihnen liegt der Gedanke einer Einheit von Körper und Geist zugrunde, der ja auch heute in der alltäglichen

---

[91] Vithoulkas, Georgos, Medizin der Zukunft Homöopathie, Kassel 1990; Corazza Verena u. a., Kursbuch Gesundheit, a. a. O. zu den Stichworten Homöopathie, Erfahrungsheilkunde, Naturheilkunde.

Arztpraxis seine Beachtung findet. Für Chinesen drückte sich das Zusammenspiel von Wirkungen und Gegenwirkungen, von Kräften und Gegenkräften mit dem Gegensatzpaar von Yin und Yang aus. An einigen Stellen in Deutschland sind Medizinbetriebe eigner Art entstanden, welche auf mit einem Sendungsbewußtsein versehenen Lehren indischer Philosophie beruhen. Diese Praxen und Kliniken nehmen jedoch in der Regel nicht an der kassenärztlichen Versorgung teil und behandeln nur Privatpatienten. Als durchaus ernst zu nehmende Institutionen unter ihnen nenne ich hier nur die Ayurveda-Kliniken. Sie stehen in einem engen Zusammenhang mit Zentren für Transzendentale Meditation. Über diesen Weg wollen sie u. a. die Aktivitäten und die Verantwortung des einzelnen für seine Gesundheit stärken, wie es in einer der zentralen Publikationen von Deepak Chopra" Gesundheit aus eigner Kraft" (München-Wien-Zürich 1990) geschrieben steht.

Das Problem von weniger ernst zu nehmenden Heilslehren, vor allem von solchen mit religiösem Ausschließlichkeitsanspruch, besteht darin, daß medizinisch notwendige Eingriffe, die frühzeitig noch Heilung bringen können, unterbleiben. Die Jünger mancher dieser Lehren, lassen keinen OP-Arzt an ihren Körper heran, so die Zeugen Jehovas. Wer aber mit Augenmaß und ohne Fanatismus im täglichen Medizinbetrieb eine Anleihe bei uralten medizinischen Überlieferungen nimmt, den sollte man nicht verlachen.

Nach wie vor aber nimmt die Allopathie den ersten Platz in der medizinischen Krankenbehandlung ein. Sie wird in Einzel- und in Gemeinschaftspraxen mehrerer Ärzte/Ärztinnen durchgeführt. Die Zahl der Gemeinschaftspraxen wächst.[92] Fachübergreifende Gemeinschaftspraxen werden von den ärztlichen Standesorganisationen jedoch als standeswidriger Mischmasch von Fachgebieten abgelehnt. In der Praxis entstehen dafür Ärztehäuser mit Einzel- und Gemeinschaftspraxen von Ärzte-/innen der jeweiligen Fachrichtungen, in einem Haus also neben einer allgemeinärztlichen mehrere Fachpraxen.

Am 31. 12. 1990 zählten wir 75 800 niedergelassene Ärzte/Ärztinnen in der Bundesrepublik Deutschland, 1960 waren es nur 45 800. Aus den neuen Bundesländern kamen per Januar 1991 weitere 19 000 ambulant tätige Ärzte/Ärztinnen hinzu. Nach dem Stand von 1990 gab es in den alten Bundesländern rund 47 000 Allgemeinärzte/-ärztinnen, Ärzte/Ärztinnen ohne Gebietsbezeichnung, Internisten/Internistinnen und Ärzte/Ärztinnen für Kinderheilkunde und rund 29 000 mit anderen Gebietsbezeichnungen. Die erste Gruppe umfaßt nur knapp 32 000 „praktische" und gut 15 000 internistische und Ärzte/Ärztinnen für Kinderheilkunde, die man aber alle durchaus noch als dem Stand der Hausärzte zugehörig ansehen kann. Die Gebietsbezeichnungen lauten:

---

[92] Gemeinschaftspraxis 1973, KVN, Hannover 1974; Gruppenpraxen, DDA 1 / 1980, S. 23; Bundesärztekammer, Tätigkeitsbericht 1991, Ärztestatistik 1990 / 91.

Anästesiologie, Arbeitsmedizin, Augenheilkunde, Chirurgie, Frauenheilkunde, Hals-Nasen-Ohren-Heilkunde, Haut- und Geschlechtskrankheiten, Hygiene, Kinder- und Jugendpsychiatrie, Klinische Pharmakologie, Laboratoriumsmedizin, Lungen- und Bronchialheilkunde, Mikrobiologie und Infektionsepidemiologie, Mund-Kiefer-Gesichtschirurgie, Nervenheilkunde, Neurochirurgie, Neurologie, Neuropathologie, Nuklearmedizin, Öffentliches Gesundheitswesen, Orthopädie, Pathologie, Pharmakologie und Toxikologie, Psychiatrie, Radiologie, Radiologische Diagnostik, Rechtsmedizin, Strahlentherapie, Urologie sowie die o. a. Innere Medizin, Kinderheilkunde und Allgemeinmedizin. Rechts- oder öffentliche Gesundheitsmediziner lassen sich selten nieder. Ähnlich verhält es sich bei typischen Klinikärzte/-ärztinnen, wie solche der Fachgebiete Strahlentherapie oder Klinische Pathologie. Einige Fachgebiete wie das der Inneren Medizin oder der Chirurgie sind noch in Teilgebiete differenziert.[92] Ärzte im Praktikum sind noch in der Ausbildung und haben sich demgemäß nicht niedergelassen.

Dank wissenschaftlicher Forschung, Spezialisierung und eigner Erfahrung kann heute der Arzt in den meisten Krankheitsfällen wirksam helfen. Ihm steht eine Riesenpalette meist wirksamer Arzneimittel zu Gebote. Die Faszination, die von einzelnen Spezialdisziplinen wie der Transplantationsmedizin ausgeht, hat viele Medizinstudenten erfaßt. Immer mehr von ihnen wählen den Weg zum Facharzt bzw. Arzt mit einer Spezialgebietsbezeichnung, immer weniger den zum Allgemeinarzt. Betrug im Jahre 1975 der Anteil der Allgemeinmediziner (praktische Ärzte) noch 52 %, so ging er bis 1990 auf 42 % zurück, umgekehrt stieg der Anteil der Ärzte mit Fachbezeichnung von 48 auf 58 %, obwohl es bereits seit Mitte der siebziger Jahre schon Anstrengungen gab, diese Entwicklung zu stoppen.[93] Dabei ist die primärärztliche Versorgung das Kernstück der Krankenversorgung. Die meisten Patienten kommen mit allgemeinen Befindlichkeitsstörungen, subjektiv empfundenen Schmerzen oder selbst festgestellten Normabweichungen zum Arzt. Vom Primärarzt wird eine große Bandbreite medizinischen Wissens erwartet, damit er zunächst einmal entscheidet, wie er den Kranken behandelt oder an welchen Spezialisten — ggf. im Krankenhaus — er ihn weiterleitet. Vom Primärarzt wird überdies erwartet, daß er neben dem somatischen Befund auch die Beschwerden psychosozialen Ursprungs erkennt, die aus der Persönlichkeit des Patienten und den Schwierigkeiten mit seiner näheren familiären und beruflichen Umgebung resultieren. Brandlmeier schätzt, daß 20 bis 30 % aller Krankheitsursachen psychosozialen Ursprungs seien.[94] Viele Gesundheitspolitiker erkennen darum mit Hans Schaefer und Eckart Sturm die Gefahr, die vom „Rückzug" der Mediziner aus der primärärztlichen Versorgungslinie entsteht. Sie haben Sorge, daß der kranke Mensch seinen wichtigsten Partner, den

---

[93] Bundesärztekammer, Tätigkeitsbericht 1991, S. 94 ff.; Sturm, Eckart, Einführung in die Allgemeinmedizin, Teil I, Erlangen 1969, S. 14; Kieselbach, Kurt, So entwickelten sich in den letzten Jahren die Facharztzahlen, DDA 12 / 1978, S. 12 f.

[94] DDA 2 / 1978, S. 14.

Hausarzt, immer schlechter finden kann. Eine Entpersonalisierung des Patienten-Arzt-Verhältnisses könnte dann Platz greifen; der Bürger immer mehr einer zwar perfekten aber immer seelenloseren Gesundheitsmaschinerie zum Opfer fallen. So groß die Erfolge von Medizintechnik und — Wissenschaft auch sein mögen, zu einer wirksamen Heilung gehört das Vertrauen des Menschen zu seinem Arzt. Eine Hausarztbeziehung, die altmodische Tugenden wie Verläßlichkeit und Orientierung umfaßt, und die garantiert, daß der Arzt bei schwerer Erkrankung auch zur Nacht zur Verfügung steht; und die auch dem Betroffenen, wenn es denn nötig wird, die Wahrheit über seinen Zustand annehmen läßt, eine solche Beziehung ist sicher nicht altmodisch sondern tut bitter nötig.[95]

Eine gegenwartsbezogene Gesundheitspolitik sollte zwar nicht eine mit vorgegaukelten Ritualen und Beschwörungsformeln versehene und veraltete, patriarchalische Arzt-Patientenbeziehung wiederherstellen wollen. Eine rational begründete Humanität erfordert aber durchaus ein Hausarztsystem, das auf Gleichrangigkeit von Patient und Arzt, und das auf Offenheit und Einsichtsfähigkeit beruht. Nicht ein neuer Hokus-Pokus von Medizinmännern ist gefragt, sondern eine partnerschaftliche Behandlung nach bestem Wissen. Mit anderen Worten: Nicht allein der medizinische Fachmann wird gewünscht, erwartet wird vielmehr ein Arzt, der Zeit für seinen Patienten hat, und der ihn als ganzen Menschen behandelt.[96]

Eine der Hauptaufgaben der Gesundheitspolitik liegt daher darin, gemeinsam mit Ärzteverbänden, Gewerkschaften und Krankenkassen eine patientenorientierte Allgemeinmedizin zu fördern. Instrumente dafür sind u. a. gut ausgestattete Lehrstühle für Allgemeinmedizin an Universitäten, eine exzellente Fort- und Weiterbildung im Fachgebiet Allgemeinmedizin durch die Ärztekammern, Verbesserung der Honorare für persönliche und entsprechende Verschlechterung der für technische Arztleistungen sowie die Beschränkung fachärztlicher Tätigkeit auf hausärztliche Überweisungsfälle. Fachärzte und Krankenhäuser müssen sein; ihnen verdanken zu viele Menschen Leben und Gesundheit. Es gilt jedoch darum eine Lanze für die Allgemeinmedizin zu brechen, weil das Gleichgewicht zwi-

---

[95] Sturm, Eckart, Renaissance des Hausarztes, Berlin-Heidelberg-New York-Tokyo 1983, S. IX; Haehn, K. D., Allgemeinmedizin im System der Gesundheitsversorgung, DDA 9 / 1978, S. 14 f.; Strukturanalyse 83, Erfreuliche Situation auf dem Gebiet der Allgemeinmedizin, NÄBl. 8 / 1984, S. 326 f.; Schweisheimer, W., Warum suchen Patienten ihren Arzt auf? NÄBl. 19 / 1978, S. 658 ff.; Schaefer, Hans / Sturm, Eckart, Der kranke Mensch, Berlin-Heidelberg-New York-Tokyo, Druckfahnen; Denecke, Peter, Allgemeinmedizin in den Niederlanden, NÄBl. 20 / 1983, S. 689.

[96] Hartmann, Fritz, Medizin in Bewegung — Arzt im Umgang, Göttingen 1975; Bourmer, Horst, Patient und Arzt im System der sozialen Sicherung, Schriftenreihe des Hartmannbundes, Bonn o. J.; Döhner, Otto, Arzt und Patient in der Industriegesellschaft, Frankfurt / Main 1973, insbes. S. 53; Lüth, Paul, Die Ärzte und ihr Stand, Spiegelgespräch, Der Spiegel 3 / 1973, S. 106; Das Selbstbildnis des Arztes, der niedergelassene Arzt, 33 / 1978, S. 24 ff.; Arzt oder medizinischer Facharbeiter, NÄBl. 12 / 1983, S. 418 f.

schen allgemein- und fachärztlicher Versorgung aus den Fugen zu geraten droht. Auch Fachärzte aller Art, insbesondere Nervenärzte und Psychiater, haben sicher den ganzen Menschen im Bild, aber ihre Weiterbildung stellt doch kaum auf hausärztliche Tätigkeit ab.

Psychiater haben gegen andere Vorurteile anzukämpfen: Daß ihre Heilerfolge schwer zu messen und ihr Zeitaufwand überdimensioniert seien; daß Psychologen und Sozialpädagogen ihr Handwerk genau so gut verstünden. Dazu ist einzuräumen, daß die Betreuung und Behandlung psychisch und Suchtkranker durch Psychotherapeuten, Heilerziehungspfleger, Sozialpädagogen. psych. Fachkrankenschwestern u. a. auf ihrem Fachgebiet durchaus üblich ist. Aber es sind keine Mediziner; vielmehr sind Mediziner auf Zusammenarbeit mit ihnen angewiesen. Das Fortbildungsprogramm der psychiatrischen Akademie in Königslutter bei Helmstedt oder das Modellprogramm „Sozialarbeiter in nervenärztlichen Praxen" zeigen dies sehr klar. Auf ein gemeinsames Geben und Nehmen von Wissen und Erfahrung können die Angehörigen der angesprochenen Heilberufe zumal in Suchtambulanzen, Sozialpsychiatrischen Diensten oder in AIDS-Hilfen niemals verzichten.[97]

Ansonsten sind hoher Zeitaufwand und eine schwierige Meßbarkeit der Erfolge psych. Behandlung nicht zu leugnen. Die Heilung oder die Fähigkeit des Patienten, mit seiner psychischen Behinderung umgehen zu lernen, brauchen Zeit. Gesundheitspolitik muß bei der Honorarbemessung oder bei Personalschlüsseln darauf achten. Mit Jauchzen und Frohlocken kann jedenfalls auf die Zustände in der deutschen Psychiatrie noch nicht hingewiesen werden, auf dem Wege zu einer gemeindeorientierten und gemeindenahen Psychiatrie ist unser Gesundheitswesen seit Erscheinen der Enquete in den letzten Jahren erst einige wenige Schritte vorangekommen.[98] Wieviel es gerade in der Psychiatrie bedeutet, Respekt vor dem Patienten zu sichern, zeigen Auswüchse in Osteuropa, wo die Einweisung in geschlossene Anstalten als politisches Mittel gegen Dissidenten eingesetzt worden ist.

Als besondere Arztgruppe mit einer Spezialaufgabe sind noch die Badeärzte anzusprechen. Eine Fachgebietsbezeichnung nach Weiterbildung existiert für sie nicht, sie praktizieren meist als niedergelassene Allgemeinmediziner.[99]

Die ärztliche Notfallbehandlung an praxisfreien Tagen und in der sprechstundenfreien Zeit regeln die Kassenärztlichen Vereinigungen, bei den Zahnärzten die Kammern. Wegen der Teilnahme am allgemeinen Notfalldienst kann es zu Ärger auf örtlicher Ebene kommen, insbesondere wenn nicht alle Fachärzte daran

---

[97] Sozialarbeiter in Nervenarztpraxen, Modellversuch der KVN, NÄBl. 16 / 1988, S. 14; Rosenau, W., Sozialpsychiatrische Dienste, Akademie für ärztliche Fortbildung Niedersachsen, Hannover 1983; Dilling, Horst, Nervenärzte in der Praxis, Psychiatrische Praxis 2 / 1974, S. 99 ff.
[98] BTDrs. 7 / 4200.
[99] DDA 1 / 1980, S. 23.

teilnehmen wollen. In Großstädten setzt sich mehr und mehr der mobile Notfalldienst von angestellten Ärztinnen in Voll- oder Teilzeitbeschäftigung durch, deren Kosten auf die Gesamtvergütung aller Ärzte umgelegt werden.

Für die Formulierung der ärztlichen Berufsordnung und für ihre Einhaltung sorgen die Kammern und ihre Berufsgerichte. Die Kammern unterhalten auch Schlichtungsstellen für Streitigkeiten zwischen Patienten und Ärzten wegen ärztlichen Kunstfehlern. Die Rechtsaufsicht über die ärztlichen und zahnärztlichen Körperschaften liegt beim Staat.

V. Kassenärztliche Versorgung

Neunzig Prozent der deutschen Bevölkerung sind in der gKV versichert. Sie gehören den Allgemeinen Orts-, den Betriebs-, Innungs- und Ersatzkrankenkassen, der Seekasse oder der landwirtschaftlichen und knappschaftlichen Krankenversicherung an. Die ärztliche Versorgung dieser Versicherten haben die Kassenärztlichen Vereinigungen in den Bundesländern bzw. Regionen sicherzustellen. Die Kassenärztlichen Vereinigungen wiederum gehören der Kassenärztlichen Bundesvereinigung an. Die gKV bietet im Gegensatz zur privaten Krankenversicherung ihre Leistungen — zumindest den allergrößten Teil — als Sachleistungen an. Der Versicherte weist seinen Anspruch auf ärztliche Sachleistungen gegenüber dem Kassenarzt mit dem Krankenschein bzw. der Versicherungskarte nach.

Nicht alle niedergelassenen Ärzte sind auch Kassenärzte, dazu bedarf es einer Zulassung durch Ausschüsse bei den Kassenärztlichen Vereinigungen. Praktisch ist die Zulassung an jede approbierte Ärztin und an jeden approbierten Arzt zu erteilen, der sie beantragt, es sei denn, es lägen wichtige Ablehnungsgründe wie Krankheit, zu hohes Alter oder anderweitige unvereinbare Tätigkeiten vor. Von 72 000 niedergelassenen Ärztinnen im Jahre 1988 waren 68 500 gleichzeitig Kassenärzte. Dazu kamen noch 8 900 nicht niedergelassene Ärztinnen, die meist in Krankenhäusern arbeiteten und für besondere Spezialgebiete an der kassenärztlichen Versorgung beteiligt oder mit Instituten dafür ermächtigt waren. Nicht nur der übergroße Teil aller Bürgerinnen und Bürger in Deutschland ist also in der gKV versichert, auch der übergroße Teil der Ärztinnen und Ärzte wirkt als Kassenärzte bei ihrer Krankenbehandlung mit. Wenn es auch im Rahmen von Honorarstreitigkeiten mit den Kassen, oder von politischen Auseinandersetzungen mit dem Gesetzgeber schon einmal hier und da die Drohung gibt, man wolle die Kassenzulassung lieber heute als morgen zurückgeben, am Ende begibt sich niemand gern einer sicheren Einkommensquelle. Es bestünden auch rechtliche Probleme, wie noch zu zeigen ist. Tatsächlich drängen mehr junge Ärzte in die Kassenärztliche Versorgung als den Krankenkassen lieb ist. Schon am Ende des 19. Jahrhunderts zeigte die Ärzteschaft mit der Gründung des Hartmannbundes, daß sie gewillt war, Kassenarztverträge nicht nur einigen wenigen je nach dem Willen der Krankenkasse zuzubilligen. Am Anfang des jetzt auslaufenden Jahrhunderts setzte dieser Kampfbund das Modell des Kollektivvertrages durch, und heute sind Kassenärztliche Vereinigungen Körperschaften des öffentlichen Rechts mit dem Sicherstellungsmonopol für die kassenärztliche Versorgung. Die Entwicklung läuft also zu mehr und nicht zu weniger Teilhabe an den Versichertenbeiträgen.

Bestrebungen der Krankenkassen, die Zahl der Kassenärzte durch Zulassungsbeschränkungen zu senken und damit den Ausgabenpegel der Kassen zu begrenzen, schlugen in den vergangenen Jahren immer fehl. Mit Urteil vom 22.3.1960 hat das Bundesverfassungsgericht auch die bis dahin geltenden Verhältniszahlen von Kassenarzt pro Einwohner für verfassungswidrig erklärt, und damit eine wesentliche Zulassungsbeschränkung beseitigt.[100] Um eine gleichmässige kassenärztliche Versorgung der Versicherten in Stadt und Land, Innenstadt und Stadtrand, zu gewährleisten, müssen die Kassenärztlichen Vereinigungen zwar Bedarfsplanungen und Bedarfszahlen entwickeln, aber bislang ist mir noch keine größere Zulassungssperre einer Kassenärztlichen Vereinigung (KV) in einem sogenannten überversorgten Gebiet zugunsten eines unterversorgten Gebietes bekannt geworden. Der noch zu behandelnde „Lahnsteiner Kompromiß" der Bundestagsfraktionen bringt jetzt erstmalig wieder Zulassungsbeschränkungen.

Eine nicht kleine Sorge bereitet die kassenärztliche Versorgung von Ausländern aus nichteuropäischen Kulturkreisen. Die Fortbildung der Ärztekammern und Sonderveranstaltungen der KVen bringen dazu Informationen und schaffen Abhilfe, speziell wollen dafür auch ethnomedizinische Zentren wie das in Hannover sorgen.

Im Kassenarztrecht liegt ein wesentliches gesundheitspolitisches Steuerungsinstrument für Art, Umfang und Kosten medizinischer Leistung in Deutschland. Über dieses Scharnier kann eine bedarfsgerechte, gleichmässige und bezahlbare ärztliche Versorgung gestaltet werden. Dazu gehört auch der Einsatz der Medizintechnik über die Großgeräteplanung von ambulanten Praxen und Krankenhäusern. Die gKV verlangt neuerdings auch Einfluß auf den Preis von Großgeräten und ihre gemeinsame Nutzung, um weniger Anreiz zur Kapitalverwertung zu schaffen. Der Bundesverband der Ortskrankenkassen weist mit Recht darauf hin, daß es sich um marktkonforme Gestaltungsmöglichkeiten von KVen und Krankenkassen und nicht um staatssozialistische Marterinstrumente handelt.[101]

Bei der Bundeswehr, dem Bundesgrenzschutz und der kasernierten Polizei sowie im Justizvollzug findet Krankenbehandlung als freie Heilfürsorge statt. Angestellte oder beamtete Militär-, Polizei- und Justizärzte sind in der Regel dafür eingestellt, einige arbeiten aber auch auf Honorarbasis.[102]

---

[100] DOK 1960, S. 185.
[101] Heitzer, Wilhelm, Planung und Vergütung medizintechnischer Großgeräte aus der Sicht der gesetzlichen Krankenversicherung, Referatsmanuskript, Tagung der Gesellschaft für Sozialen Fortschritt am 1.4.1992.

Im Katastrophenfall können Ärztinnen zur Hilfeleistungen herangezogen werden. Um einen Sicherstellungsauftrag für die ärztliche Versorgung im Verteidigungsfall, haben sich die Fraktionen im Deutschen Bundestag jahrelang geplagt. Ein Gesetz gibt es dazu nicht, es gelten die allgemeinen Regeln für ärztliche Hilfeleistungen, Katastrophenschutz und öffentliche Sicherheit und Ordnung.

VI. Ambulante zahn- und kassenzahnärztliche Behandlung

Von den über 35 000 niedergelassenen Zahnärzten in Deutschland arbeiten knapp 34 000 als Kassenzahnärzte.[103] Das rechtliche Organisationsgerüst entspricht dem der Ärzte mit Kammern für die niedergelassenen Zahnärzte und Kassenzahnärztlichen Vereinigungen für niedergelassenen Kassenzahnärzte, Zahnärzte/-ärztinnen arbeiten in der Primärversorgung der Bevölkerung, also an der Basis. Das Phänomen des Teilrückzuges aus der Basis durch Zahnärzte mit Fachgebietsbezeichnungen kennen wir anders wie bei den Ärzten nicht bei Zahnärzten. Kieferorthopäden sind praktisch in der Primärversorgung tätig, Fachzahnärzte für Oralchirurgie gibt es nur wenige.

Für konservierende und chirurgische Leistungen an Versicherten der gKV gilt das Sachleistungsprinzip, d. h. die Versicherten haben mit ihrem Krankenschein einen Anspruch auf Behandlung durch Kassenärztin oder Kassenarzt. Für Zahnersatz und kieferorthopädische Leistungen hat die organisierte Zahnärzteschaft im Gesundheitsreformgesetz 1989 das Kostenerstattungsprinzip erreichen können, vorher galt auch dort die Sachleistung. Hier bekommen die Versicherten die Rechnung vom Zahnarzt direkt, die Kasse erstattet einen Teil der Kosten. Je nach Anspruch der Versicherten sind dies bei Zahnersatz zwischen 50 und 60 %, bei kieferorthopädischen Leistungen 90 bis 80 % der im Heil- und Kostenplan vorher abgestimmten Kosten. Bei Härtefällen (Sozialhilfeempfänger und ähnliche Gruppen) zahlt die Krankenkasse 100 % (§ 69 SGB V), beim Übersteigen einer sogenannten „Belastungsgrenze" eines Versicherten, kommt es zu einer teilweisen Befreiung von Zuzahlungen (§ 70 SGB V).

Dieser „Etappensieg", das heißt die erste Etappe auf dem Weg aus dem Sachleistungsprinzip heraus zum Kostenerstattungsprinzip hin, hat die organisierten Zahnärzte angespornt zu weiteren Forderungen und Unternehmungen. Jetzt soll auch die normale konservierende oder chirurgische Zahnbehandlung auf Krankenschein wegfallen, der Zahnarzt soll die Rechnung an Versicherte wie an einen Privatpatienten ausstellen und die Krankenkasse zahlt dem Versicherten die Rechnungskosten ganz oder nur teilweise je nach Tarif wie in einer Privatversi-

---

[102] Rebentisch, Ernst, Der Sanitätsdienst auf dem Marsch in eine bessere Zukunft, NÄBl. 16 / 1978, S. 340 ff.
[103] Bundeszahnärztekammer, Tätigkeitsbericht 1990 / 91; BdO-Statistik, Handbuch 1991, S. 29.

cherung zurück. Die Zahnärzte sind in der Honorargestaltung nach dieser Methode frei.

Damit diese Forderung in das von der Bundesregierung vorgesehene Gesundheitsstrukturgesetz 1993 Eingang findet, und um andere geplante Passagen dieses Gesetzes zu verhindern, hat der Freie Verband Deutscher Zahnärzte mit Unterstützung der Vorstände einiger Kassenzahnärztlicher Vereinigungen (KZV) bundesweit mit einer Korbaktion begonnen. Man will damit dem Gesetzgeber und der gKV einen „Korb geben", in dem die Kassenzahnärzte auf ihre gKV-Zulassung verzichten. Kassenzahnärztinnen und -ärzte werden danach aufgefordert, eine Erklärung abzugeben, mit der sie ihre Zulassung zurückgeben. Diese Erklärung wird bei einem vom Verband bezeichneten Notar hinterlegt. Haben 75 % aller Kassenzahnärzte ihre Zulassungsrückgabe im Bereich einer Kassenzahnärztlichen Vereinigung hinterlegt, dann sollen die zuständigen Verbandsorgane Signal zum Massenaustritt geben. Beim Gesetzgeber soll dann die Alarmglocke entsprechend läuten, denn Millionen von gKV-Versicherten, die dann nicht mehr auf Krankenschein sondern nur noch gegen Bares behandelt werden, sollen das Bundesparlament aufschrecken. Zwei Umstände kamen dieser Aktion zugute. Einmal waren die gesetzlichen Krankenkassen durch Gesetz gehindert, eigne Versorgungseinrichtungen aufzubauen. Neue Zahnambulatorien der Kassen durften nicht errichtet werden (§ 140 SGB V), in den neuen Bundesländern noch bestehende müssen bis 1995 nach dem Einigungsvertrag geschlossen werden. Zweitens haben Versicherte, die in Notfällen einen nicht zugelassenen Arzt oder Zahnarzt aufsuchen müssen, auch heute einen Kostenerstattungsanspruch (§ 13 SGB V). Geben alle Kassenzahnärzte ihre Zulassung zurück, werden damit bei Zahnschmerzen millionenfache Notfälle auftreten.

Ich halte die Korbaktion aus zwei Gründen für rechtswidrig. Einmal dürfen sich Organmitglieder und Vorstände von KZVen nicht am Kampagnen beteiligen, welche die Grundlage, auf der sie arbeiten, beseitigen. Damit meine ich nicht die 13 Milliarden DM gKV-Umsatz der deutschen Zahnärzte sondern das Kassenarztrecht. Wer Funktionen des deutschen Sozialversicherungswesens inne hat, kann nicht mit Hilfe dieser Position das Sozialversicherungswesen funktionsunfähig machen. Kurz, wer kraft Gesetzes die kassenzahnärztliche Versorgung sicher stellen muß, kann nicht das Ende dieser Versorgung betreiben. Weiterhin halte ich es für unzulässig, Millionen von gKV-Versicherte als Quasi-Geißel für die Forderung eines Berufsstandes gegenüber dem Gesetzgeber zu nehmen[104].

Die Rechtsaufsicht über Kassenzahnärztliche Vereinigungen und über die Bundesvereinigung hat bei Wirksamwerden der Korbaktion einiges zu tun. Die Gesundheitspolitik wird ebensowenig tatenlos zusehen können, ggf. muß ein neues Kassenarztrecht für vertragsbereite Zahnärzte und für Zahnambulatorium der Krankenkassen geschaffen werden. Mit dem neuen Gesundheitsstrukturgesetz

---

[104] Riege, Fritz, Adäquate Kampfmaßnahme? Die Sozialgerichtsbarkeit 1993, S. 8 ff.

hat der Gesetzgeber ab 1993 einer „abgestimmten" Rückgabe der Kassenzulassung einen Riegel vorgeschoben. Die erneute Zulassung kann erst nach einer Wartefrist von sechs Jahren nach Ablauf einer solchen Zulassungsrückgabe wieder beantragt werden, und die Kostenerstattungspflicht der gKV für Leistungen von (Zahn-)Ärzten, die ihre Zulassung zurückgegeben haben, wird begrenzt. Die gKV wird ermächtigt, in diesem Fall die kassen(zahn)ärztliche Versorgung durch neue Eigeneinrichtungen sicher zu stellen. Die Novellierung der §§ 13, 95b und 140 SGB V hat die Position der KVen verschlechtert, sie war aber als Antwort auf die Korbaktion des Freien Verbandes Deutscher Zahnärzte nicht zu umgehen.

Kapitel 9

Rettungswesen, Blutspende, Organverpflanzung

I. Erste Hilfe, Krankentransport, Rettungs- und Bereitschaftsdienst

Mit einer sachgemäßen Ersten Hilfe nach Unfällen können Leben gerettet und bleibende Schäden vermieden werden. Wer einen Verletzten richtig lagern kann, wer gelernt hat, Blutungen zu stillen und Verbände anzulegen, der hat einen Menschen schon ein großes Stück außerhalb von unmittelbarer Gefahr gebracht. Kann der Helfer Wiederbelebungsversuche anstellen, ist er Rettungsschwimmer oder Bergretter, so vollbringt er schon fast professionelle Arbeit. Darum ist eine sehr hohe Teilnahme an Erste-Hilfe-Kursen in Schulen, Vereinen, bei Bundeswehr, Sanitätsorganisationen, Krankenkassen und Volkshochschulen ein nicht zu unterschätzendes gesundheitspolitisches Anliegen. Besonders das Deutsche Rote Kreuz, die Feuerwehr und der Katastrophenschutz haben sich zum Ziele gesetzt, möglichst viele junge Leute für diese Kurse zu gewinnen. Bei den meisten Bundeswehreinheiten steht Erste Hilfe auf dem üblichen Dienstplan.[105] Umsomehr verwundern die Ergebnisse einer Studie der Bundesärztekammer zum Rettungsdienst. Danach haben wir es im Gegensatz zu Skandinavien, England und den USA mit einer schwer zu motivierenden Gesellschaft für solche Aktivitäten zu tun.[106] Der Aufruf von Gesundheitsministern, mehr Frauen und Männer für die Ersthelferausbildung zu gewinnen, und staatlich geförderte Werbungen von Sanitätsorganisationen dafür sind somit zu begrüßen.

---

[105] Kissel, Dieter, Gesundheitserziehung in Partnerschaft, a. a. O., S. 119; Erste Hilfe, DRK-Unterrichtsbuch, Bonn 1952; Jahresbericht 1990, DRK-Landesverband Niedersachsen, S. 16 ff.
[106] Bundesärztekammer, Bestandsaufnahme Rettungsdienst, Tagung vom 21. bis 23.11.1990 in Ulm-Neuulm, Bericht.

Für lebensbedrohlich Verletzte oder Erkrankte müssen lebensrettende Maßnahmen am Einsatzort beginnen, und die Transportfähigkeit und die fachgerechte Betreuung zum Einsatzort müssen durch die Notfallrettung sichergestellt werden. Sonstige Kranke, Verletzte oder Hilfsbedürftige, die nach ärztlicher Verordnung während der Beförderung einer fachgerechten Betreuung oder eines Rettungsmittels bedürfen, sind vom qualifizierten Krankentransport aufzunehmen. Schließlich sind lebensrettende Güter, Arzneimittel, Blutkonserven und Organe schnell und sachgerecht zu transportieren.

Dafür werden Rettungsbereiche abgegrenzt, Rettungsleitstellen und Rettungswachen errichtet. Für größere Notfälle sind örtliche Einsatzleitungen und ein leitender Notarzt zu bestimmen. Rettungs- und Notarztwagen müssen mit qualifiziertem Personal besetzt und sachgerechter Ausstattung versehen sein. Für Alarm- und Funksysteme, eine ausreichende Dokumentation und für Bettennachweise zur zügigen Unterbringung von Unfallverletzten in Krankenhäusern muß gesorgt werden. Die Fach- und Sachkunde von Ärzten/Ärztinnen, Rettungssanitätern und -helfern ist nachzuweisen. Besondere Vorkehrungen müssen für die Luft-, Berg- und Wasserrettung getroffen werden. Piloten und Spezialhelfer für Rettungshubschrauber sind auszubilden, Berg- und Wasserrettungswachen müssen mit fortgebildeten Helfern in Bereitschaft stehen. Spezialschiffe für die Rettung aus Seenot müssen gebaut und mit Fachleuten in See stechen können. Die Träger von Rettungsdiensten und die Unternehmer von Taxen für den Krankentransport müssen ihre Leistungsfähigkeit nachweisen. Gesundheitspolitik sollte alles so ordnen, daß Unfallverletzte möglichst in einer Höchstfrist von zehn Minuten nach der Alarmierung am Unfallort erstversorgt werden können. Dazu bedarf es einer flächendeckenden Rettungsorganisation.

Für Versicherte der gKV übernimmt die Kasse zur Zeit die DM 20,— überschreitenden Fahrkosten je Fahrt zum Krankenhaus oder je betreuungsbedürftigen Fahrt. Im übrigen gelten die erwähnten Härte- und Zumutbarkeitsregeln.

In dieses gesundheitspolitische Aufgabenfeld gehört die Aus-, Fort- und Weiterbildung des Fachpersonals und damit die Unterstützung der ärztlichen Bildungsmaßnahmen und der Rettungsschulen der Sanitätsorganisationen.

Bei Großveranstaltungen ist Erste Hilfe und Erstversorgung zu sichern. Sanitätsorganisationen bieten dafür ihren Einsatz an. Für Massenveranstaltungen oder für internationale Hilfe bei Katastrophen und Bürgerkriegen ist Hilfe durch besondere Hilfszüge, Hilfsflugzeuge oder Lazarettschiffe vonnöten. Das Deutsche Rote Kreuz und die Initiative von Ärztinnen und Ärzten des Schiffes „Cap Anamur" zeigen solche Beispiele. Bei Katastrophen muß die medizinische Versorgung personell und sachlich gesichert sein, auch wenn Katastrophen drohen könnten, z. B. beim Abtransport der chemischen Massenvernichtungswaffen aus Deutschland, muß dafür Vorsorge getroffen werden. An die Schaffung von Verbandsplätzen, die Vorhaltung von Notbetten in Krankenhäusern und die Bereitschaft von Schwestern, Ärzten und Sanitätern ist dabei zu denken.

Kap. 9: Rettungswesen, Blutspende, Organverpflanzung   93

II. Blutspendedienst

In Krankenhäusern und an Unfallorten werden immer mehr Blutkonserven gebraucht. Der Bedarf steigt weiter.[107] Blutspendedienste unterhalten sowohl Krankenhäuser und Universitätskliniken als auch Sanitätsorganisationen, voran das Deutsche Rote Kreuz. Für freiwillige Blutspender muß geworben werden. Ende August 1990 haben sich in Hannover allein achtzig Experten aus zweiunddreißig Ländern darüber unterhalten, wie man die Motivation zum Spenden von Blut erhöhen kann. Unter dem Motto „Blut geben rettet Leben" hat das Deutsche Rote Kreuz (DRK) viele Anläufe unternommen, um mehr Blutspender zu gewinnen. Das DRK hat auch einen besonderen Paß für Blutspende und Unfallhilfe entwickelt.

Die große Nachfrage nach Blutkonserven und Blutplasma bringt es mit sich, daß Blut in erheblichen Mengen importiert werden muß. Gegen den Vorwurf von Millionengeschäften der Pharmaindustrie mit Blut aus der Dritten Welt, setzt sich diese mit der Feststellung zur Wehr, daß das von ihr verarbeitete und vertriebene Blutplasma nur aus den USA und Deutschland stamme.[108]

Für Bluter sind Konserven lebenswichtig. Bei der Entdeckung neuer Krankheiten müssen daher vorhandene Blutkonserven daraufhin untersucht werden, ob sie die neu entdeckten Erreger enthalten. Bei der Produktion neuer Konserven ist entsprechend darauf zu achten, daß Blutspender nicht nur 18 Jahre alt und ansonsten gesund sein müssen, sondern auch auf mögliche neue Viren. Diese Gefahr entstand nach der Entdeckung der HIV-Infektion und der AIDS-Krankheit. Trotz Kenntnis der Krankheit haben die Gesundheitsbehörden in Frankreich und Deutschland nicht angemessen reagiert. In Frankreich wird gegen Leiter von Gesundheitsbehörden und verantwortliche Minister ermittelt und prozessiert. In Deutschland gebot das Bundesgesundheitsamt zwar den Test für Blutspender ab 1984, es gewährte den Herstellern und Diensten aber eine Übergangsfrist zur Verwertung vorhandener Blutkonserven ohne Test bis 1985. In dieser Zeit gab es offenbar Infektionen, und auch später noch, sodaß infizierte Bluter entsprechende Schmerzensgeldansprüche stellen. Sie werden zum Teil von der Industrie — ohne Anerkennung einer Rechtspflicht, wie die Beklagten formulieren — im Vergleichswege teilerfüllt. Dabei geht es vor allem um Importe aus den USA.

III. Organspende und Organverpflanzung

Organe werden hirntoten Spendern entnommen, um das Leben von anderen Menschen zu retten. Die Transplantationsmedizin ist ein Teil der stationären

---

[107] Jahresbericht 1990, Anm. 105, S. 46.
[108] Blut aus der Dritten Welt?, Bundesverband der Pharmazeutischen Industrie, Frankfurt / Main o. J.

Versorgung. Es gibt aber viele Paralellen zum Rettungs- und Blutspendedienst, darum behandele ich sie schon in diesem Kapitel.

Die Prognosen sind günstig bei Transplantationen von Gehörknöcheln, Augenhornhaut, Herz, Leber und Nieren und eher ungünstig bei Bauchspeicheldrüsen. Über 6 000 nierenkranke Patienten warten auf eine neue Niere. Die Nachfrage ist weit höher als Spenden heute möglich sind. Um ein Transplantantionsgesetz wird immer noch gerungen, das sowohl die rechtlichen Voraussetzungen für eine Organentnahme, so wie sie in der Bundesrepublik jetzt schon praktiziert werden, festschreibt, als auch regelt, welche Zustimmungsform gelten soll. Unstreitig ist, daß an die Feststellung des Hirntodes des Spenders hohe Anforderungen zu stellen sind. Der Spender muß zweifelsfrei hirntod sein, das müssen zwei voneinander unabhängige Ärzte festgestellt haben. Entnahme und Verpflanzung müssen durch erfahrene Ärzteteams erfolgen, der bestgeeignete Empfänger ist nach objektiven Kriterien von der europäischen Zentrale Eurotransplant im holländischen Leiden zu ermitteln. Meinungsunterschiede gibt es zur Frage, ob der potentielle Organspender zu Lebzeiten der Entnahme ausdrücklich zugestimmt haben muß, oder ob es genügt, wenn er zu Lebzeiten einem Eingriff nicht ausdrücklich widersprochen hat, um Organe nach seinem Tod zu entnehmen. Im niedersächsischen Landtag wird eine Fraktion einen Gesetzesentwurf mit der Widerspruchslösung einbringen.[109] Die Verabschiedung als Gesetz ist allerdings nur sinnvoll, wenn die anderen Bundesländer und möglichst alle europäischen Parlamente sich auf eine solche Lösung verständigen könnten. Die Unsicherheit bei einer sonst möglichen Entnahme wäre zu groß, wenn man außer der Staatsangehörigkeit auch noch die Landeszugehörigkeit eines Verstorbenen und deren Gesetze ermitteln bzw. studieren müßte.

Zu der Frage Widerspruchslösung oder Zustimmungslösung aber scheiden sich auch in der Bundesrepublik die Geister. Unter Berufung auf den Grundsatz der Unverletzlichkeit und Unantastbarkeit und der Würde auch des toten Menschen neigen die CDU / CSU geführten Bundesländer eher zur Zustimmungslösung, während die niedersächsische SPD-Landtagsfraktion den o. a. Entwurf mit einer Widerspruchslösung einzubringen gedenkt.

Neue gesundheitliche, ethische und finanzielle Dimensionen tun sich auf, wenn die Transplantantionschirurgie sich zur Regelchirurgie einiger Eingriffsarten entwickeln sollte. Möglicherweise sind dann an die personelle und sachliche Ausstattung von Krankenhäusern der Regel- oder Regionalversorgung andere Ansprüche zu stellen. Es könnte ähnlich der Schwangerschaftsunterbrechung Ärzte geben, denen ihr Glauben oder ihre Überzeugung Organverpflanzungen verbietet. Schließlich sind auch weitere Kostenschübe zu erwarten. Äußerst problematisch wird es, wenn wir an einen Organhandel denken, der sich entwickeln würde,

---

[109] Organspenden retten Menschenleben, Symposion der SPD-Fraktion im NLT am 15.5.1992 in Hannover, Vorlage.

insbesondere wenn nicht mehr zweifelsfrei zu ermitteln ist, ob die Organe von toten oder lebenden Menschen stammen.

Eine andere Horrorvision spricht aus der Erklärung des Ethik-Komitees der Internationalen Gesellschaft für Geburtshilfe und Gynäkologie, nach der es nicht zu beanstanden sei, wenn eine Frau einen hirnlosen Fötus austrage, um dann kräftigere Organe für die Transplantation zur Verfügung zu stellen.[110]

Eine ganz andere Form der Organleihe, die nichts mit einer Transplantation im eigentlichen Sinne zu tun hat, aber doch dem Horrorkabinett medizinischer Supertechnik entsprungen zu sein scheint, ist im Falle des „Erlanger Babys" zu erkennen. Eine hirntote Frau sollte in einer Erlanger Universitätsklinik ihr Kind austragen. In den USA ist auf diese Weise 1988 ein gesunder Junge geboren worden. In Erlangen verstarb das ungeborene Kind als „Fehlgeburt". Sicherlich muß man den Ärzten und dem dort beratenden Rechtsmediziner unterstellen, daß es ihnen nicht um reine Forschung oder gar um Publizität ging, sondern um den Schutz eines werdenden Lebens. Dennoch werden so viele Fragen der Ethik, der Rechts-, Natur- und Sozialwissenschaften mit diesem Fall verbunden, daß sich die Gesundheitspolitik aus diesem Feld nicht ausklinken kann, auch die medizinisch-biologische Problematik verdient eine Vertiefung.

Insgesamt bleibt nachdenkliche Restriktion zu diesem neuen Medizinzweig anstelle von rückhaltsloser Zustimmung verständlich.[111]

Kapitel 10

Stationäre Krankenbehandlung

I. Das Krankenhaus und die gesundheitspolitische Quadratur des Kreises

Wie ist es zu erklären, daß, wenn vom Gesundheitswesen einer Stadt die Rede ist, zunächst über das Krankenhaus berichtet wird? Warum bringen die meisten Menschen, wenn sie an Krankheit denken, zuerst das Krankenhaus und nicht Gemeindeschwestern oder ihre Eltern ins Spiel? Wie kommt es, daß das Ansehen des Klinikchefs das des Hausarztes übersteigt? Selbst bei Gesundheitsstatistiken stammt das umfangreichste und differenzierteste Material aus dem stationären Zweig. Spüren wir diesem Phänomen nach, so finden wir einige einleuchtende Erklärungen. So hinterläßt die zu Hause kurierte Erkältung oder Grippe nicht so bleibende Eindrücke wie eine lebensrettende Operation oder eine schwere, statio-

---

[110] Braun, Kathrin, Die Besonderheit der Schwangerschaft, FR 1.12.1992.
[111] Positionspapier der Arbeitsgemeinschaft Sozialdemokraten im Gesundheitswesen, Bezirk Hannover, zum Gesetzesentwurf der Fraktion der SPD im NLT, April 1992.

när zu behandelnde Krankheit. Sichtbare Heilerfolge im Krankenhaus wirken offenbar spektakulärer als hausärztliche. Nicht zuletzt aber ist der Tod im Krankenhaus häufiger der Gevatter als zu Haus. Aus sonstigen Institutionen tritt im Lebenslauf eines Menschen das Krankhaus als etwas sehr besonderes hervor, sei es bei der Geburt, der Heilung oder dem Tod. 80 % der Bevölkerung kennen ein Krankenhaus aus eigner Erfahrung.[112] Es stellt sich als transparenter Wirtschaftsbetrieb und selbständige Einheit dar, und es hat sehr schnell alle Daten einer Dienstleistungsfirma zur Hand. Man kann sofort Auskunft erhalten über die Zahl der Betten, über ihre Verteilung in fachlicher und regionaler Sicht, über Leistungsstruktur, Kostenstellen und Kosten. Das Diagnosespektrum, Einweisungs- und Entlassungsgewohnheiten, vorhandene oder fehlende Zusammenarbeit mit Sozialstationen oder niedergelassenen Ärzten, alles dies können wir müheloser als für die ambulante Versorgung erfahren. Der Gesundheitsökonom schöpft im Krankenhaus wie aus einer vollen Fundgrube seine Daten, darum ist auch die Fülle der gesundheitspolitischen Verbesserungsvorschläge weit größer als in anderen Zweigen des Gesundheitswesens.

Hinzu kommt das Krankenhaus als Arbeitgeber. Eine Klinik mit 250 Arbeitnehmern in der Kleinstadt ist genau so wenig zu übersehen wie fünf Häuser mit 5 000 Beschäftigten in der Großstadt. Solche Zahlen sind für Gemeinwesen wesentliche Wirtschaftsdaten, insbesondere wenn man die Lieferanten und deren Beschäftigte noch hinzunimmt.

Für das Image und die Identifikation von Bürgerinnen und Bürgern mit „ihrer" Stadt ist das Krankenhaus ebenfalls bedeutsam. Ein Haus mit angesehenen Spezialisten und guter Pflege verbreitet seinen Ruf über urbane Grenzen. Nicht selten wird ein angesehenes Krankenhaus von den Einwohnern in eine Reihe mit „unserem" Rathaus, Schloß, Gymnasium oder „unserer Stadtkirche" gestellt. Es gehört zu den „Domen unserer Zeit".

Selbst in der Diskussion über die Kostendämpfung im Gesundheitswesen nimmt das Krankenhaus die erste Stelle ein, weil die gKV den höchsten Anteil der Ausgaben für die stationäre Versorgung aufbringt. Im Jahre 1989 waren es 33 1/3 % der gKV-Gesamtausgaben. Der härteste Widerstand gegen Sparvorschläge zur Kostendämpfung kommt wohl aus alle diesen Gründen auch von Politikern, Pastoren, Gewerkschaften und Krankenhausvorständen, wenn es um Kürzungen für das Krankenhaus geht. Geht es um Leben und Tod, dann erscheint ein „Gerede über schnöden Mammon" wie ein Sakrileg. Selbst der beitragszahlende Versicherte oder der Geschäftsführer der örtlichen AOK stimmt lieber für die Anschaffung einer Kobaltbombe und gegen Personalabbau am Ort und riskiert dafür höhere Beiträge zur Krankenversicherung. Zum verständlichen Ärger der Ärzte- und Zahnarztverbände macht die Kostendämpfung nicht selten einen

---

[112] Menschen im Krankenhaus, Repräsentative Umfragen über Meinungen und Erfahrungen von Patienten und Besuchern durch drei Jahrzehnte, Fachvereinigung der Verwaltungsleiter deutscher Krankenanstalten e. V., Mülheim / Ruhr 1988.

großen Bogen um die Krankenhäuser. Gemeindeorientierte Parlamentarier sind am Ziehen dieses großen Bogens durchaus mitbeteiligt.

Allerdings wirken manche Einsparvorschläge für das Krankenhaus recht primitiv. Wenn zum Beispiel jemand aus einem Tag Verweildauerkürzung eine Milliarde DM herausrechnet, dann trifft das nur zu, wenn es sich um einen damit verbundenen Bettenabbau einer Station mit dem gesamten Personal handelt. Ein Bettenbau über alle Stationen hinweg bringt noch keine einschneidende Personalverringerung. Überdies muß von Diagnose zu Diagnose sorgfältig geprüft werden, ob eine geringere Verweildauer verantwortbar ist. Zu bedenken ist weiterhin, daß bei schweren Erkrankungen, die einen sehr hohen Personalaufwand erfordern, Eingriffe und Behandlung zu Haus weit teurer wären als im Krankenhaus. Schule mit Hauslehrern allein wäre auch aufwendiger als die derzeit gängige Schulorganisation an zentralen Orten.

Mit anderen Worten: Das Krankenhaus muß sich zwar an Spar- und Wirtschaftlichkeits-Bemühungen beteiligen lassen, aber unser Gesundheitswesen benötigt stationäre Versorgung nicht nur zu „kleinen Preisen". Jede Chance zu wirtschaftlicher Zusammenarbeit von Krankenhaus zu Krankenhaus, von Krankenhaus zum Arzt, vom Krankenhaus zur Sozialstation oder zum Pflegeheim, sollte man nutzen; auch Verweildauerkürzung u. a. durch eine effektive Entlassungspraxis zum Wochenende. Stets aber muß bedacht werden, daß Kostendämpfung nicht zu Lasten einer humanen Krankenpflege gehen darf. Alle vier, manchmal höchst gegenläufigen, Oberziele „Patientenorientierung, soziale Gerechtigkeit, Leistungsfähigkeit und Bezahlbarkeit" müssen sich im Krankenhauswesen wiederfinden. Das Ziehen der verschiedenen, oft interessengebundenen Kräfte an den vier verschiedenen Strängen, darf nicht zu Immobilismus und Resignation führen, es sollte eher als Herausforderung verstanden werden, die Quadratur des Kreises zu überwinden.

II. Ausgewählte Zahlen zum Krankenhauswesen

Rein quantitativ stellt sich das gesundheitspolitische Aufgabenfeld aktuell wie folgt dar:

Krankenhäuser: 3 510, davon 441 in den neuen und 3 069 in den alten Bundesländern; davon 1 423 in staatlicher und öffentlicher, 1 100 in konfessioneller und freigemeinnütziger und 977 in privater Trägerschaft.

Krankenhausbetten: 836 935, 10,71 je 1000 Einwohner.

Behandlungsfälle: 200 je 1000 Einwohner.

Verweildauer: 17 Tage pro Fall, in Akutkrankenhäusern 13,5.

Bettenausnutzung: 86,5 % (nur im Westen).

Krankenhauspersonal: 1 040 000 Beschäftigte, 1,2 pro Bett. 102 300 Ärztinnen und Ärzte.

2. Teil: Aufgabenfelder im deutschen Gesundheitswesen

In den alten Bundesländern hat sich die Zahl der Betten von 1960 bis 1990 um fast 90 000 erhöht, den höchsten Stand gab es im Jahre 1975. Seitdem setzte ein geringer Abbau ein. Ein Drittel der Betten standen in etwa in Sonder- und zwei Drittel in Akutkrankenhäusern.

Die weitaus meisten Häuser werden von gKV-Versicherten belegt.

Im Jahre 1911 entfielen 39,9 Patienten auf je 1000 Einwohner, im Jahre 1988 waren es 214,3. Die Inanspruchnahme hat sich also verfünffacht. Demgegenüber ist die durchschnittliche Verweildauer von 29 auf 17 Tage gesunken.

Mitte 1956 betrug die durchschnittliche Wochenarbeitszeit im Krankenhaus noch 60 Stunden, Mitte 1990 waren es 38,5 Stunden in der Woche. Die Zahl der durchschnittlich beschäftigten Vollkräfte ist in den letzten zehn Jahren gleich geblieben. In den westdeutschen Krankenhäusern entfielen über zwei Drittel der Kosten auf Personal und knapp ein Drittel auf Sachmittel. Die Ausgaben für die gKV stiegen von 1960 bis 1989 von 1,6 auf 40,9 Milliarden DM für die stationäre Behandlung, der Ausgabenanteil von 17,5 auf 33,2 %. Diese rasante Entwicklung erklärt den Ruf der gKV nach Kostendämpfung. Die gKV-Ausgaben für das Krankenhaus sind von 0,5 % des Brutto-Sozialprodukts auf 1,8 % geklettert.[113]

III. Das humane und patientengerechte Krankenhaus

In einer Umfrage über Meinungen und Erfahrungen von Patienten und Besuchern in Krankenhäusern ist festgehalten, daß Kranke im allgemeinen Heilung und Linderung sowie eine gute medizinische Qualität erwarten. Patienten wollen „keine Nummer" sein, ein Massenbetrieb, in dem Ärzte und Schwestern keine Zeit für Kranke haben, lehnen sie ab. In der Reihenfolge der Wünsche erwarten sie weiterhin gutes Essen, eine einwandfreie Hygiene, freundliche Krankenzimmer, die Erfüllung ihrer religiösen Bedürfnisse, günstige Besuchszeiten und rooming in bei Kindern, d. h. einen gemeinsamen Aufenthalt von Müttern (Vätern) bei ihrem kranken Kleinkind.[114] Andere Stimmen fordern, vorhandene Ängste abzubauen. Sie meinen, das Krankenhaus sollte über einen guten Ruf verfügen.[115] Immer wird eine individuelle Versorgung, eine gute psychosoziale Begleitung, ausreichende Information und patientenorientierte Pflege verlangt. Kurz der Ruf nach dem humanen Krankenhaus ertönt allenthalben. Es werden politische Pro-

---

[113] Zahlen, Daten, Fakten, Deutsche Krankenhausgesellschaft Düsseldorf 1991, insbes. S. 31 ff. und S. 60.
[114] Menschen im Krankenhaus, vgl. Anm. 112; Krankenhaus und Zeitgeist, Fachvereinigung der Verwaltungsleiter deutscher Krankenanstalten e. V., Detmold 1978.
[115] Riegl, Gerhard F., Das Bild des Krankenhauses in der Öffentlichkeit, Referat auf der Mitgliederversammlung der Niedersächsischen Krankenhausgesellschaft e. V. vom 28.2.1990; Humanität im Krankenhaus, Umfrage, Institut für Demoskopie, Allensbach 1979.

gramme für mehr Menschlichkeit im Krankenhaus aufgelegt.[116] Erkrankten Kindern soll eine schulische Betreuung im Krankenhaus zuteil werden.[117] Dank vieler Selbsthilfegruppen von Eltern und ehrenamtlichen kirchlichen Gruppen hat sich die Situation für Kinder in der Klinik verbessert. Auch die Krankenhaus-Seelsorge und Besuchs- und Hilfsdienste arbeiten in den meisten Krankenhäusern zur Zufriedenheit der Patienten.[118] In Einzelfällen entstehen aber immer wieder Formen von psychischen Hospitalismus, insbesondere wenn Ärzte und Schwestern „über die Köpfe von Kranken hinwegreden".[119]

Für die Entlassung nach Haus oder in ein Heim bereiten Krankenhaus-Sozialdienste den Boden vor, in entsprechenden Fällen schalten sich auch Rehabilitations-Sportgruppen o. ä. Vereine ein.[120] Dennoch gelingt nicht immer ein komplikationsloses Wiedereinleben „draußen", weil es an ambulanten Diensten fehlt. Es wird daher immer lauter der Ruf nach Patientenanwälten im Krankenhaus laut, die ähnlich wie ein Ombudsmann Ansprechpartner der Kranken sein sollen und Beschwerden abhelfen.

Jahrelang stand die Forderung nach einem „klassenlosen" Krankenhaus im Vordergrund vieler gesundheitspolitischer Bemühungen, vor allem von Gewerkschaften und SPD. Inzwischen sind zwar Privatstationen als solche abgeschafft, wegen fehlender Finanzen der gKV aber existieren nach wie vor sogenannte „Wahlleistungen" für Selbstzahler, welche eine bessere Unterbringung, ggf. im Einzelzimmer, oder die Behandlung durch bestimmte Klinikärzte „kaufen" können. Viele Bürger mit privaten Krankenhaus-Zusatzversicherungen oder Beihilfe-Ansprüchen des öffentlichen Dienstes machen davon Gebrauch.

Versicherte der gKV haben Anspruch auf Behandlung in einem zugelassenen Krankenhaus, wenn das Behandlungsziel nicht durch ambulante Behandlung und häusliche Pflege zu erreichen ist. Die Behandlung erfolgt im Rahmen des (nicht immer schriftlich niedergelegten) Versorgungsauftrages des Krankenhauses und umfaßt alle Leistungen, die nach Art und Schwere der Krankheit für die medizinische Versorgung des Patienten erforderlich sind. Das sind die ärztliche Behand-

---

[116] NLTDrs. 9 / 2018; 9 / 1303; SaarlandLTDrs. 7 / 2189; Wie kann das Krankenhaus menschlicher werden?, Locc. Tagung, epd vom 15.1.1980; Vorschläge und Forderungen der Gewerkschaft ÖTV zur Humanisierung der Patientenversorgung im Krankenhaus, Stuttgart 1979; Die Krankenhäuser müssen menschlicher werden, ÄPN vom 20.2.1979.

[117] Aktionskomitee „Kind im Krankenhaus" e. V., Bericht, Frankfurt / Main o. J.; Schulische Betreuung von erkrankten Kindern im Krankenhaus, NLTDrs. 9 / 2268.

[118] Müttermitnahme in Hamburger Krankenhäusern, Hamburger BürgerschaftsDrs. 9 / 802; Mutter-Kind-Situation im Krankenhaus, NMS PM vom 26.9.1977; Elternhilfe für das krebskranke Kind, Göttingen e. V. und andere Elterngruppen in der MHH und der Universitätsklinik Göttingen; Evangelische Krankenhaushilfe, Grundsätze, Bonn o. J.

[119] Ursachen und Wirkungen des psychischen Hospitalismus, DDA 6 / 1980, S. 22.

[120] Ambulante Koronargruppen in Niedersachsen, NÄBl. 2 / 1983 S. 49 f.; Deutsche Vereinigung für den Sozialdienst im Krankenhaus, Tips für das Leben draußen, Hannoversche Allgemeine Zeitung vom 27.9.1977.

lung, die Krankenpflege, die Versorgung mit Arznei-, Heil- und Hilfsmitteln, Unterkunft und Verpflegung. Wählen Versicherte ein anderes als das in der ärztlichen Verordnung genannte (meist nächstgelegene) Krankenhaus, dann können ihnen die Mehrkosten ganz oder teilweise auferlegt werden. Versicherte zahlen derzeit von Beginn der Krankenhausbehandlung an für längstens 14 Tage im Jahr DM 11,— bzw. DM 8,- pro Kalendertag zu. Wenn Krankenhauspflege durch häusliche Krankenpflege vermieden werden kann, erhalten Versicherte neben ambulanter Krankenpflege auch geeignete Pflegekräfte zur Fortführung des Haushalts gestellt. Der Anspruch besteht regelmäßig bis zu vier Wochen, er kann in Ausnahmefällen verlängert werden.

Haushaltshilfe gewährt die gKV, wenn wegen Krankenhausbehandlung die Weiterführung des Haushalts nicht möglich ist, und wenn im Haushalt ein Kind unter 8 Jahren oder ein hilfsbedürftiges, behindertes Kind lebt. Die Satzung der Krankenkasse kann darüber hinaus häusliche Krankenpflege und Haushaltshilfe vorsehen (§§ 36, 37 SGB V).

IV. Das leistungsfähige und gegliederte Krankenhaus

Eine genügende Zahl qualifizierter Schwestern, Pfleger, Ärzte und sonstiger Fachkräfte weisen die Leistungsfähigkeit von Krankenhäusern aus. Gut ausgebildete Pflegekräfte, ausreichende Personalschlüssel, genügend besetzte Stellen und attraktive Arbeitsbedingungen garantieren einen hohen Pflegestandard. Grosse Lücken auf diesem Feld provozieren den Pflegenotstand, eine Situation vor der heute viele Krankenhäuser stehen. Berufsbild und Berufsrealität entsprechen in der Pflege nicht mehr voll den Erwartungen vieler junger Menschen. Es melden sich weniger junge Leute für die Krankenpflegeausbildung, andere treten nach vier oder fünf Jahren Praxis die Flucht aus dem Beruf an oder lassen sich nach Mutterschaft und der Betreuung eigner Kinder nicht wieder für die Pflegetätigkeit erwärmen.

Wie in der Psychiatrie muß es daher auch in der Akutversorgung neue Personalschlüssel geben, und die Anrechnung von Auszubildenden auf die Schlüssel sollte weitergehender als bisher unterbleiben. Gewerkschaften und Berufsverbände fordern darüberhinaus mehr Ausbildungspersonal, mehr Weiterbildungsgänge, eine Anhebung der Pflegegehälter sowie Wiedereingliederungshilfen für ausgeschiedene Schwestern. Bessere Arbeitsbedingungen und mehr Kindergartenplätze für Schwestern runden den Forderungskatalog ab. Pflegeberufe sollen in Zukunft nicht mehr wie ärztliche Assistenzberufe sondern selbständiger wie vollgültige Mitglieder im Gesundheitswesen arbeiten können.[121] Einige dieser berechtigten

---

[121] Hübinger, Hans / Dieter u. a., Die Krankenpflege in Europa, 16. Hospital Congress, Deutscher Krankenhaustag und Interhospital 91, Düsseldorf 1991, S. 301 ff.; Bergerhoff, Petra u. a., Analyse der Arbeitsbedingungen des Pflegepersonals der MHH, Hannover 1980; Inhaltliche Gestaltung der praktischen Ausbildung in der Krankenpflege, Gewerkschaft ÖTV, Stuttgart 1986.

Wünsche sind inzwischen teilweise erfüllt, in einigen Fällen laufen Modellversuche, so u. a. in Frankfurt / Main, Hannover und auch über die WHO.

Zur Hebung der medizinischen und ärztlichen Qualität müssen ebenfalls die Personalschlüssel korrigiert, die Fort- und Weiterbildung ausgebaut werden. Qualitätsindikatoren könnten aufgestellt, beobachtet und kontrolliert werden. Vergleiche, Verbundsysteme mit anderen Krankenhäusern und den niedergelassenen Ärzten sollte die Gesundheitspolitik fördern.[122]

Medizintechnik darf nicht nach dem Motto „Wie jage ich dem Nachbarkrankenhaus mit teuren Geräten Patienten ab?" betrieben, sondern in einem mit den ambulant tätigen Ärzten und den Krankenkassen abgestimmten Verfahren wie in Niedersachsen üblich praktiziert werden. Das sind in erster Linie Links-Herzkatheter-Meßplätze, Angiographie-Plätze, Computertomographen, Kernspintomographen, Gamma-Kamera, Linearbeschleuniger, Nierenlithotripter, aber auch die Spezialröntgen-, Labor- und Operationstechnik einschließlich aufwendiger Krankenhausmöbel.[123] Für den technischen Stand zeichnen nämlich nicht nur der Krankenhausträger sondern auch seine Refinanziers verantwortlich. Messen und Deutsche Krankenhaustage zeigen an, daß auf dem Gebiet der Medizintechnik Milliardenumsätze möglich und üblich sind. Umsatzschätzungen belaufen sich bei restriktiver Rechnung auf mehr als drei Milliarden DM im Jahr in den alten Bundesländern. Über Geräteplanungs- sowie über Vorschriften für Abschreibungen und Wiederbeschaffung im Pflegesatzrecht und sonstige Wirtschaftlichkeitsregeln verschafft sich Politik Steuerungsmöglichkeiten. Sie reichen jedoch zur Kostendämpfung offenbar kaum aus.[124]

Mit Notbetten und Notvorräten müssen Krankenhäuser für den Katastrophenfall gerüstet sein. Für eine Katastrophe im eignen Haus existieren entsprechende Einsatzpläne.[125]

Krankenhausleistungen sollen nicht nur den Bürgern der Großstadt sondern allen zugutekommen, also müssen Kliniken wohnortnah und fachlich gut gegliedert vorhanden sein. In Flächenländern werden daher Krankenhäuser der

---

[122] Hoffmann, Hermann u. a., Notwendige Rahmenbedingungen für die erfolgreiche Durchführung externer Qualitätssicherungsmaßnahmen ärztlichen Handelns im Krankenhaus, 16. Hospital Congress, a. a. O., S. 189 ff.; Kirchhoff, U., Richter korrigieren Stellenbesetzungspläne im Krankenhaus, NÄBl. 13 / 1979, S. 446 f.; Anhaltszahlen der DKG verbessern, Beschlüsse Nr. 3 und 9 der 48. bzw. 49. Hauptversammlung des Marburger Bundes; Sander, J., Krankenhaushygiene in Niedersachsen, NMS, Hannover 1982.
[123] Bruckenberger, Ernst, Abgestimmt planen und finanzieren, NÄBl. 3 / 1983, S. 64 ff.; Bruckenberger, Ernst, 10 Jahre Computertomographie in Niedersachsen, NÄBl. 19 / 1986, S. 8 ff.; Bruckenberger, Ernst, Abstimmung medizinischer Großgeräte in Deutschlands neuen Ländern, Hannover 1990; Bedarfsplanung eine Fehlplanung, NÄBl. 2 / 1983, S. 54; Rupp, Rudi / Röhricht, Dietmar, Technische Servicezentren in Krankenhäusern, Gewerkschaft ÖTV, Stuttgart 1987.
[124] Interhospital 77 vom 7. bis 10.6.1977 in Hannover.
[125] Suren, E. G. u. a., Chekliste zur Erstellung eines Katastropheneinsatzplanes für Krankenhäuser, NÄBl. 24 / 1980, Sonderbeilage.

Grund-, Regel-, Regional- und Maximalversorgung vorgehalten. Häuser der Grundversorgung umfassen eine chirurgische und innere sowie meist eine Abteilung für Geburtshilfe und Gynäkologie. Sie befinden sich in Kleinstädten, Flekkengemeinden oder größeren Dörfern. Kernstück ist das Haus der Regelversorgung für einen Landkreis in der Kreisstadt, es umfaßt über die genannten Abteilungen hinaus regelmäßig eine Intensivstation sowie Abteilungen für Urologie, Unfallchirurgie, Augen- und Hals-Nasen-Ohrenkrankheiten. Neuerdings finden wir hier auch Stationen für Geriatrie und / oder Psychiatrie. Während in der Grundversorgung nicht mehr als 100 Betten im Haus vorhanden sind, liegen die Bettenzahlen in der Regelversorgung um etwa 200 bis 500. Die nächste Größenordnung im Regionalkrankenhaus mit weiteren Spezialabteilungen umfaßt etwa 500 bis 800 Betten, während die Universitätskliniken und Maximalversorgungskrankenhäuser durchaus 1 000 Betten und mehr, aber auch weniger beherbergen.

Es wird weiter in Akut- und Sonderkrankenhäuser differenziert. Sonderkrankenhäuser betreiben z. B. Transplantations- oder Herzchirurgie. Sie versorgen Alters- und psychisch Kranke, orthopädische oder andere Patienten mit ähnlich speziellen Leiden. Zur Unterstützung primärärztlicher Tätigkeit möchte der Verband niedergelassener Ärzte Deutschlands eine Spezialklinik für Allgemeine Medizin aufmachen, um die Fortbildung für Praktiker und Gebietsärzte im Fach Allgemeinmedizin zu verbessern.[126] Weitere Sonderformen kennen wir in Krankenhäusern des Maßregelvollzuges für psychisch oder suchtkranke Straftäter. Jugendliche und junge erwachsene Straftäter, die drogenabhängig sind, erfahren eine noch speziellere klinische Behandlung. Priorität hat in diesen Krankenhäusern die medizinische und sozialpädagogische Behandlung und nicht die Verwahrung.

Krankenhäuser für Sucht- und psychisch Kranke, für die Kinder- und Jugendpsychiatrie sowie Tages- und Nachtkliniken für diesen Personenkreis runden das Angebot von Sonderkliniken ab. In der Erwachsenenpsychiatrie kommt seit einiger Zeit der Aktivierung und Mobilisierung von Langzeit- und Alterskranken eine hohe Beachtung zu.[127]

Schließlich finden wir im Rahmen der Bundeswehr, des Justizvollzuges und auf Schiffen Sonderkrankenhäuser bzw. Stationen. Eine reine Diagnoseklinik (Mayoklinik) in Wiesbaden bereichert die Krankenhauslandschaft.

Lehrkrankenhäuser für Hebammen in Landeshand gehen inzwischen meist in kommunale Hand über. Landesfrauenkliniken werden so in Akutkrankenhäuser eingegliedert. Akutkrankenhäuser fungieren auch als Lehrkrankenhäuser für Ärz-

---

[126] Entschließung Nr. 1 des Verbandes des niedergelassenen Ärzte Deutschlands, Köln 1975.
[127] NLTDrs. 11 / 228; 9 / 2625; 9 / 2605; 10 / 4639; Psychiatrie in Niedersachsen, NMS, April 1985; Niedersächs. Gesetz über Hilfen für psychisch Kranke und Schutzmaßnahmen, NLTDrs. 8 / 3673; Landeseigne Krankenhäuser 1983 - 1988, NMS Hannover 1989.

te im Praktikum, soweit sie als solche von den obersten Gesundheitsbehörden anerkannt sind.

Im allgemeinen arbeiten hauptamtlich angestellte Ärzte/Ärztinnen in den deutschen Krankenhäusern, einige jedoch werden als Praxiskliniken oder Beleghäuser mit Ärzten geführt, die gleichzeitig eine ambulante Praxis betreiben. In Krankenhaus-Stationen oder bei nur wenigen Betten für bestimmte Disziplinen, bei denen die Anstellung eines Spezialarztes unwirtschaftlich wäre, sind ebenfalls niedergelassene Ärzte als Belegärzte tätig, so z. B. der Augenarzt mit einigen Betten in einem Kreiskrankenhaus.

Aufgabe der Gesundheitspolitik ist es, ein differenziertes Bettenangebot wohnortnah vorzuhalten. Das geschieht mit Hilfe von Krankenhausplänen der Bundesländer, welche in Zusammenarbeit von Krankenverbänden, kommunalen Spitzenverbänden und Landeskrankenhausgesellschaften aufgestellt werden. Wie kaum ein anderes gesundheitspolitisches Instrument ist dieser Krankenhausplan, der die Zahl der Krankenhäuser und Betten, sowie ihre fachliche und örtliche Verteilung enthält, umstritten, denn er ist maßgebend für die Verteilung der überörtlichen Fördermittel. Vor Ort möchte man meist möglichst viele geförderte Betten im Plan haben, auf Landesebene hingegen bremsen die Finanzverpflichteten. Zwar ist im Prinzip das gegenwärtige Ziel eines weiteren Bettenabbaus durch eine besser abgestimmte Zusammenarbeit von Krankenhäusern untereinander und mit den niedergelassenen Ärzten und ambulanten Diensten durchaus anerkannt. Es wird auch dem Konzept einer gemeindenahen Psychiatrie mit weniger Betten in Großanstalten zugestimmt. Wenn es aber um Arbeitsplätze vor Ort geht, dann stoßen sich die Interessen und Prinzipien hart im Raum. Ebenso einig ist man sich im Grundsatz, daß das Krankenhaus kein Pflegeheim werden darf, mit einem Bettenabbau in der Klinik kann man zur Verwirklichung dieses Grundsatzes aber nur beginnen, wenn es genügend Pflege- und Kurzzeitpflegeplätze an anderer Stelle vor Ort gibt.[128]

V. Rehakliniken und Krankenhaus-Ambulanzen

Im strengen Wortsinn gehören Reha-Kliniken und Krankenhaus-Ambulanzen nicht zur stationären Krankenversorgung. Zur Wirklichkeit des Krankenhauswesens gehören sie aber dazu, denn im Bedarfsfalle kann heute schon vorstationäre Diagnostik und ambulante Nachsorge von Krankenhausärzten vorgenommen werden. In Zukunft soll diese Versorgungsart noch selbstverständlicher werden. Damit wird auch eine effektivere Nutzung von Krankenhaus-Großgeräten zur Diagnostik erreicht, die dann zur Anschaffung und Verwertung in vielen niedergelassenen Praxen nicht mehr anstehen.

---

[128] Bruckenberger, Ernst, Krankenhäuser — Pflegeheime der Nation, NÄBl. 11/1989, S. 12 ff.; NLTDrs. 11/3114.

Die Fortschritte in der Medizin zur Behebung von Behinderungen oder zur Milderung ihrer Folgen sind ebensowenig zu übersehen. Gleichzeitig bedürfen viele Arbeitnehmer zur Wiederherstellung ihrer Gesundheit und ihrer Arbeitsfähigkeit besonderer Maßnahmen. Darum gibt es immer mehr Einrichtungen zur stationären Rehabilitation mit Krankenhauscharakter, ohne daß es sich bei diesen Häusern um solche der stationären Krankenversorgung handelt. Inzwischen haben auch viele Kommunen insbesondere dann ihre Vorliebe für Reha-Kliniken erkannt, wenn sie im Landeskrankenhausplan nicht ausreichend Berücksichtigung fanden. Reha-Kliniken verschaffen auch Arbeitsplätze und ein gutes Image für die Gemeinde. Für die Planung, Belegung und Betriebskosten (einschließlich einer begrenzten Refinanzierung von Investitionskosten) sind die Träger der gesetzlichen Unfall-, Renten- und Krankenversicherung letztlich verantwortlich, denn sie müssen die Hauptmittel aufbringen. Formale Planungsträger der gKV sind die Landesverbände der Krankenkassen. Bedauerlicherweise läuft die Planung von Krankenhaus-Betten und Rehabetten heute noch nebeneinander her, obwohl es im Grunde viele Interdependenzen von beiden Seiten her gibt. Bloße Benehmensregeln zwischen den Planungsträgern aber reichen nicht aus.

VI. Krankenhausbau

Der größte Brocken in den Gesundheitsetats der Länder erscheint über die Jahre hin bei den Investitionen für Krankenhäuser. Für Finanzminister ist dieser Posten stets ein Dorn in ihren Augen. Die Krankenhaus-Investitionsprogramme der Länder stellen sich Jahr für Jahr als gedanken- und millionenschwere Werke den Parlamenten und der Öffentlichkeit vor. Sie enthalten heutzutage kaum Beträge für mehr Krankenhausbetten, die Tendenz zum Bettenabbau spräche auch dagegen. Es geht dabei vielmehr um die Erhaltung alter Bausubstanz oder um Ersatz- und Modernisierungsbauten. Wer Zwei- und Dreibettzimmer mit Naßzellen anstelle von veralteten Krankensälen und Flurtoiletten einrichten, und um solche selbstverständlichen Standards kommt kein Krankenhaus herum, der braucht erhebliche Investitionsmittel. Behindertengerechte Krankenhausmöbel, -betten und -räume müssen ebenso hergerichtet werden wie Personalräume, Intensivstationen, moderne Operationssäle, Strahlenschutz, Klimaschutz, Feuerschutz, aber auch Platz für Medizintechnik, Besucher- oder Abstellräume. Das Gros der Krankenhäuser ist heute in Bausubstanz und Raumbedarf hoffnungslos überaltert. In den alten Bundesländern läuft etwa ein Investitionsmittelbedarf von 5 Milliarden DM jährlich, und in den neuen Bundesländern dazu noch ein Nachholbedarf von 30-50 Milliarden DM auf. In dieser Schätzsumme fehlen noch die Aufwendungen, die durch den Umweltschutz und die Entsorgung von Krankenhausabfall entstehen.[129]

---

[129] Jahreskrankenhaus-Investitionsprogramme Niedersachsen 1973 bis 1992; Brukkenberger, Ernst, Planung oder Vertragsfreiheit im Krankenhaus, NÄBl. 8 / 1987, S. 5 ff.;

Heute tragen die Länder meist mit Beiträgen der Kommunen diese Investitionslast. Viele Krankenhausträger setzen dazu noch sogenannte „Eigenanteile" ein, weil die Theorie, daß es nach dem Krankenhausgesetz ein automatisches Finanzierungsinstrument dafür gibt, eben nur auf dem Papier stimmt. Eine örtliche Interessenquote bei groben zentralen Vorgaben könnte dazu verhelfen, daß alle örtlichen Investitionsplanungen so wirtschaftlich wie nur möglich erfolgen, und daß eine zu bürokratische Landesdetailplanung entfällt.

Kapitel 11

Krankenbehandlung mit Arznei-, Heil- und Hilfsmitteln

I. Arzneimittel und Arzneimittelforschung

Arzneimittel sollen Gesundheit erhalten und gegen Krankheiten vorbeugen, sie sollen heilen und tun dies auch in der Regel. Sie müssen erforscht, produziert, vorgehalten, verordnet und schließlich verteilt werden. Sie sollen sicher sein und nicht schaden. Je nach dem Grad ihrer Heil- und Nebenwirkungen sind sie frei verkäuflich, apotheken- oder rezeptpflichtig. Die meisten Naturheilmittel stehen zum freien Verkauf. Nach Sachgebieten unterscheiden wir in Arzneimittelforschung und Arzneimittelsicherheit, in Herstellung, Verordnung und Selbstmedikation und in Arzneimittelabgabe.

Die Grundlagenforschung entschlüsselt pathologische Abläufe und biochemische Prozesse, an denen sich Krankheit manifestiert, um diese Krankheiten möglichst früh zu heilen oder zu lindern. Sie entwickelt Impfstoffe gegen Virus- und entzündliche Geschwulstkrankheiten. Die Grundlagenforschung sucht nach Leitsubstanzen, entwickelt Versuchsanwendungen und prüft, ob und wie Erbmaterial von organischen Systemen gezielt verändert werden kann, um Substanzen für Arzneistoffe zu gewinnen.

Die angewandte Forschung dient der Suche nach neuen Stoffen und der Klärung ihrer arzneilichen Eigenschaften.

In der experimentellen und klinischen Prüfung geht es um die Erforschung der erwünschten und der unerwünschten arzneilichen Wirkung solcher Stoffe. Neben den biologischen Tests gehören in diese Sparte die heftig umstrittenen Tierversuche und die nicht minder problematischen Menschenversuche. Von Versuchspersonen wird zwar die Zustimmung eingeholt, sie werden auch mehr oder minder ausreichend über Risiken aufgeklärt, man kann aber nicht mehr von

---

Korneli, Peter u. a., Modelle für die Sanierung von Krankenhausbauten, 16. Hospital Congress, a. a. O. S. 353 ff.; Füllbrandt, Walter u. a., Umweltfreundliche Beschaffung und Entsorgung im Krankenhaus, 16. Hospital Congress, a. a. O., S. 397 ff.

Freiwilligkeit reden, wenn die Situation sozial Schwacher oder nicht einsichtsfähiger Personen ausgenutzt wird.

Als Galenik bezeichnet man die Forschung vom Wirkstoff bis hin zum eigentlichen Medikament. Hierzu werden im Rahmen von verfahrens- und fertigungstechnischen Entwicklungen nicht selten aufwendige Anlagen gebraucht.[130]

Die gesundheitspolitische Diskussion dreht sich heute besonders um das Verbot und die Beschränkung von Tier- und Menschenversuchen. Weiteren Streitstoff bietet die Frage, wer nach drastischen staatlichen Preissenkungen für Arzneimittel die Kosten für die Arzneimittelforschung und -werbung übernehmen soll. Nachdem die Forderung nach Verstaatlichung der Pharmaindustrie in Deutschland nicht mehr erhoben wird, entzündet sich die gleiche Diskussion um die Forschungskosten bei den Einwirkungen auf den Preis, denn es kann zwar auf das Überflüssige und Schädliche von Medikamentenwerbung hingewiesen werden, die Notwendigkeit von Forschung kann aber niemand ernsthaft bestreiten.

II. Arzneimittelherstellung und Arzneimittelsicherheit

Im Jahre 1990 erzielte die pharmazeutische Industrie in den alten Bundesländern einen Arzneimittel-Umsatz von über 25 Milliarden DM, exportiert wurden Medikamente im Werte von über 10 Milliarden DM und importiert im Wert von 6 Milliarden DM. Man zählte 161 Firmen mit über 75 000 Beschäftigten (1988). In geringem Maßen stellen Apotheken Arzneimittel aus gelieferten Wirksubstanzen als Rezepturen her. Fertigarzneimittel, insbesondere sogenannte Spezialitäten, genießen Patent- und Warenzeichenschutz.

Die 70 bis 100 000 Spezialitäten — je nach Zählweise unter Berücksichtigung von Packungsgrößen, Zubereitungsformen und Firmen — dienen nicht allein der Gesundheit. Sie repräsentieren auch einen mächtigen Wirtschaftszweig mit Gewinninteressen und Arbeitsplätzen. Es werden daher auch immer wieder Stimmen laut, die behaupten, daß es weniger um Gesundheit als um gesunde Geschäfte ginge.

Gesundheitspolitik nimmt über die Arzneimittelgesetzgebung, über Zulassungsverfahren von Arzneimitteln und über die Regeln der gKV direkt und indirekt auf die Arzneimittelsicherheit und damit auf die Produktion Einfluß. Neben den Sicherheitsauflagen des Gesetzgebers sind es vor allem die Richtlinien

---

[130] Arzneimittelforschung in Deutschland, BPI, Frankfurt / Main, o. J.; Thesing, Jan, Industrielle Arzneimittelforschung, MPS, Frankfurt / Main 1977; Rathscheck, Reinhold, Ethische Probleme bei der Arzneimittelforschung und Pharmakotherapie, pharmadialog 70, Frankfurt / Main 1981; Bioverfügbarkeit von Arzneimitteln, Nachdruck des WHO-Report, Frankfurt / Main 1975; Kathe, Helmut u. a., Medikament und Umwelt, Ursachen steigenden Arzneimittelverbrauchs, BPI, Frankfurt / Main o. J.; Wallraff, Günter, Ganz unten, Köln 1985, S. 151 ff.; Bochenski, Joseph u. a., Ethik der Tierversuche, Frankfurt / Main 1986; Groß, Franz, Homo Pharmaceuticus, Berlin-Heidelberg-New York 1977.

des Bundesausschusses Ärzte-Krankenkassen, die Wirtschaftlichkeitsprüfungen der Kassen, die Richtwerte, Festbetragsregelungen, Transparenz-, Positiv- und Negativlisten, welche Arzneimittelpreise und -umsatz beeinflussen. Für Ärzte, Apotheker und Pharmaindustrie bedeuten solche Regeln sicher eine Einengung, für die Gesundheitspolitik und die Krankenkassen zeigen sie sich hingegen oft als nicht scharf und genau genug, um Sicherheit und Kostenbewußtsein zu fördern.

An Arzneimittelsicherheit haben allerdings auch die verordnenden Ärzte und die Hersteller ein großes Interesse, bildet sie doch die Grundlage für ihre Arbeit. Die Gesundheitspolitik wird stets durch neue Entwicklungen in Atem gehalten, sei es in der Gentechnologie, beim Arzneimittelimport, sei es durch die unübersehbare Fülle von Kombinationspräparaten, immer wieder kommen neue Sicherheitsfragen auf sie zu.[131]

Durch Überwachung des Verkehrs mit Arzneimitteln wird Vorsorge gegen Gesundheitsschäden betrieben und die Qualität der Medikamente vom Hersteller bis zum Verbraucher gesichert. Bis zur Zulassung eines Arzneimittels und während des Zulassungsverfahrens sind Unbedenklichkeits- und Wirksamkeitsprüfungen vorgeschrieben. Vor der Zulassung muß ein Erfahrungszeitraum eingehalten werden, nach der Zulassung gibt es die Meldepflicht bei besonderen Ereignissen, Erfahrungsberichtspflichten über die Vor- und Nachteile eines Mittels. Nutzen-Risiko-Bewertungen bilden das A und O des Zulassungsverfahrens. Bei homöopathischen Arzneimitteln steht die Registrierung an Stelle der Zulassung. Der Verkehr von Arzneimitteln, d. h. sein Weg vom Hersteller oder Importeur über Großhändler, Apotheker, Drogist o. a. zum Käufer, wird durch den öffentlichen Gesundheitsdienst überwacht. Betriebe müssen besucht, Proben müssen gezogen und von Arzneimittel-Untersuchungsstellen überprüft werden.

Zur Arzneimittelsicherheit gehört in erster Linie die volle Information des Verbrauchers über Wirkungen, Nebenwirkungen und über den richtigen Gebrauch sowie die Lagerung eines Medikaments. Beipackzettel, Plakate, Schaufensterwerbung, Seminare und mündliche Information von Arzt oder Apotheker sollten ein vernünftiges Verhalten gegenüber Arzneien beim Bürger fördern. Dafür sind auch staatliche Werbeverbote und Werbeauflagen dienlich. Die Finanzierung von Ärztekongressen in Ägypten oder von Ärztezeitschriften durch einzelne Pharmafirmen sollte tunlichst unterbleiben. Die Flut von Ärztemustern und das Heer von Pharmaberatern, das von den Herstellern auf die Ärztepraxen losgelassen wird, könnte erheblich abgespeckt werden.

---

[131] Pharma-Jahresbericht 1990, BPI; pharma-daten, BPI 1989; Nord, Dietrich, Arzneimittelversorgung in der BRD, pharmadialog 59, Frankfurt / Main 1979; Langbein, Kurt u. a., Gesunde Geschäfte, Köln 1983; Beaucamp, Klaus T., Die Bedeutung der Gentechnologie für die Entwicklung von Medikamenten, pharmadialog 101, Frankfurt / Main 1989; Kleinsorge, Hellmuth u. a., Fixe Arzneimittelkombinationen, pharmadialog 81, Frankfurt / Main 1984.

Besondere Sorgfalt ist bei der Zulassung von immunbiologischen Mitteln angezeigt. Ehe Impfstoffe auf den Markt kommen, sind lange Testserien durchzuführen. Seren weisen Testzeiten von bis zu 15 Jahren auf.

Viele Beanstandungen, angefangen von unsachgemäßer Lagerung und der Verwechselung von Beipackzetteln bis hin zu den großen Arzneimittelskandalen (Contergan, AIDS-Konserven u. a.) zeigen die Unverzichtbarkeit der Arzneimittelsicherheit.[132]

Wenn zur Zeit monatlich etwa 150 Meldungen über unerwünschte Nebenwirkungen von Arzneien bei der Arneimittelkommission eingehen, wenn das Bundesgesundheitsamt eine Entwertung des Arzneimittels vom Gesundheits- zum Konsumgut konstatiert, dann stehen die Signale auf Alarm. Neue Wege der Prüfung müssen gesucht werden. In diesem Sinne ist die Errichtung einer Modelldatenbank für Arzneimittelsicherheit in Kiel und ein Früherkennungsprogramm für Arznei-Nebenwirkungen in Bremen zu begrüßen, um die Fahndung nach unerwünschten Wirkungen zu verbessern.[133]

III. Ärztliche Verordnung, Einnahmeverhalten, Selbstmedikation

Ärztinnen und Ärzte haben bei der Verordnung von Medikamenten die Schlüsselrolle der Medikamentenbehandlung inne. Sie entscheiden in Kenntnis des Patienten und seiner Erkrankung über Nutzen und Risiken eines Arzneimittels und damit über den Absatz. Ihnen überläßt die Industrie die erwähnten Muster damit sie sich Klarheit über die Wirkung verschaffen können, aber auch damit sie es verordnen. Das Verzeichnis der pharmazeutischen Spezialitäten befindet sich in der sogenannten „Roten Liste", ein Alternativverzeichnis in dem Handbuch „Bittere Pillen". Mitte der siebziger Jahre gab es eine Transparenzliste der gKV-Transparenzkommission. Kassenärzte konnten daraus die pharmakologischen und therapeutischen Wirkungen der wesentlichen Fertigarzneimittel und deren Preise entnehmen. Diese Liste sollte auf Preis- und Wirksamkeitsvergleiche hinsteuern und preiswerte Verordnungsweise fördern. Bei Nichtbeachtung einer wirtschaftlichen Verordnungsweise, konnte der Arzt durch Prüfungsausschüsse bei der KV in Regreß genommen werden, d. h. sein Honorar wurde gekürzt. Arzneimittel-

---

[132] Jahresberichte über die Überwachung des Verkehrs mit Arzneimitteln, NMS 1977 ff.; Arzneimittel, Chancen und Risiken, BPI, Frankfurt / Main 1985; Schunack, Walter, Arzneimittel — Nutzen und Risiko, ABDA-Apothekenreport 26, Frankfurt / Main 1984; Die Arzneimittelprüfung am Menschen, MPS Frankfurt / Main 1976; Deutsch, Erwin, Ethische und rechtliche Voraussetzungen für klinischen Prüfungen, NÄBl. 13 / 1984, S. 550; Füllgraff, Georges, Arzneimittelgesetz — Anspruch und Wirklichkeit, pharmadialog 65, Frankfurt / Main 1980; EG-Entwurf über Arzneimittelwerbung, Gesundheitspolitische Umschau 1978, S. 50 f.
[133] Die Fahndung nach unerwünschten Nebenwirkungen muß verbessert werden, FR 8.2.1992.

Kap. 11: Krankenbehandlung mit Arznei-, Heil- und Hilfsmitteln

richtlinien des Bundesausschusses Ärzte-Krankenkassen und die zu erwartenden Negativ- bzw. Positivlisten über von der gKV nicht bzw. ausschließlich zu bezahlenden Arzneimittel tun ein übriges, um Kassenärzten — wie die einen sagen — das Leben schwer zu machen, oder — wie die anderen sagen — auf den Pfad der wirtschaftlichen Tugend zu führen. Ein Teil der Arzneimittel ist von der Verschreibung auf Kassenkosten heute schon ausgenommen, weitere Ausschlüsse werden folgen, sobald es eine Positivliste gibt. Krankenkassen und Gesundheitspolitiker weisen zur Rechtfertigung von Positivlisten auf das österreichische Vorbild hin, Ärzte- und Apothekerverbände und die Pharmaindustrie sehen in ihnen sozialistische Marterinstrumente, welche die Therapiefreiheit gefährden.[134]

Eine besonders sensible Position nehmen Psychopharmaka im Medikamentenspektrum ein. Bei gezielter Anwendung wird ihr Beitrag zur Vermeidung einer Schocktherapie und einer Absonderung und Fixierung von Geisteskranken gelobt. Die Gefahr, beim Mißbrauch von Psychopharmaka einen „sanften Mord" zu riskieren, wird aber ebenso beschworen.[135]

Die Einnahme von Arzneien durch Bürgerinnen und Bürger ist nicht identisch mit der Zahl der verschriebenen oder verkauften Mittel. Das Einnahmeverhalten wird vom Verlauf einer Krankheit, vom Informationsstand des Patienten und von Angst vor Arzneimittelschäden bestimmt. Eine gute Gesundheitsbildung kann dazu beitragen, daß sich die Einsicht „viel hilft nicht immer viel" durchsetzt.

Viele Menschen kaufen Arzneimittel ohne Verordnung, die nicht rezeptpflichtig bzw. frei verkäuflich sind, in Apotheken, Drogerien, Kaufhäusern, Versandgeschäften etc. Einige betreiben auch mit rezeptpflichtigen Arzneien Selbstmedikation. Der Selbstmedikationsumsatz wurde auf 3,2 Milliarden DM in Apotheken und 600 Millionen DM in Drogerien geschätzt (1978). Setzt man den Glauben an die Wirksamkeit eines Medikaments höher an als seine reale Wirksamkeit (Placebo-Effekt), so mag das Risiko der Selbstmedikation gering sein. Vergegenwärtigt man sich jedoch, wie hart Wirkstoffe aller Art in körperliche und geistige Funktionsabläufe einwirken, so wird man Zweifel doch lieber den Arzt aufsuchen oder den Apotheker fragen.[136]

---

[134] Langbein, Kurt u. a., Bittere Pillen, Köln 1983; Negativlisten für Ärzte und Patienten unzumutbar, DDA 23 / 1979, S. 14; Kossow, Klaus / Dieter, Über die Preisvergleichsliste zur Positivliste, NÄBl. 24 / 1985, S. 1086 ff.

[135] Finzen, Asmus, Medikamentenbehandlung bei psychischen Störungen, Rehburg-Loccum 1979; Stucke, Werner, Psychopharmaka bei gezielter Anwendung ein Fortschritt, Der sanfte Mord findet nicht statt, NÄBl. 13 / 1980, S. 459 ff.

[136] Rahner, Erwin, Umfang der Selbstmedikation in der BRD, Pharmazeutische Zeitung 9 / 1981, S. 375 ff.; Selbstmedikation, BPI. Frankfurt / Main 1986.

IV. Die Vergabe von Arzneimitteln

Die Vergabe von Arzneimitteln erfolgt über Apotheken, Drogerien und den Handel. Es obliegt aber allein den Apotheken, die Bevölkerung mit apotheken- und rezeptpflichtigen Arzneimitteln „ordnungsgemäß und gleichmäßig" zu versorgen. In seinem Selbstverständnis sieht sich der Apotheker als „Drehscheibe der Arzneimittelinformation", der Verständnis beim Patienten für die Therapie wecken und gleichzeitig eine interagierende (gegenläufige) Arzneianwendung verhindern soll. Selbstmedikation möchte er fachmännisch begleiten. Mit Chronikern will er über zusätzliche Präventionsmaßnahmen reden.[137] Seine Hauptbeschäftigung liegt heute nicht mehr in der eignen Rezeptur sondern in der sorgfältigen Vergabe von Fertigarzneimitteln.

Von 1975 bis 1990 stieg die Zahl der Apotheken in den alten Bundesländern um rund 4 500, sie beträgt nun über 18 000. Durchschnittlich kommen auf eine Apotheke 3 580 Einwohner. Inzwischen sind aus den neuen Bundesländern rund 2 000 Apotheken hinzugekommen. Die Beschäftigungszahl wird mit insgesamt etwa 100 000 Personen angegeben, übrigens überwiegend Frauen.[138] Eine Weiterbildung zur Fachapothekerin oder zum Fachapotheker ist auf den folgenden Gebieten und Teilgebieten möglich:

Offizin Pharmazie, Klinische Pharmazie, Arzneimittelinformation, Pharmazeutische Technologie, Pharmazeutische Analytik mit den Teilgebieten Toxikologie, Ökologie und medizinische Chemie, Theoretische und praktische Ausbildung, Öffentliches Gesundheitswesen. Für Gesundheitserziehung kann das Recht zum Führen einer entsprechenden Zusatzbezeichnung erworben werden. Die EG greift mehr und mehr in das Normenwerk für Apotheken ein, das gilt auch für Dienstbereitschaften und Notfalldienste.[139]

Daß die deutsche Apotheke nicht ausgespielt hat, wie es die Deutsche Apothekerzeitung einmal vermutete[140], erkennt man an den vielen Neueröffnungen und steigenden Umsatzzahlen (1985 = 24,5 Milliarden DM). Allerdings nähert sich das Warensortiment dem der Drogerien und Kosmetikageschäften an. Bei den nicht üppigen Preisspannen für Arzneimittel und dem zu erwartenden weiteren Preisdruck der gKV ist jedenfalls die Furcht vieler alteingessener Apotheker, anders nicht mehr existieren zu können, nicht von der Hand zu weisen. Die Gesundheitspolitik steckt dabei ein wenig zwischen Baum und Borke. Sie muß

---

[137] Das Berufsbild des Apothekers, Apothekenreport 31, Frankfurt / Main o. J.; Patient — Arzneimittel — Apotheker, Apothekenreport 29, Frankfurt / Main 1986; Die Bedeutung des Apothekers als Arzneimittelinformant, Apothekenreport 32, Frankfurt / Main 1987.
[138] Bericht der ABDA 1990 / 91, a. a. O.
[139] EG-Richtlinie über den Großhandelsvertrieb von Humanarzneimitteln, BRDrs. 100 / 90.
[140] Hat die Apotheke ausgespielt? Deutsche Apothekerzeitung, 42 / 1978, S. 1595.

einerseits für preiswerte Arzneimittel in der gKV-Versorgung eingreifen, darf aber andererseits die flächendeckende Versorgung mit Medikamenten nicht aufs Spiel setzen.

Sozialversicherte haben Anspruch auf Abgabe von Arzneien bei Vorweisen eines kassenärztlichen Rezepts. Von der Kostenübernahme durch die Krankenkasse sind Mittel zur Anwendung bei Erkältungskrankheiten und grippalen Infekten einschließlich Husten-, Schmerz- und Schnupfenmittel ausgenommen. Darüberhinaus sind Abführmittel, Mittel gegen Reisekrankheiten und Mund- und Rachentherapeutica außer bei Pilzkrankheiten ausgeschlossen. Weitere Arzneimittel können ausgeschlossen werden, wenn sie üblicherweise nur gegen geringfügige Gesundheitsstörungen verordnet werden. Bei der Bewertung homöopathischer, phytotherapeutischer und anthroposophischer Arzneimittel ist der besonders (schonenden) Wirkungsweise dieser Mittel Rechnung zu tragen. Unwirtschaftliche Arzneien können von der gKV ausgeschlossen werden, wenn sie die für das Therapieziel erforderlichen Bestandteile nicht enthalten oder deren Wirkungen wegen der Vielzahl der enthaltenen Wirkstoffe nicht mit ausreichender Sicherheit beurteilt werden können bzw. deren therapeutischer Nutzen nicht nachgewiesen ist. Die letzte Definition richtet sich offenbar gegen einige Kombinationspräparate der pharmazeutischen Industrie. Im übrigen trägt die Krankenkasse die Kosten von Arznei- und Verbandmitteln voll, wenn ein Festbetrag festgesetzt ist. Drei Festbetragsklassen sind vorgesehen, bislang ist erst ein gutes Drittel der gängigen Arzneimittel mit Festbeträgen belegt. Für den Rest sollten Zuzahlungen in Höhe von DM 3,– bis DM 10,– (ab 1993) zu leisten sein. Wie es nach Lahnstein, dem Kompromiß der Bundestagsfraktionen zum neuen Gesundheitsstrukturgesetz, aussieht, werden in Zukunft für alle Arzneimittel Zuzahlungen zwischen DM 3,– und DM 7,– fällig.

V. Heil- und Hilfsmittel

Wasser, Wärme, Kälte, Bestrahlungen und Massagen sind Heilmittel. Als physikalische Therapie kennen wir:

— Wärme-, Kälte-, Wasser-, Elektro-, Ultraschall-, Magnetfeld- und Laserbehandlung;

— Heilgymnastik, Manuelle Therapie einschließlich Chiropraktiken, Massage;

— Entspannungstechniken einschließlich autogenem Training.[141]

Nicht durchgesetzt hat sich die Therapie mit sogenannten Überdruck / Unterdruck-Kammern. Es gab dabei Todesfälle.

---

[141] Corazza, Verena u. a., Kursbuch Gesundheit, a. a. O., S. 796 ff.

112   2. Teil: Aufgabenfelder im deutschen Gesundheitswesen

In diesem Zweig der Krankenbehandlung sind vornehmlich Masseusen und Masseure, Krankengymnasten/gymnastinnen, Bademeister/-innen und Angehörige verwandter Berufe zum Teil in eignen Praxen, zum Teil als Angestellte in Krankenhäusern, Sanatorien und in Privatfirmen tätig. Die Verbände für Physiotherapie veranstalten Fortbildungskurse. Die Anwendung erfolgt in der Regel nach ärztlicher Verordnung, die gKV übernimmt sonst keine Kosten. Heilmittel von geringem oder umstrittenen therapeutischen Nutzen dürfen nicht zu Lasten der gKV gehen. Erwachsene gKV-Versicherte zahlen 10 % zu den Kosten der übernommenen Heilmittel dazu.

Unter dem Begriff der Hilfsmittel laufen Brillen, Hörgeräte, Körperersatzstücke, orthopädisches Schuhwerk, Bandagen und zahntechnische Leistungen. Die gKV übernimmt die Kosten für Hilfsmittel, wenn sie den Erfolg einer Krankenbehandlung sichern oder eine Behinderung ausgleichen. Hilfsmittel, die zugleich als Gebrauchsgegenstände des täglichen Lebens anzusehen sind, oder die von der Kostenübernahme ausgeschlossen sind, werden nicht von der Kasse bezahlt. Für Hilfsmittel mit einem Festbetrag zahlt sie diesen, für andere Hilfsmittel gibt es Zuschüsse (§§ 32, 34 SGB V).

Zahntechniker werden im Rahmen der kassenzahnärztlichen prothetischen Versorgung vergütet. Sie sehen ihren Handwerksberuf durch die Vielzahl der neu entstehenden Zahnarzt-Labors gefährdet. Sie streiten auf der einen Seiten mit den kassenzahnärztlichen Körperschaften um dieses und andere Probleme, auf der anderen Seite mit den Krankenkassen um Lieferberechtigungen und Vergütungen. Sie haben keinen leichten Stand.

Gesundheitshandwerker bleiben immer gefragt. Sie sind nicht so gut über die gKV abgesichert wie früher, nehmen aber doch am allgemeinen Wachstum von Gesundheitswaren und gesundheitlichen Dienstleistungen am Markt erheblich teil. Zu ihrer Qualifikation trägt eine sehr solide handwerkliche Aus- und Fortbildung, organisiert von Handwerkskammern und Handwerksinnungen, bei.

Kapitel 12

Rehabilitation

I. Das Spektrum von Rehabilitation und Eingliederungshilfe

Aufgabe der Rehabilitation ist es, Behinderungen abzuwenden, zu bessern oder zu beseitigen, Verschlimmerungen zu verhüten und die Folgen von Behinderungen zu mindern. Sie soll Behinderten einen seinen Neigungen und Fähigkeiten entsprechenden Platz in der Gesellschaft (Schule, Arbeit, Wohnung, Freizeit) sichern. Die medizinischen, berufsfördernden und ergänzenden Leistungen der

Kap. 12: Rehabilitation

Rehabilitation sind darauf auszurichten, Behinderte und von Behinderung Bedrohte möglichst auf Dauer in Arbeit, Beruf und Gesellschaft einzugliedern.

Grundsätzlich gilt zwar das Prinzip der Finalität, d. h. die Leistungen sind ohne Rücksicht auf die Ursachen der Behinderung zu gewähren, traditionell aber haben sich in Deutschland Rehabilitationsträger mit unterschiedlichem Ansatz entwickelt. Wegen der nicht unerheblichen Kosten der Reha-Maßnahmen bestimmen die Sozialleistungsträger praktisch das Bild der Rehabilitationen. Private Reha-Kuren finden nicht so häufig statt, einige private Großversicherungen unterhalten aber auch Rehakliniken, z. B. für die Opfer von privaten Verkehrsunfällen.

Die gKV führt Maßnahmen durch, um drohenden Behinderungen vorzubeugen, eine Behinderung zu beseitigen, zu bessern oder eine Verschlimmerung zu verhüten, oder um Pflegebedürftigkeit zu vermeiden oder zu mindern. Neben Mütter-Vorsorge-Kuren leistet die gKV auch Mütter-Reha-Kuren in Heimen des Müttergenesungswerkes oder vergleichbaren Heimen. Je nach Satzung übernimmt sie dafür die Kosten ganz oder zahlt einen Zuschuß. Zur besseren Wirksamkeit von Mütterkuren hat das frühere Bundesministerium für Jugend, Familie, Frauen und Gesundheit im Jahre 1988 ein Zweijahresmodell des Deutschen Paritätischen Wohlfahrtsverbandes finanziert. Es ging dabei um begleitende psychosoziale Hilfen, deren Kosten nicht von der gKV übernommen werden. Der Endbericht von Barbara Goebel über dieses Modell schlägt vor, in Zukunft auch solche Hilfen als reguläre Kosten nach §§ 24, 41 SGB V anzuerkennen.[142]

Die Berufsgenossenschaften der gesetzlichen Unfallversicherung werden als Reha-Träger nach Arbeits- und Wegeunfällen von oder zur Arbeit sowie nach Berufskrankheiten tätig. Die Bundesanstalt für Arbeit führt berufsfördernde Reha-Maßnahmen für Arbeitslose und von Arbeitslosigkeit bedrohte Personen durch. Für die Rehabilitation infolge Kriegs-, Wehrdienst- oder Zivildienstschäden tritt die Versorgungsverwaltung ein. Für Naziopfer, ehemalige Häftlinge u. ä. Geschädigte ist die Entschädigungsbehörde zuständig.

Neben der Unfall- ist die gesetzliche Rentenversicherung der größte Träger der Rehabilitation. Es sind die Landesversicherungsanstalten, die Bundesversicherungsanstalt für Angestellte, die Knappschaft, die Seekasse, die Bundesbahnversicherungsanstalt u. a., die dabei in Erscheinung treten. Sie sollen eine erheblich gefährdete oder geminderte Erwerbsfähigkeit ihrer Versicherten wesentlich bessern oder wiederherstellen, um vorzeitige Berufs- oder Erwerbsunfähigkeit zu verhindern. Wegen der vielen Überschneidungen im Reha-Recht und seiner praktischen Umsetzung sind die unterschiedlichen Träger zur Zusammenarbeit verpflichtet. Kosten- und Zuständigkeits-Streitigkeiten dürfen nicht zu Lasten der Betroffenen gehen. (Reha-Angleichungsgesetz)

---

[142] Goebel, Barbara, Wege aus der Überlastung, Hameln 1992.

Viel Berührungspunkte gibt es auch zur Eingliederungshilfe für Behinderte nach dem Bundessozial- und dem Schwerbehindertenrecht. So bei der Frühförderung von behinderten Kleinkindern, um lebenslange Schäden, die vor oder bei der Geburt entstanden sind, aufzufangen. Hier handeln Sozialhilfeträger durchaus im Sinne der Sozialversicherung, denen später die Rehabilitation zumindest teilweise erspart werden kann. Die Eingliederungshilfe für Behinderte gewährt vor allem:

— Ambulante oder stationäre Behandlung sowie sonstige ärztliche oder ärztlich verordnete Maßnahmen zur Verhütung, Beseitigung oder Milderung von Behinderung;

— Versorgung mit Körperersatzstücken, mit orthopädischen und anderen Hilfsmitteln;

— Heilpädagogische Maßnahmen für noch nicht schulpflichtige Kinder;

— Hilfen zur angemessenen Schulbildung, vor allem im Rahmen der allgemeinen Schulpflicht und durch Hilfen zum Besuch weiterführender Schulen;

— Hilfe zur Ausbildung in einem angemessenen Beruf oder in einer sonst angemessenen Tätigkeit;

— Hilfe zur Fortbildung im früheren oder einem diesem verwandten Beruf, Umschulung für einen angemessenen Beruf oder angemessene Tätigkeit, Hilfe zum beruflichen Aufstieg als Kannleistung;

— Hilfe zur Erlangung eines angemessenen Platzes im Arbeitsleben;

— Hilfe bei der Beschaffung und Erhaltung einer Wohnung, die den besonderen Bedürfnissen des Behinderten entspricht;

— Nachgehende Hilfe zur Sicherung der Wirksamkeit von ärztlichen oder ärztlich verordneten Maßnahmen und zur Sicherung der Eingliederung in das Arbeitsleben;

— Hilfe zur Teilnahme am Leben der Gemeinschaft.

Kommt bei Behinderten wegen der Art und Schwere ihrer Behinderung eine Eingliederung auf dem allgemeinen Arbeitsmarkt nicht in Betracht, so soll ihnen nach Möglichkeit in einer Werkstatt für Behinderte eine angemessene Beschäftigung gewährt werden. Im Eingangs- und Trainingsbereich solcher Werkstätten übernimmt regelmäßig die Bundesanstalt für Arbeit die finanzielle Verantwortung, ansonsten trägt die Sozialhilfe diese Institutionen. Werkstätten für geistig und seelisch Behinderte sind meist mit Wohnheimen oder angemieteten Wohnungen für Behinderte verbunden.

Besondere Eingliederungshilfen stehen darüber hinaus Schwerbehinderten zu, so Zuschüsse für Kleidung und für ein Auto bei Fahrten zum Arbeitsplatz, die Herrichtung eines behindertengerechten Arbeitsplatzes u. a. Schwerbehinderte genießen einen besonderen Kündigungsschutz. Die Hauptfürsorgestellen der Landessozialämter oder -Verbände haben den Behinderten persönlich zu unterstützen. Arbeitgeber müssen eine bestimmte Anzahl von Schwerbehinderten in ihren Betrieb einstellen. Erfüllen sie die Quote von heute 6 % nicht, so zahlen sie eine Ausgleichsabgabe, um die o. a. Maßnahmen mitzufinanzieren.

Wir erkennen also, daß die Hilfsnetze von Rehabilitation und Eingliederungshilfe sich überschneiden. Rehabilitation knüpft mehr an drohende oder entstandene Behinderungen an, die im Laufe des Lebens geschehen, während die Eingliederungshilfe Menschen betreut, die von Geburt an behindert sind oder keinen Reha-Anspruch besitzen. Selbst für den Schwerstbehinderten im psych. Heim muß eine Beschäftigungschance ggf. in der Heimwerkstatt gefunden werden.

Die in Aussicht genommene neue Pflegeversicherung bringt weitere Querverbindungen zur Rehabilitation, denn eine aktivierende Pflege, Behinderteneingliederungshilfe und Reha-Maßnahmen stehen in einem engen Kontext. Schließlich erscheint mir die Eingliederungshilfe für Behinderte im Bundessozialhilferecht schlecht plaziert. An einem neuen Teil IX des Sozialgesetzbuches wird zur Zeit gearbeitet.

II. Medizinische Rehabilitation

Die medizinische Rehabilitation schließt unmittelbar an die Krankenbehandlung an. Der Rehabilitand paßt sich unter ärztlicher Begleitung an die Belastungen des Alltags- und Berufslebens schrittweise wieder an. Die Anschlußheilbehandlung ist für den Unfallverletzten der Beginn der Rehabilitation. Bei anhaltenden Gesundheitsschäden können Reha-Kuren in zeitlichem Abstand wiederholt werden. Zur Erhaltung der Arbeits- und Erwerbsfähigkeit sind sie ebenso angezeigt wie bei Krankheitsschüben chronischer Erkrankungen. Es gilt der Grundsatz „Rehabilitation vor Rente!" Die medizinische Rehabilitation will funktionelle Einschränkungen entweder beseitigen oder Menschen befähigen, mit diesen Einschränkungen im Beruf und im Leben zu bestehen. Besonders bedeutsam ist der frühstmögliche Reha-Beginn bei Schwerschädelhirnverletzten im Akutkrankenhaus und Spezial Reha-Kliniken. Die Aufzählung selbst der häufigsten Behinderungen würde den Rahmen der Arbeit sprengen, einige sind unten aufgeführt.[143]

---

[143] Epilepsiebericht, Köln 1985; Maßnahmen zur Rheumabekämpfung, BTDrs. 7 / 2822; 8 / 4298; Wohngemeinschaft für autistische Menschen eröffnet, Cellesche Zeitung vom 2. 4. 1992; Förderung und Situation der Gehörlosen, NLTDrs. 11 / 453; 11 / 523; 75 Jahre Bund der Kriegsblinden Deutschlands, Bonn 1991; Arbeitsgemeinschaft Krebsbekämpfung, Schreiben vom 19. 1. 1987 an NLT; 30 Jahre Deutsche Multiple Sklerose Gesellschaft in Niedersachsen, Hannover 1988; Menschenwürde, Grundgesetz, geistige Behinderung, Bundesvereinigung Lebenshilfe, Marburg / Lahn 1989; Annastift, Orthopädisches Rehabilitationszentrum, Eine Information, Hannover o. J.; Vasterling, H. W., Frauenärztliche Forderungen an die Rehabilitation der behinderten Frau, Bundesarbeitsblatt 1968, S. 261; Behrend, T., Die chronische Polyarthritis als sozialmedizinisches Problem, Der Rheumatismus Band 42, Darmstadt 1974, S. 48 ff.; Sprachheilzentrum Werscherberg, Information der AW, Oldenburg o. J.; Dialyse-Partnerstationen bewährt,

116   2. Teil: Aufgabenfelder im deutschen Gesundheitswesen

Rehabilitation ist inzwischen auch für alte Menschen selbstverständlich geworden. Zwar fehlt es noch an entsprechenden Einrichtungen in vielen Bundesländern, aber geriatrische Reha-Konzepte werden überall entwickelt. Die Bundesländer Bayern, Baden-Württemberg, Nordrhein-Westfalen und das Saarland sind dabei schon weit fort geschritten. Niedersachsen fing vor zwei Jahren damit an.

Rehabilitation und Eingliederungshilfe erfolgen nicht nur in stationären Einrichtungen sondern auch in Selbsthilfegruppen, Wohlfahrtsverbänden und Beratungsstellen. Kommunen und Ministerien legen Behindertenführer und Leitfäden für Behinderte vor. Bund und Länder haben Behindertenbeauftragte mit unterschiedlichen Kontrollrechten bestellt.

III. Schulische und berufliche Rehabilitation

Schulische Rehabilitation beginnt schon in Akutkrankenhäusern mit Hilfe von Logopäden und Sprachtherapeuten. Weitere Stationen sind wie für die Eingliederungshilfe die Regelkindergärten und Regelschulen. Integration von Behinderten und Nichtbehinderten heißt nach wie vor das Ziel der Pädagogik, erfüllen aber Sondereinrichtungen wie Sonderkindergärten, Sonderschulen und Tagesbildungsstätten für geistig Behinderte die Reha-Aufgabe besser, so werden sie in Anspruch genommen.

In Analogie dazu möchte auch die berufliche Rehabilitation eine Integration von Behinderten auf dem allgemeinen Arbeitsmarkt erreichen. Die Ausgleichsabgabe der Betriebe und Sonderprogramme für Schwerbehinderte zielen in diese Richtung. Der Schwerbehindertenobmann oder die -obfrau erheben dafür in den Betriebs- und Personalräten ihre gewichtige Stimme, ebenso die erwähnte Hauptfürsorgestelle innerhalb der Eingliederungshilfe. Großbetriebe führen besondere RehaMaßnahmen für ihre Beschäftigten durch, auch die Arbeitsverwaltung setzt sich dafür ein. Berufsfindungsmaßnahmen und Ein- und Wiedereingliederungsprogramme der Bundesanstalt für Arbeit und der Bundesländer wirken einer wachsenden Arbeitslosigkeit von Schwerbehinderten entgegen.

In Berufsförderungs- und Berufsbildungswerken werden erwachsene und jugendliche Umschüler theoretisch und praktisch beschult. Rehabilitanden erhalten für sich und ihre Familie Übergangsgeld von den Reha-Trägern. Sie wirken in Ausbildungsfragen und sozialen Angelegenheiten der Berufsbildungswerke mit. Ihr Status entspricht mehr dem eines Arbeitnehmers als dem eines Schülers.

ÄPN vom 16.9.1975; Jungmann, H., Rehabilitation von Herz-Kreislaufkranken, NÄBl. 12 / 1983, S. 413; Muskelschwund — Was ist zu tun?, Deutsche Gesellschaft zur Erforschung und Bekämpfung von Muskelkrankheiten, München o. J.; Arbeitsgemeinschaft Spina bifida und Hydrocephalus, Menden 1977; Rehabilitation der Mehrfachbehinderten im frühen Erwachsenenalter, Dokumentation, Sonnenberg 1977.

Wie im Vorsorgekapitel erwähnt, helfen psychosoziale Begleitprogramme bestimmten Patientengruppen beim Einstieg in den Arbeitsprozeß. Die berufliche Rehabilitation und die Eingliederungshilfe bieten solche Programme, um psychisch, Sucht- und dabei insbesondere Alkohol- und Drogenkranke in das Erwerbsleben zu begleiten. Dabei wird je nach Schwere der Krankheit und nach dem Alter der Patienten mit unterschiedlichen Angeboten gearbeitet. Jugendliche Alkoholiker werden anders betreut als ehemalige, ältere Alkoholkranke in der sogenannten Nichtseßhaftenarbeit. Psychosoziale Begleitung für Drogenkranke, die mit Methadon substituiert werden, oder jugendliche Drogenkranke im Maßregelvollzug unterscheidet sich von der für Erwachsene aus der Psychiatrie, dem Maßregel- oder dem Strafvollzug. Das gemeinsame Ziel aber ist gleich: Immer geht es um Eingliederung oder Wiedereingliederung in Betriebe des allgemeinen Arbeitsmarktes. Einige Firmen bieten dabei insofern eine große Hilfe, als sie in besonderen Betriebsabteilungen bewußt berufliche Rehabilitation als Zusatzangebot ermöglichen.

Trotz aller Bemühungen der Eingliederung in den allgemeinen Arbeitsmarkt haben einige geistig und seelisch Behinderte wegen der Art und Schwere ihrer Behinderung nur sehr geringe Chancen einen Arbeitsplatz in der Wirtschaft zu erhalten. Für sie gibt es die Werkstätten für Behinderte. Zur Betreuung der behinderten Werkstatt-Mitarbeiterinnen und -mitarbeiter stehen Handwerker, Pädagogen, Therapeuten, Psychologen und Ärzte zur Verfügung. Die Werkstätten arbeiten an Aufträgen aus der Wirtschaft oder aus Behörden, die nicht nur von einfachem Zuschnitt sind. Sortiertätigkeiten stehen da neben Holz-, Metall- oder Textilprodukten. Die Werkstätten unterhalten Fahrdienste, um die Mitarbeiterinnen von zu Haus abzuholen, und sie wieder am späten Nachmittag nach Haus zurück zu bringen. Eß- und Ruheräume werden vorgehalten. Die Behinderten der Werkstätten sind zwar sozialversichert wie Arbeitnehmer, ihr Arbeitsentgelt ist aber sehr gering, weil sie u. a. ein Teil der Erlöse aus den Aufträgen für ihre eigne Betreuung aufwenden müssen. Diesem Umstand muß Gesundheits- und Sozialpolitik abhelfen, damit schrittweise eine volle Gleichstellung mit den Arbeitnehmern des allgemeinen Arbeitsmarktes erreicht werden kann.

Zur Beschäftigung Schwerstbehinderter in Landeskrankenhäusern, Langzeiteinrichtungen für Behinderte und in besonderen Fördergruppen von Behindertenwerkstätten sind ebenfalls „berufliche" Reha- oder Eingliederungshilfen vorgesehen. Diese Arbeitsgelegenheiten gelten in der Regel als Arbeitstherapie, es kommt dabei weniger auf das Arbeitsergebnis an. Vermittelt werden sollen in erster Linie lebenspraktische Fähigkeiten, und gestärkt werden soll vor allem das Selbstbewußtsein der Behinderten. Ihre Einbeziehung in den Kreis der Sozialversicherten könnte ein wichtiger Schritt auf diesem Wege sein. Viele ihrer schönen Arbeiten kann man jedenfalls auf Weihnachtsbasaren und in Behindertenläden kaufen.

IV. Behindertengerechtes Bauen und Eingliederung beim Wohnen

Gesundheits- und Baupolitik haben die Aufgabe, behindertengerechte Wohnungen und Städte zu bauen. Das beginnt mit der Förderung ebenerdiger Behindertenwohnungen, mit dem Einbau behindertengerechter Fahrstühle, Treppen und Rampen. Türen und Toiletten müssen ausreichend breit, Lichtschalter in Griffhöhe und Handläufer auf den Fluren angebracht sein. Alten- und behindertengerechte Küchen und Hebehilfen für Bett und Bad gehören zu einer Wohnung für Schwerbehinderte, sonst können sie ihren Anspruch auf eine eigne Wohnung nicht realisieren.

In der Verkehrs- und Stadtplanung ist zu bedenken, daß Einkaufs-, Kulturangebote und Freizeiteinrichtungen von Behinderten leicht zu erreichen sind. Im Straßenbau gehören die Bürgersteige abgesenkt. Der öffentliche Nahverkehr und Sonderverkehre für Rollstuhlfahrer sind so zu gestalten, daß Behinderte leicht ein- und aussteigen können. Genügend Behindertenplätze sind zu reservieren.

Funktionierende und leicht erreichbare Sozialstationen, mobile Hilfsdienste wie „Essen auf Rädern", Einkaufs- und Putzhilfen und familienentlastende Urlaubshilfen sind anzubieten, will man Behinderten ein möglichst normale Lebensgestaltung ermöglichen.

. Heranwachsende Behinderte, die nicht mehr bei ihren Eltern wohnen möchten, sollen in angemieteten Wohnungen, in Wohngruppen oder -heimen eine betreute Bleibe finden können. Es gehört auch zu Rehabilitation oder Eingliederungshilfe, daß Langzeitpatienten schrittweise über Wohnungs-Trainingsgruppen, Wohnheimgruppen o. ä. zur freien Miet- oder Eigentumswohnung geführt werden. Zuschüsse zur Herrichtung von behindertengerechten Wohnungen sind ein Teil dieser Aufgabe. Bei Schwerstbehinderten in eignen Wohnungen reicht nicht immer die Betreuung über die Sozialstation aus, für sie ist die individuelle Schwerstbehinderten-Betreuung geschaffen, wo oft Heilerziehungspfleger, Zivildienstleistende oder angelernte Kräfte rund um die Uhr anwesend sind.

In ihren Anforderungsprofilen unterscheiden sich Behinderten- und Altenhilfe oft nur in Nuancen. Für Pflegebedürftige sind ähnliche Hilfen vorzusehen. Besonders bedeutsam aber erscheint es mir, daß Behindertenverbände und Seniorenräte bei der Stadtplanung ihrer Gemeinden aktiv mitwirken.

V. Ergänzende Rehabilitationsmaßnahmen und Eingliederung Behinderter in Kultur, Sport und Freizeit

Das Rehabilitationsrecht sieht als ergänzende Maßnahme u. a. den Behindertensport in Gruppen unter ärztlicher Aufsicht vor. Behindertensportvereine oder Behindertensport in allgemeinen Sportvereinen werden daher bezuschußt. Behinderten-Sportwettkämpfe bis hin zur Behindertenolympiade heben das Image des Behindertensports.

Behinderte sollen nicht auf Urlaub und Reisen verzichten müssen. Wie andere Arbeitnehmer besitzen auch Mitarbeiter und Mitarbeiterinnen von Behinderten-Werkstätten einen Anspruch auf Bildungsurlaub. Für Behindertenverbände ist die Organisation von Behinderten-Urlaubsreisen durchaus üblich. Einige Ferienheime haben sich auf die Aufnahme Behinderter spezialisiert. Hotels oder Ferienreisende, die sich durch Behinderte gestört fühlen, sollten der gesellschaftlichen Ächtung verfallen. Ein aufsehendenerregendes Gerichtsurteil, daß solchen Leuten in erster Instanz einen Schadensersatzanspruch zubilligte, bleibt hoffentlich ein Unikat. Schwerer wiegt es schon, wenn Vorzugsbedingungen für Behinderte im Nahverkehr abgebaut werden, oder wenn in neuen ICE-Zügen nicht auf behindertengerechte Türen geachtet wurde. Durch Sonderfahrdienste werden Behindertengruppen instand gesetzt, an Kultur- und Gemeinschaftsveranstaltungen teil zu nehmen. Um aber auch schwerer Behinderten den Besuch solcher Ereignisse zu ermöglichen und individuelle Wünsche berücksichtigen zu können, hat die Lebenshilfe für geistig Behinderte vorgeschlagen, Stellen für Freizeit-Teamer zu schaffen. Über die Kostenerstattung wird mit der Sozialhilfe verhandelt. Ganz wichtig ist auch der flächendeckende Ausbau von Behinderten-Toiletten in Häusern und an öffentlichen Plätzen.

Die Berufe der professionellen Helferinnen und Helfer in der Behindertenpflege- und Betreuung unterscheiden sich nur wenig gegenüber denen der Krankenbehandlung. Besonders gefragt sind Heilerziehungspfleger/-innen, Sozialpädagogen/-pädagoginnen, Behindertenärzte/-ärztinnen, Logopäden/Logopädinnen, Therapeuten/Therapeutinnen und Krankengymnasten/-gymnastinnen.

Die Bevölkerung muß ortsnah über Hilfen und Leistungen für Behinderte informiert werden. Die wichtigsten Anlaufstellen für die Rehabilitationsberatung sind die örtlichen Krankenkassen und für die Eingliederungshilfen die Gesundheitsämter und Sozialämter der Kommunen. Behindertenverbände und Selbsthilfegruppen von Behinderten leisten ihren Teil, um Integration nicht nur zu einer bloßen Worthülse verkommen zu lassen. Selbstbewußtes Auftreten von Behinderten und ihren Sprechern bewirkt, daß „Normalität" als Rehabilitationsziel sich immer mehr durchsetzen kann.

Kapitel 13

Pflege

I. Die ungelöste Absicherung des Lebensrisikos der Pflegebedürftigkeit

Pflegebedürftig sind Menschen, die so hilflos sind, daß sie nicht ohne Wartung und Pflege bleiben können. Ist die Pflegebedürftigkeit mit einer Krankheit verbunden, so tritt für die Krankheit die gKV in neunzig Prozent dieser Krankheitspflege finanziell ein. Fehlt es aber an einer Verbindung von Krankheit und Pflegebedürftigkeit, so sind der Pflegebedürftige, seine Unterhaltsverpflichteten oder die Sozialhilfe für die finanziellen Folgen haftbar. Seit Einführung der gKV streiten sich darum Krankenkassen und Kommunalbehörden um die Frage, ob ein Krankheits- oder „nur" ein reiner Pflegefall vorliegt. Seit fast zwei Jahrzehnten wird nach einer Lösung dieses gesellschaftlichen Problems gesucht. Bei den steigenden Kosten im Pflegeheim zwischen heute 1 500,— und bis zu 7 000,— DM ist nämlich fast immer die Sozialhilfe der Städte und Landkreise oder der Länder mit zahlungsverpflichtet. Weder die Einkommen der Pflegebedürftigen noch die Unterhaltsbeträge der Ehepartner, Kinder oder Eltern reichen in der Regel aus, um solche Summen im Monat zu finanzieren. In über 70 % aller Pflegefälle kommt heute die Sozialhilfe für die Kosten der Pflege ganz oder teilweise auf, nachdem vorher bei Pflegebedürftigen und Unterhaltspflichtigen die komplizierte und Einkommen, Ersparnisse und Vermögen durchleuchtende amtliche Bedürftigkeitsprüfung stattgefunden hat. Dadurch fühlen sich alte Menschen, die ein Leben lang für ihre Rente gearbeitet haben, von Gesellschaft und Staat verlassen. Überdies explodieren die Haushalte der Städte und Landkreise, weil mehr Menschen als früher alt und pflegebedürftig werden, und weil immer weniger Familien bereit und in der Lage sind, ältere Familienmitglieder zu pflegen. Viele alte Leute fühlen sich unter dem „Fürsorgekonto abgebucht" und die Sozialhilfe trägt ein Massen-Lebensrisiko, für das sie nicht gedacht war.

Mit einer stärkeren Inanspruchnahme der Pflegeheime und der oft schwierigen finanziellen Situation vor allem privater Heime macht sich seit Mitte der achtziger Jahre auch ein empfindlicher Mangel an Pflegekräften im ambulanten und stationären Pflegebereich bemerkbar. Pflegearbeit muß wegen Unterbesetzung nicht selten im Schnelltempo geleistet werden. Immer weniger junge Leute melden sich mit dem Berufswunsch Altenpflege. Die Berufsflucht greift im Verhältnis zur Krankenpflege noch dramatischer um sich, der Pflegenotstand ist noch schneller erreicht. Eine Neuregelung der Pflegekosten könnte darum nicht nur Betroffene und ihre Angehörigen bei Pflegebedürftigkeit in eine bessere als die gegenwärtige Lage versetzen, auch Altenpflegeschulen könnten vermehrt, die Pflegeausbildung verlängert, Personalschlüssel verbessert und die Gehaltstarife für Pflegerinnen erhöht werden.

Bis Mitte 1992 wollten die Koalitionsparteien CDU/CSU und FDP einen Entwurf für ein Gesetz zur Pflegeversicherung vorlegen. Ende 1992 gibt es nur ein Koalitionseinigung über Eckwerte einer gesetzlichen Pflege- unter dem Dach der Krankenversicherung. Die Versicherung soll danach 1996 anlaufen, Privatversicherte sollen sich von der Versicherungspflicht befreien können. Arbeitgeberbeitragsbelastungen aus der Pflegeversicherung sollen durch Entlastungen an anderer Stelle, z. B. durch die Einführung von unbezahlten Karenztagen bei Krankheit von Beschäftigten, ausgeglichen werden. Demgegenüber hat die SPD bereits Mitte 1991 einen fertigen Gesetzesentwurf im Deutschen Bundestag, ausgestaltet als Volksversicherung für Arbeitnehmer, Selbständige und Beamte, formell eingebracht. Befreiungstatbestände sind in diesem Gesetz rar, ansonsten handelt es sich um eine gesetzliche Versicherung unter dem Dach der gKV wie bei den Koalitionseckwerten vorgesehen. Die Grünen hatten bereits in der vorigen Legislaturperiode ein sogenanntes Leistungsgesetz ohne Beitragsfinanzierung aus Steuermitteln vorgelegt.

Die Zahl der Pflegebedürftigen wird in Deutschland auf 2,5 Millionen Menschen hochgerechnet, davon 450 000 in Heimen, die übrigen werden ambulant betreut.[144]

II. Familäre und ambulante Pflege

Über 80 % der Pflegebedürftigen werden also in ihren Familien versorgt, die meisten von ihnen wollen auch sicherlich in ihren gewohnten „vier Wänden" bleiben. Da die Fähigkeit und die Bereitschaft der Kleinfamilie zur Pflege älterer Mitglieder abnimmt, ihr Anteil an der Gesamtbevölkerung aber zunimmt, wird die Aufgabe der Sozialstationen und sonstigen familienentlastenden Dienste immer größer. Im Jahr 1890 betrug der Anteil der über 60jährigen an der Gesamtbevölkerung nur 5 %, heute sind es um 20 % und für das Jahr 2015 prognostiziert man einen Anteil von 38 %. Die Frauen, die bislang hauptsächlich die Last der häuslichen Pflege getragen haben, werden mehr und mehr berufstätig. Lebenspartnerschaften, die anders als die konventionelle Familie kaum noch Pflegeverpflichtungen für Eltern oder Schwiegereltern kennen, nehmen zu. Dennoch sollte die Gesundheitspolitik, die immer noch vorhandene Pflegebereitschaft stärken. Wenn nach einer Umfrage fast ein Drittel aller pflegenden Angehörigen mehr als sechs Stunden täglich an Zeit für die Pflege aufbringen, dann muß dieses Engagement unterstützt werden.[145]

Psychosoziale Hilfe, Kurse und Seminare für pflegende Angehörige und Unterstützung von Angehörigen-Selbsthilfegruppen sind darum unverzichtbar. Ehrenamtliche Partnerhilfe und Aktivitäten lokaler Seniorenräte können viel dazu beitragen, daß sich Pflegende und Gepflegte zu Hause nicht auf verlorenem Posten fühlen. Daneben ist der Ausbau von Sozialstationen und anderen ambulanten Diensten notwendig.

Sozialstationen leiden aber auch an Personalmangel. Bessere Betreuungsschlüssel, Fort und Weiterbildung bis hin zur psychiatrischen Fachkrankenschwester und zur leitenden Schwester an Sozialstationen sind zu fördern. Fortbildung

---

[144] BTDrs. 12/1156; 11/1790; Riege, Fritz, Schwerpunkte der Altenpflegepolitik, Altenpflege 11/1987, S. 730 f.
[145] Silberner Plan, SPD-Landtagsfraktion, Hannover 1990; Hilfe und Pflege im Alter, Kuratorium Deutsche Altenhilfe, Bonn 1986.

sollte u. U. auch die Sterbebegleitung mitumfassen. Man sollte sich auch nicht scheuen, ggf. ein paar Krankenbetten in einer Sozialstation für leichtere Erkrankungsfälle vorzuhalten und Einrichtungen zur Kurzzeitpflege vermehren.

Eine neue gesetzliche Pflegeversicherung unter dem Dach der gKV, welche die Grenzen zwischen Krankheit und Pflegebedürftigkeit überspringt, kann da manches sowohl institutionell als auch finanziell so verändern, daß ambulante Pflege kein Stiefkind bleiben muß.

III. Stationäre Pflege

Von den bestehenden privaten, freigemeinnützigen und kommunalen Pflegeheimen sind die meisten begehrt und führen Wartelisten. Neue Formen wie Pflegewohnungen, Kurzzeitpflegestationen, Tagespflegeheime u. ä. schließen eine Versorgungslücke. Durch Gesetze, Verordnungen, Erlasse und Verwaltungspraxis werden die Heimanforderungen geregelt. Sie bestimmen u. a. die Personal- und Qualitätsstandards, die Kostenerstattung der Sozialhilfe und die Investitionszuschüsse der öffentlichen Hand beim Bau und bei Modernisierungen von Heimen. Schutznormen für Heimverträge und Regeln über die Mitwirkung von Heimbewohnern in sozialen Angelegenheiten wollen erreichen, daß die Gefahr, daß alte Leute machtlos oder gar mundtot gemacht werden, verringert wird. Selbsthilfegruppen, Seniorenräte und -verbände, organisieren Besuchsdienste, die indirekt für die Heimleitung zumindest eine Art sozialer Kontrolle mit sich bringen. Ausreichende Besuchszeiten, Kontakte zu Angehörigen und „nach draußen" sind für eine humane und aktivierende Pflege wichtige Voraussetzungen. Der Weg in das Heim darf grundsätzlich nicht zur Einbahnstraße geraten, eine aktivierende Pflege hat nämlich das Ziel, daß der Rückweg vom Heim nach Haus nicht versperrt bleiben muß. Für eine humane Pflege gelten im Grunde die gleichen Grundsätze wie für die geriatrische Rehabilitation zur physischen und psychischen Stärkung. Freizeitaktivitäten sollten daher selbst in Pflegeheimen nicht klein geschrieben werden. Humane Pflege bedeutet aber auch humaner Beistand in den letzten Stunden eines Lebens.

Die Berufspalette entspricht ebenfalls der in der Krankenpflege und in der Rehabilitation, Ärzte/Ärztinnen für Geriatrie und Altenpfleger/-innen (mit dreijähriger Ausbildung) finden in Pflegeheimen ein großes Betätigungsfeld. Die Aufsicht über Pflegeheime führen die Kommunen; sie stellen auch Bedarfspläne für die Altenhilfe auf, fungieren als örtliche Sozialhilfeträger und damit als Zahler, und sie betreiben kommunale Pflegeheime. Diese Vierfachzuständigkeit trägt dazu bei, daß vor allem private Heimbesitzer über eine allzugroße Eingriffsmöglichkeit und über einen zu großen Einfluß von kommunalen Sozialverwaltungen klagen. Eine Entzerrung der Zuständigkeiten könnte die Stellung der oft begehrten kleinen Privatheime durchaus stärken.

Die ursprüngliche Idee grüner Altenpolitik, auf Altenheime und Altenpflegeheime ganz zu verzichten, zumindest aber Neubauten dafür ganz zu unterbinden, um in Wohngemeinschaften und Nachbarschaftshilfe die Pflege zu betreiben, hat sich in der harten Realität von Regierungsverantwortung nicht halten lassen. Selbst das im Koalitionsvertrag zwischen SPD und Grünen in Niedersachsen im Jahre 1990 angepeilte Ziel, nur noch neue Altenpflegeheime mit 40 und weniger Betten zu fördern, ließ sich nicht lupenrein durchhalten. Ein Tendenzumschwung in der Heimpolitik zugunsten von differenzierter Pflege, von Tages- und Kurzzeitpflege und von kleinen Pflegeeinheiten, die ggf. in wirtschaftlicher Einheit mit anderen zusammengehen, läßt sich jedoch erkennen. Dennoch: Der Bedarf wächst sowohl an Sozialstationen *und* an Altenwohnungen, an ambulanten Diensten *und* an Pflegeplätzen im Heim.

Kapitel 14

Querschnittsaufgaben

I. Aus-, Fort- und Weiterbildung in Gesundheitsberufen

Die wohl wichtigste gesundheitspolitische Querschnittsaufgabe über alle Aufgabenfelder hinweg ist es, junge Frauen und Männer für eine Tätigkeit im Gesundheitswesen zu gewinnen und sie entsprechend auszubilden. In der Fortbildung muß das das vorhandene Wissen gefestigt und neuer aktueller Wissensstoff vermittelt werden. Zusatzqualifikationen werden durch Weiterbildung erworben.

Weit mehr als eine Million Menschen sind in ihrem Hauptberuf für die Gesundheit anderer Menschen tätig. Allein im Krankenhausbereich beträgt die Mitarbeiterzahl um die eine Million Beschäftigte. Nicht viel geringer wird die Zahl der Beschäftigten in den Bereichen Gesundheitsförderung, ambulante Behandlung, Pflege, Rehabilitation, Forschung und Gutachterwesen sein. Nehmen wir noch den Arzneimittelbereich, die Gesundheitshandwerker, Physiotherapeuten, Drogisten und Geschäfte mit Gesundheitswaren hinzu, dann übersteigt diese Zahl sicher die Zweimillionengrenze.

Für die Ausbildung und Fortbildung in Lebensmittelhandwerk, -industrie und -handel ist nicht nur das Fach Ernährungskunde zu fordern, es sollten darin auch gesundheitliche Grundkenntnisse vermittelt werden. Die Berufsschule bietet Gesundheitslehre u. a. für Drogisten/Drogistinnen, Arzt- und Zahnarzthelfer/-innen, Apothekenhelfer/-innen, Kinderpfleger/-innen, Erzieher/-innen, Arbeits- und Sprachtherapeuten/-therapeutinnen an. Grundkenntnisse werden auch in der Hauswirtschaft, in Pflege- und Pflegevorschulen vermittelt. Verbände und Kammern führen für einige dieser Berufe Fortbildungsveranstaltungen durch. Zu fordern ist, daß auch allgemeinbildendende Schulen und die Lehrerbildung sich mit Gesundheitslehre und Gesundheitsbildung soweit befassen, daß ältere Schüler/-innen bei der Grundpflege am Krankenbett zupacken können. Die Weiterbildung für Lehrer an Behindertenschulen oder an Schulen mit integrativer Erziehung muß fortgeführt bzw. ausgebaut werden. Die Gesundheitspflegeberufe liefen früher unter der Bezeichnung „Heilhilfsberufe", heute hat man dafür den nicht minder diskriminierenden Begriff „nichtärztliche Heilberufe", also wieder eine Definition über andere, gefunden. Nicht um zu langweilen, sondern um wegen des großen Umfanges dieser Berufeliste Erstaunen zu wecken, führe ich sie hierunter einmal auf. Die weibliche Bezeichnung steht für beide Geschlechter:

— Krankenschwestern, Krankenpflegerinnen, Krankenpflegehelferinnen, Altenpflegerinnen, Altenpflegehelferinnen, Familienpflegerinnen, Heilerziehungspflegerinnen, Behindertenpflegerinnen, Heilerziehungspflege-Helferinnen, Hebammen, Geburtshelferinnen;

— Krankengymnastinnen, Masseusen, medizinische Bademeisterinnen, Beschäftigungs- und Arbeitstherapeutinnen, Logopädinnen, Sprachheiltherapeutinnen, Orthopistinnen;

— Medizinisch-technische Assistentinnen, Diätassistentinnen, Diätköchinnen, Desinfektorinnen, Gesundheitsaufseherinnen, Hygienefachkräfte, Medizinische Sektions- und Präparationsassistentinnen, Radiologiehelferinnen, Zytologieassistentinnen, Kardiotechnikerinnen, Morphologieassistentinnen;

— Apothekenhelferinnen, Pharmazeutische Assistentinnen, zahnmedizinische Assistentinnen, Arzthelferinnen, Zahnarzthelferinnen;

— Rettungsassistentinnen, Rettungssanitäterinnen, Rettungshelferinnen.

Einige Gesundheitspflegeberufe sind nur nach Weiterbildung bzw. Fachhochschulbesuch erreichbar, wie Fachkrankenschwestern und -pflegerinnen, Ernährungsberaterinnen, Musik-, Atem-, Ergotherapeutinnen.

Den Besuch einer Universität oder Fachhochschule erfordern folgende Berufe:

— Unterrichtsschwestern, Lehrkräfte an Krankenpflegeschulen in der Fort- und Weiterbildung, leitende Pflegekräfte;

— Krankenhausverwaltungsleiterinnen, Krankenhausmanagerinnen;

— Psychotherapeutinnen, Gruppentherapeutinnen, Soziotherapeutinnen, klinische Psychologinnen;

— Diplom Medizinerinnen, Medizinsoziologinnen, Psychosomatikerinnen, Medizinpädagoginnen, Ernährungswissenschaftlerinnen, Bio-Ingenieurinnen, Diplom Hygienikerinnen, Medizinische Informatikerinnen;

— Sozialarbeiterinnen, Sozialpädagoginnen, Psychagoginnen.

Ärztinnen, Zahnärztinnen, Apothekerinnen kommen noch hinzu, um das gesamte Spektrum der Heilberufe zu zeigen.[146] Ein regelrechtes Schwerpunktstudium „Sozialarbeit im Gesundheitswesen" müßte allerdings noch geschaffen werden, um diesen Berufszweig in einigen der genannten Aufgabenfelder, insbesondere in der Psychiatrie, fest zu verankern.[147] Jedes Jahr treten neue Spezialberufe im gesundheitlichen Berufskatalog hinzu. Aus Anlaß der deutschen Vereinigung waren es sehr viele, weil die DDR mit Berufsbezeichnungen fast inflationär umgegangen ist.

Im Krankenhausbereich haben sich einige Berufe neu angesiedelt, die aus dem Technikermetier hervorgegangen sind: Krankenhaustechnikerinnen, -Heizungsfachkräfte, -Ingenieurinnen. Andere kommen aus dem ökonomischen Bereich: Krankenhaus-Datenverarbeiterinnen, Pflegesatz-Sachbearbeiterinnen, Krankenhausökonomen und -Buchhalterinnen.

Kammern, Wohlfahrtsverbände, Gewerkschaften und Berufsverbände und die Träger von Gesundheitseinrichtungen treten mit einem reichhaltigen Fortbildungsangebot auf, auch Gesundheitsvereine wie z. B. der Kneipp-Bund bieten Fortbildung für Professionelle an. In Niedersachsen plant er eine Akademie für Gesundheitsbildung für Angehörige von Gesundheitspflegeberufen, für Lehrer u. a., die in 2 400 Unterrichtsstunden auf den neusten Stand in der Gesundheitsbildung gebracht werden sollen.[148] Hervorzuheben ist auch die Fortbildung an den Rettungsschulen der großen Sanitätsorganisationen.

Bei den Ärzten steht am Ende der Ausbildung nach einer Tätigkeit als „Arzt im Praktikum" die Approbation. Der jetzt geltenden Approbationsordnung waren heftige Auseinandersetzungen darüber vorausgegangen, ob man die Approbation nicht zwei- oder dreiteilen sollte. Vorgeschlagen war u. a. ein Ausbildungsjahr im Krankenhaus mit eigner Prüfung und danach eine Approbation I sowie nach einer Ausbildung in niedergelassenen Praxen eine Approbation II. Nach der ersten Approbation sollte der Arzt bereits eigenverantwortlich in einer ärztlich geleiteten Einrichtung arbeiten können.

Die nächste Hürde bildet die Zulassung zur kassenärztlichen oder kassenzahnärztlichen Praxis. Durch eine Pflichtweiterbildung, vorgeschlagen sind 3 Jahre, sollen erkannte Ausbildungslücken geschlossen werden. Es geht aber vor allem der gKV darum, die Zulassungszeit hinauszuschieben und damit das Wachstum der Zahl der Kassenärzte zu bremsen.[149]

---

[146] Bönsch, Weiterbildung in der Krankenpflege, Deutsche Krankenpflegezeitschrift 11 / 1980, S. 680 ff.; Gesetz über die Berufe in der Krankenpflege, Anwendungshilfe der Gewerkschaft ÖTV, Oktober 1986; Weiterbildung in der Krankenpflege, ÖTV-Information, Dezember 1987; Aufwertung der Alten- und Krankenpflegeberufe, NMS PM vom 28. 2. 1990; Berufe in der Krankenpflege, AGS, Bonn o. J.; Schulen für nichtärztliche Heilberufe, NLT-Protokoll vom 20. 10. 1988, S. 5874 ff.; NLTDrs. 9 / 2285; 8 / 3706; 8 / 1973.

[147] Die Situation der Sozialarbeit im öffentlichen Gesundheitsdienst, Institut für regionale Bildungsplanung, Hannover 1978; v. Campenhausen, Axel, Möglichkeiten für neue dreijährige Studiengänge im Gesundheitswesen, Locc. Protokolle 12 / 1976, S. 147 ff.

[148] Locc. Protokolle 12 / 1976, S. 111 ff.

Die hohe Zahl der Absolventen aus der Medizinerausbildung bringt bei gleichzeitiger Einschränkung der kassenärztlichen Zulassung Arbeitslosigkeit für Ärzte. Die Arbeitsgemeinschaft der medizinischen Fachgesellschaften schlägt daher vor, daß sich junge arbeitslose Ärzte nicht nur um die klassischen Tätigkeiten als Kassen- oder Klinikarzt bemühen, sondern daß sie Arbeitsplätze in folgenden Sparten, in denen Ärzte gebraucht werden suchen: Arbeitsmedizin, Pharmaherstellung, medizinische Information, Unterricht und Forschung, gesundheitliche Entwicklungshilfe, öffentlicher Gesundheitsdienst und Krankenkassen, Informatik, Nahrungsmittelindustrie, Bio- und Gentechnologie, Umweltschutz, Gesundheitsrecht, Gutachterwesen.[150]

Für die ärztliche Fortbildung haben die Ärztekammern und Kassenärztlichen Vereinigungen entsprechende Akademien und Institutionen geschaffen, entsprechendes gilt für Zahnärzte. Die Erlangung von Zusatzqualifikationen nach Weiterbildung muß durch staatliche Ordnungen geregelt bleiben, wie das auch in der Ausbildung der Fall ist. Aus- und Weiterbildung selbst muß aber nicht nur vom Staat geleistet werden. Private Ersatzschulen, berufsständische Akademien und ähnliche Institute können auf diesen Feldern durchaus wirksam tätig sein. Der Staat muß jedoch die Aufsicht führen, um Mißbräuche zu verhindern, die z. B. in überhöhten Schulgeldern oder unqualifiziertem Unterricht liegen können. In der Aus- und Weiterbildung in Gesundheitsberufen ist in Zukunft noch mehr als bisher auf die Durchlässigkeit von Tätigkeiten im ambulanten und stationären Versorgungskreis zu achten. Es sollten z. B. keine berufsrechtlichen Probleme entstehen, wenn Krankenschwestern aus Krankenhäusern in Sozialstationen wechseln oder umgekehrt.

II. Gesundheitliches Gutachter- und Sachverständigenwesen

In vielen Lebenslagen, auf fast allen Rechtsgebieten bedarf es des medizinischen Sachverständigen oder Gutachters, um medizinische Sachverhalte zu ermitteln, an die Rechtsfolgen oder Rechtsansprüche geknüpft werden. Im Zivilrecht geht es z. B. um die Frage nach der Geschäftsfähigkeit, nach Vertragserfüllungen oder Schadensersatz auf Grund von Gesundheitsschäden oder um Unterhaltsansprüche bei gesundheitlichen Einschränkungen der Unterhaltsberechtigten. Im Arbeitsrecht wird geprüft, ob ein Arbeitnehmer arbeitsunfähig ist, wenn er der Arbeit aus diesem Grunde fernbleibt. Im Bereich von Strafgesetzbuch oder Strafprozeßordnung werden Schuldfähigkeit, Verhandlungsfähigkeit oder Haftfähigkeit vom Mediziner begutachtet. Im Verwaltungsrecht prüft der Mediziner z. B.

---

[149] Alexander, Klaus, AiP ist eine schlimme Fehlkonstruktion, NÄBl. 23 / 1987, Sonderdruck; BMG PM vom 14.1.1992; NLTDrs. 11 / 3433; 9 / 490; Allgemeinmedizin wird Pflichtfach, NÄBl. 18 / 1977, S. 609 ff.; Jork, K., Das Frankfurter Unterrichtsmodell für Allgemeinmedizin, NÄBl. 19 / 1983, S. 666 ff.

[150] Düsseldorf 1988, S. 59.

die Gefahr, die von einem psychisch Kranken für sich oder andere ausgeht, wenn es um die Unterbringung in der Psychiatrie geht. Verwaltungsakte gegen Bürger erfordern die Mitwirkung des Mediziners, wenn z. B. wegen des Vorhandenseins gesundheitsschädlicher Stoffe ein Betrieb geschlossen werden oder ökonomisch harte Auflagen hinnehmen muß. Im Steuerrecht hängt oft vom medizinischen Sachverständigen ab, ob ein Steuerpflichtiger Freibeträge wegen Behinderung oder Krankheit durchbekommt. Vor allem aber ist das Gros aller Ansprüche im Sozialversicherungs- und Sozialleistungsrecht von medizinischen Feststellungen abhängig: Das Krankengeld, die Unfall- oder Kriegsopferrente, die Schwerbehinderteneigenschaft, die Erwerbs- und Berufsunfähigkeitsrente, die Rehabilitation, die gesundheitliche Vermittlungsfähigkeit des Arbeitslosen u. v. m. Selbst im Bauwesen bedarf es medizinischer Gutachter, wenn z. B. die Schädlichkeit von Baustoffen oder von Wohngiften im Streit steht. Hinzu kommen alle Tauglichkeitsuntersuchungen, ob für die Schule, den Beruf, die Bundeswehr, die Reise in die Tropen oder den Sport. Gutachter sitzen auch über Ärzte „zu Gericht" bei Kunstfehlern, Honorarkürzungen oder Heil- und Kostenplänen für Zahnersatz. Eine Heer von Medizinern, Psychotherapeuten und anderen Angehörigen von Gesundheitsberufen ist tagtäglich damit beschäftigt, Bescheinigungen und Atteste auszustellen, Gutachten zu „pinseln" und schwerwiegende Feststellungen für Behörden und Gerichte zu treffen. In allen Ämtern, die sich mit Gesundheitskontrollen befassen, im öffentlichen Gesundheitsdienst, in der Lebensmittelkontrolle oder in der Gewerbeaufsicht liegt die eigentliche Tätigkeit im Gutachter- und Sachverständigenwesen.

Universitäten und Weiterbildungsstätten bieten daher entsprechende Bildungsgänge, z. B. für Arbeits-, Sozial- und Umweltmedizin und für das Sachverständigenwesen an. Die gesundheitspolitische Bedeutung dieses Aufgabenfeldes ist nicht unbeträchtlich, vor allem dann, wenn es um die Leistungsfähigkeit von Menschen oder um Ausgrenzungen, sprich um Freiheitseinschränkungen geht. Was heißt leistungsfähig? Wer ist behindert oder krank und wer gesund? Wer stellt eine Gefahr für sich oder andere dar und wird untergebracht? Wer erhält als erster die entnommene Niere und kann überleben? Das sind letztlich Fragen mit nicht nur medizinischen sondern auch philosophischen, ethischen und soziologischen Dimensionen. Selbst in schwierigsten Situationen muß der Gutachter Fragen von solcher Qualität beantworten, denn im gesellschaftlichen Rechtsverkehr müssen auch die kompliziertesten Tatbestände unter Rechtsnormen subsumiert werden können. Für den Rechtsfrieden einer Gesellschaft ist das medizinische Gutachten unentbehrlich, wenn der Richter aufgrund eines medizinisches Sachverhalts sein Urteil fällen soll. Solches Gutachten aber kann vor Gericht nicht im Konjunktiv erfolgen, es muß schon eindeutig sein, denn Rechtsnormen kennen kein „Sowohl als auch".

III. Gesundheit und Entwicklungshilfe

In ihrer Deklaration von Alma Ata verlangen WHO und UNICEF, das Kinderhilfswerk der Vereinten Nationen, daß die Weltgemeinschaft und vor allem die Industrieländer einen angemessenen Beitrag zur Errichtung von Basisgesundheitsdiensten in den Entwicklungsländern leisten müssen. Die Hilfe allein für Krankenhausobjekte reiche nicht aus. Dazu hat das Londoner Institut für Gesundheitsökonomie die wohl umfassendste Darstellung über die Situation in der sogenannten dritten Welt geliefert.[151]

Danach ist eine der Hauptursachen dafür, daß Gesundheitsdienste nur von einer Bevölkerungsminderheit in Anspruch genommen werden, ihre schlechte Erreichbarkeit. Die Fahrt- und Unterbringungskosten und der Verdienstausfall fallen so stark ins Gewicht, daß viele die Dienste auch dann nicht nutzen, wenn sie umsonst angeboten werden. Vorsorge und Früherkennungen finden kaum statt. Mängel in der Ausbildung und bei der Versorgung mit Arzneimitteln und medizinischem Bedarf treten hinzu. Überdies fehlt es nicht selten an Akzeptanz für die „westliche" Medizin. Eine Mentalität „von oben herab" bei der Bewertung von Medizinmanntraditionen und Naturheilmethoden durch weiße Helfer mag zu dieser fehlenden Akzeptanz beitragen. Andererseits kann man als Entwicklungshelfer in Not- und Katastrophensituationen sicher nicht zu allererst daran denken, ob man sich auch psychologisch richtig verhält und bereit ist, vom anderen zu lernen. Kritik richtet sich auch weniger gegen Ärzte und Schwestern vor Ort sondern gegen die europäische Entwicklungshilfebürokratie.

Kritik muß sich auch die Pharmaindustrie bei der Lieferung von veralteten Arzneien und wegen des Mißbrauchs eingeborener „Versuchspersonen" für die Medikamentenerprobung gefallen lassen. Die deutsche Pharmaindustrie will solche Vorwürfe nicht auf sich sitzen lassen. Sie bietet inzwischen in Abstimmung mit der WHO evaluationsfähige Partnerschaften zur Arzneimittelversorgung an. Viele Entwicklungsprojekte laufen über den Bund, über Kirchen, Wohlfahrtsverbände und auch über einzelne Bundesländer und Kommunen. Vereine und Initiativen für medizinische Entwicklungshilfe sind entstanden, so der niedersächsische Verein für Entwicklungshilfe und die Gemeinschaft „Deutscher Notärzte". Das Engagement der Kirchen besitzt Tradition. Der Drang zur christlichen Mission wurde abgelöst durch Projekthilfe, die von Gemeinden in Deutschland und von christlichen Initiativen meist junger Menschen in „Eine-Welt-Läden" und anderswo unterstützt werden. Kirchentage wirken stets als Antriebsmotoren für Entwicklungshilfe. Kritik über die Ausbeutung dieser Länder durch Industrie- oder Pharmakapital wird z. B. auf Kirchentagen aufgegriffen, und man sucht die direkte Konfrontation mit den Verantwortlichen dieser deutschen Industrien. Jüngst hat sich eine „Gemeinsame Konferenz Kirche und Entwicklung" zum Ärger mancher

---

[151] Gesundheit und Entwicklungshilfe, Untersuchung des British Office of Health Economics, Frankfurt / Main 1983.

Selbsthilfegruppen als Friedensstifter angeboten. Junge Leute ärgern sich, daß darin Pharma- und Kirchenvertreter an einem Tisch sitzen, und die Verbandsgewaltigen ihr Image aufpolieren könnten. Nur, wie anders soll Wandel geschehen, wenn nicht durch Erarbeitung gemeinsamer Positionen und Verfahren zur Entwicklungshilfe, die einer Evaluation, einer wissenschaftlichen Erfolgsprüfung, stand halten?

Medizinversorgungssysteme in Asien oder Afrika darf man auch nicht mit europäischen Maßstäben messen. Maos Barfußärzte entsprechen zwar nicht deutschen Ausbildungsstandards, für das chinesische Gesundheitswesen bedeuteten sie aber einen großen Schritt nach vorn. In einigen Landstrichen Afrikas ist vorauszusehen, daß Patienten in ihren Krankenbetten nicht gesunden, wenn sie, die es gewohnt waren, ihre Familien um sich zu haben, nicht mehr mit der ganzen Familie ins Hospital ziehen dürfen. Dort bedarf es Krankenstationen, die von Wohnhütten für Familienmitglieder umgeben sind. Behandler, die von Mentalität, Religion und Sitte von Afrikanern nur wenig wissen, werden auch weniger Zugang zu Kranken finden als informierte Ärzte.[152] Darum bleibt es richtig, in Deutschland ausgebildete Ärztinnen aus Asien, Afrika und Lateinamerika grundsätzlich nicht hier sondern in ihrer Heimat zur Approbation zuzulassen. Entwicklungshilfe muß vor Ort geleistet werden und nicht nur für einige Mediziner hier.

IV. Gesundheits- und Krankheitsforschung

Auf allen Feldern des Gesundheitswesen ist Gesundheitsforschung und wissenschaftliche Begleitung nötig, auf einigen — wie in der Gesundheitsberichterstattung, der Umweltmedizin und der Erforschung unheilbarer oder schwer heilbarer Krankheiten — gehört sie fast schon zu den Alltagsthemen der Bevölkerung. Der Wunsch betroffener Kranker nach baldiger Erforschung einer heilenden Behandlung oder einer heilenden Medizin versteht sich von selbst. Bei dem verständlichen Drängen aus der Bevölkerung und aus der Wissenschaft nach schnelleren Forschungserfolgen und mehr Forschungsmitteln hat Gesundheitspolitik einen schweren Stand. Die Möglichkeiten der Wissenschaft erscheinen schier unermeßlich, wenn nur genügend Geld dafür bereitgestellt würde.

Je nachdem, welcher Gesundheitsskandal oder welche Schreckensmeldung über eine Seuche, z. B. AIDS, oder eine Umweltkrankheit wie wahrscheinlich SIDS, die Menschen in große Unruhe versetzt, werden von Bevölkerung und Medien andere Prioritäten für die Verteilung von Forschungsmitteln gesetzt. An solchen Prioritätenverschiebungen kann Gesundheits- und Forschungspolitik nicht vorbeisehen, obwohl die meisten Mittel durch Etats und Langfristprogramme von Universitäten und Instituten längst festgeschrieben sind. Der Informationsverbund in unserer Welt garantiert die Kenntnis über Gesundheitskatastro-

---

[152] Hartge, R., Zur Geschichte der afrikanischen Medizin, NÄBl. 7 / 1976, S. 218 ff.

phen an allen Ecken unseres Globus. Forschungspolitik muß darauf schnell reagieren, und das nimmt ihr in den Augen mancher Wissenschaftler, die ihre Forschung auf einem anderen Gebiet mangels Finanzen nur sehr verlangsamt oder gar nicht weiterführen können, viel an Verläßlichkeit und Stetigkeit. Der Kampf um Stellen und Sachmittel tobt heftig zwischen Regierungen, Parlamenten und Forschung, er währt aber nicht minder heftig zwischen Universitäten, Fachbereichen, staatlichen und privaten Instituten untereinander um den Löwenanteil der Forschungsmittel. Jeder kann da gewichtige Gründe für seinen Forschungsbereich vorbringen, und die Überzeugungskraft deutscher Professoren ist gewaltig. Ihre Verzweifelung ist aber auch verständlich, wenn z. B. aufgrund abflauenden Interesses für eine bestimmte AIDS-Problematik begonnene Projekte eingefroren und eingestellt werden.

Verteilungsmodi hängen auch von Erfolgen ab. Gelingt es der Transplantationsmedizin das Verpflanzungsrisiko bestimmter Eingriffsarten gegen Null herunterzuschrauben, dann gibt es Druck auf die Forschung, weitere Transplantationen zu entwickeln. Wären wir in der Krebsforschung wirklich so kurz vor dem Ziel, wie es die eine oder andere Sensationsmeldung verheißt, dann erginge sicher sehr schnell der Ruf an die Politik, es mit einer letzten großen personellen und finanziellen Anstrengung gänzlich zu schaffen. Ein Nobelpreis lenkt die Augen der Gesundheitspolitik ebenso auf den geehrten Forschungsbereich. Schließlich gibt es in der Wissenschaft noch heftiger als anderswo Rangstreitigkeiten.

Die Gesundheitspolitik steht daher vor der immer neuen Aufgabe, soviel Objektivität und Effektivität wie nur möglich in die Ressourcenverteilung für die Gesundheitsforschung zu bringen.[153] Ein gutes Beispiel dafür scheint mir das in den siebziger Jahren in Gang gesetzte Programm mit fast einer halben Milliarde DM ausgestattet für die verschiedensten Gesundheitsfelder. Daran beteiligten sich vier Bonner Ministerien. Die meisten Mittel flossen in die erwähnte Herz-Kreislauf-Präventionsstudie. Neben den Universitäten tragen Forschungsgesellschaften und private Institute, die mit öffentlichen Mitteln und Aufträgen wesentlich gefördert werden, zur Gesundheitsforschung bei.

Gesundheitspolitik selbst bedarf stets der Überprüfung, ob sie mit ihren Zielen und Maßnahmen noch die Wirklichkeit erreicht. Für die Landesgesundheitspolitik in Niedersachsen waren und sind z. B. die wissenschaftlichen Untersuchungen des Instituts für Entwicklungsplanung und Strukturforschung zur Krankenhaussituation, zur gemeindenahen Psychiatrie zu Sozialstationen und Sozialberufen im Gesundheitswesen unentbehrliche Wegweiser.

---

[153] Empfehlungen des Wissensschaftsrates zur Struktur und zum Ausbau der medizinischen Forschungs- und Ausbildungsstätten, März 1968; Forschung und Technologie im Dienst der Gesundheit, Entwurf für ein längerfristiges Rahmenprogramm, vorgelegt von den Bundesministerien für Forschung und Technologie, für Jugend, Familie und Gesundheit, für Arbeit und Sozialordnung, für Bau- und Wohnungswesen, April 1976; Das 450-Millionen-Ding, NÄBl. 3 / 1979, S. 73 ff.; NLTDrs. 8 / 1984; 8 / 2007.

[154] Entfällt.
[155] Entfällt.

Dritter Teil

Träger von Aufgaben, Einrichtungen und Kosten

Kapitel 15

Staat, Sozialversicherung und Markt

I. Aufgabenverteilung zwischen Staat, Sozialversicherung und Markt

Das Grundgesetz für die Bundesrepublik Deutschland und eine Reihe von Gesetzen, Verordnungen und Erlassen regeln, wer welche Aufgaben im deutschen Gesundheitswesen wahrnimmt, wer Dienste, Einrichtungen und Kosten trägt. Soweit keine Spezialnormen ergangen sind, werden gesundheitliche Waren und Dienstleistungen auf dem Markt angeboten und nachgefragt. Der Preis bestimmt sich dann nach dem Prinzip von Angebot und Nachfrage.

Im Bereich des Gesundheitswesens existieren jedoch viele Spezialnormen, welche das Marktprinzip einschränken. Leben und Gesundheit der Menschen werden als so hohes Gut gewertet, daß vom Staat als Gemeinwesen erwartet wird, daß er die Verantwortung für die Qualität und die Erreichbarkeit von Gesundheitsleistungen und -waren übernimmt. Der Staat muß allerdings diese Leistungen nicht alle selbst bereitstellen, und diese Waren nicht alle selbst herstellen und vertreiben. Er kann die Verantwortung an Beauftragte delegieren und dafür ein dichtes Regelwerk erlassen. Die Kontrollen über Beauftragte und über verbliebene Märkte wird er entweder in eigner Regie oder durch andere geeignete Instanzen sicher stellen müssen. Er kann auch Teilaufgaben selbst übernehmen und andere über Beauftragte und den Markt erledigen lassen.

Der Staat, das sind auf der nationalen Ebene Bundestag, Bundesrat und Bundesregierung, und auf Länderebene die Landtage und die Länderregierungen sowie ihre Bezirksverwaltungen. Auf der lokalen Ebene wird unser Gemeinwesen durch Kreistage, Stadt- und Gemeinderäte und deren Verwaltungen dargestellt. Einige übernationale Aufgaben liegen bei der Europäischen Gemeinschaft (EG).

Gesundheitsaufgaben werden in der Bundesrepublik Deutschland vom Staat, von beauftragten Körperschaften öffentlichen Rechts oder vergleichbaren Stellen und zum größten Teil vom Markt wahr genommen. Ist ein Beauftragter, wie zum Beispiel die kassenärztliche Vereinigung für die Sicherstellung der kassenärztlichen Versorgung, benannt, so folgt daraus nicht, daß der Markt aus diesem Aufgabenbereich vertrieben worden ist. Zur kassenärztlichen Versorgung zugelassene Ärztinnen und Ärzte konkurrieren durchaus untereinander um Patienten auf dem Markt. Kassenärztliche Honorare werden allerdings nicht frei ausgehandelt zwischen Arzt und Patient, sie unterliegen Kollektivverträgen, die gleichrangig zwischen der KV und den Kassen der gKV abgeschlossen werden.

Wir finden in Deutschland mehrere ökonomische Elemente im Gesundheitswesen wieder: Den Markt, Oligopole marktbeeinflussender Körperschaften und die staatliche Lenkung. Diese und eine ähnliche ökonomische Vielfalt finden wir auf den einzelnen Aufgabenfeldern bestätigt.

Betrachten wir die Krankenhausversorgung! Die Länder haben den Sicherstellungsauftrag dafür in der Regel den Landkreisen und kreisfreien Städten überlassen. Nicht alle Kommunen besitzen aber ein eignes Stadt- oder Kreiskrankenhaus, sie bedienen sich vielfach der Krankenhäuser in kirchlicher, freigemeinnütziger oder privater Trägerschaft, um Kranke in einem Krankenhaus versorgen zu können. Marktelemente werden durch eine nicht immer erwünschte Konkurrenz der Krankenhäuser und durch die freie Krankenhauswahl der selbstzahlenden Privatpatienten erkennbar. gKV-Patienten sind bei dieser Wahl eingeschränkt, sie können auf Kosten der Versicherung nur das vom Arzt verordnete (meist das nächstgelegene) Haus aufsuchen. Die Krankenhauspreise erscheinen in Gestalt von Pflegesätzen und Sonderzahlungen, diese werden bei Selbstzahlern mit dem Krankenhausträger theoretisch zwar vereinbart, praktisch aber vom Träger, ähnlich einem Monopolist, festgelegt. Patienten sind auf Krankenhäuser angewiesen. In solchen Situationen kann man schlecht um Preise handeln. Krankenhäuser verfügen über so lebenswichtige Güter, daß der Preis keine Rolle spielt und für Selbstzahler somit Marktgesetze weitgehend außer Kraft gesetzt sind. Dafür, daß Krankenhausmanager allerdings bei Selbstzahlerpreisen nicht übermütig werden können, sorgen dann andere Stellen und Mechanismen. Zum einen genehmigen in der Regel öffentlich verantwortliche Kommunalparlamente oder kirchliche bzw. Trägerkuratorien die Tarife. Zum anderen werden für gKV-Patienten Pflegesatzvereinbarungen zwischen Krankenkassen und Krankenhäusern geschlossen, welche Anhaltspunkte für Preise der Regelversorgung abgeben. Letztlich bleibt als Kontrollorgan gegen Ausnutzung noch die Presse.

Stärker marktorientiert sind das Arzneimittelwesen und die Gesundheitsförderung. Die Arneimittelherstellung ist rein privatwirtschaftlich organisiert, erst der Apotheker steht bei der Abgabe unter gesetzlichem Auftrag. Den Preis kann sich der Bürger in der Apotheke jedoch nicht aussuchen. Für Privatpatienten gilt der vom Hersteller festgesetzte Einkaufspreis plus einer staatlich vorgegebenen Preisspanne, die für den Apotheker aber nicht allzu üppig ausfällt. Die Marktorientierung ist ausserdem noch durch die ärztliche Verordnung eingeschränkt, der Patient ist gar nicht in der Lage, Preis- und Wirksamkeitsvergleiche anzustellen. Sogar die gKV zahlt für ihre Patienten diese Preise, soweit sie in bestimmten Verzeich-

Kap. 15: Staat, Sozialversicherung und Markt 133

nissen wie der Lauertaxe erscheinen. Die erwähnte Marktorientierung der Arzneimittel ist also stark zugunsten einer Preissetzungsbefugnis der Hersteller eingefärbt. Diese stehen allerdings in Konkurrenz zu anderen Herstellern.

Das Feld der Gesundheitsförderung ist ein einziger großer Markt. Für die Praeventivmedizin gelten allerdings die gKVRegeln und Kollektivverträge. Die Schul-Gesundheitsbildung und den öffentlichen Gesundheitsdienst tragen Staat und Kommunen. Mit öffentlich-rechtlichen Körperschaften und Privaten wirken sie in der außerschulischen Gesundheitsbildung mit. Im wesentlichen aber gelten Marktgesetze.

Der Gesundheitsmarkt ist wie jeder andere Markt auch in ein Korsett von Marktordnungselementen eingebunden. Viele Anbieter finden auf dem Gesundheitsmarkt nur über Bildungswege einen Zugang, die der Staat ordnet und überwacht, um damit ein Stück Qualität gesundheitlicher Dienste zu garantieren. Es entspricht auch sicher dem Wunsch aller Bürger, daß sie fach- und sachgerecht behandelt werden, wenn es um ihr Leben und ihre Gesundheit geht. Im übrigen gelten auf dem Gesundheitsmarkt die auf allen Märkten üblichen Regeln des bürgerlichen, des Handels-, Wirtschafts- und Steuerrechts. Arbeitgeber und Arbeitnehmer im Gesundheitswesen unterfallen dem Arbeits- inklusive Tarif- und Streikrecht. Die Marktteilnehmer in Sachen gesundheitliche Waren und Dienstleistungen schließen Verträge, zahlen Steuern und handeln, wie andere Sünder auch, im Ausnahmefall durchaus einmal ordnungswidrig oder werden straffällig. Dann trifft sie wie jeden Unternehmer, der sich im Netz solcher Sünden verstrickt, die Strafe.

Streiks sind im Gesundheitswesen, wie überall wo es Arbeitgeber und Arbeitnehmer gibt, die Arbeitsbedingungen gestalten, grundsätzlich erlaubt. Beamte besitzen kein Streikrecht. Die Gewerkschaften haben jedoch mit den öffentlichen und privaten Arbeitgebern Notdienstvereinbarungen für den Streikfall geschlossen, damit Leben und Gesundheit von Patienten im Krankenhaus nicht durch Streikmaßnahmen in Mitleidenschaft gezogen werden.

Die Auflagen und Kontrollen des Staates für den Arbeits-, Umwelt und Gesundheitsschutz finden selbstverständlich auch für die freien Berufe und Unternehmer, für die Arbeitgeber und Arbeitnehmer des Gesundheitsmarktes Anwendung.

Die Gesundheitsökonomie systematisiert Preis-Leistungssysteme und bewertet Preis-Leistungsverhätnisse. Alle gesundheitlichen Waren und Leistungen müssen bezahlt werden. Nichts ist umsonst, selbst wenn nicht der Bürger und Patient sondern eine Versichertengemeinschaft oder Steuerzahler dafür aufkommen. So stellt sich immer wieder die Frage nach dem System unseres Gesundheitswesens. Wir unterscheiden zwischen drei grundlegenden ökonomischen Systemen. Das erste ist die rein privatwirtschaftliche Organisation mit freier Preisbildung auf einem Markt, der nur durch ökoliberale Marktordnungselemente begrenzt ist. Als gegensätzliches Extrem kennen wir ein staatlich voll durchgeplantes System mit administrierten Preisen und im wesentlichen Staatsangestellten in fast allen

Zweigen der Gesundheitsförderung, Krankenbehandlung und Pflege. Dazwischen liegt ein drittes System mit freier Preisbildung auf Teilmärkten und Kollektivverträgen öffentlichrechtlicher Gesundheitskörperschaften auf anderen Teilmärkten sowie einigen wenigen administrierten Preisen von im wesentlichen staatlichen Bildungs- und Kontrolleistungen. In diesem letztgenannten System werden die Planungsvorgaben sowohl vom Staat als auch nach dessen Rahmengesetzen von Kommunen und Gesundheitskörperschaften geleistet; die Gesundheitsaufsicht obliegt dem Staat oder dessen Beauftragten. Dieses dritte System liegt näher an dem markt- als an dem planwirtschaftlichen Modell.

Inzwischen hat die Planwirtschaft im Gesundheitswesen abgedankt. Sie hat in der ehemaligen DDR und in Osteuropa ihre mangelnde Leistungsfähigkeit und sogar eine mangelnde Bürgerorientierung bewiesen. Nach seinen Parolen sollte das DDR-Gesundheitswesen zwar ein Höchstmaß an Leistungen für Bürger und Gesellschaft erbringen. Auf Transparenten eines militarisierten 1. Mai gab es dafür immer verheißungsvolle Sinnsprüche, aber in der Realität hat dieses zur Perversion verkommene System versagt. Schwestern und Ärzte haben in aufopferungsvoller Weise trotz baulicher und organisatorischer Unzulänglichkeiten und trotz unsäglicher Schnüffeleien der „Staatssicherheit" ihren Patienten gedient und persönliche Hochleistung vollbracht, am Ende stand aber dennoch ein nur noch marodes Gesundheitswesen. Es fehlte an allen Ecken und Enden an angemessener Ausstattung und an Personal, an einigen Stellen wurde auch die Tendenz zu patientenfeindlichem Obrigkeitsverhalten beklagt. Ob es überhaupt jemals eine Rechtfertigung und Akzeptanz für ein planwirtschaftliches System in einer demokratischen Gesellschaft aufgeklärter Bürger außer in Krisensituationen geben wird, möchte ich sehr bezweifeln. In Mitteleuropa sehe ich dafür kaum noch Platz, zu tief sitzt der Schock über den mißlungenen Staatssozialismus östlicher Prägung.

Um so mehr ist es angebracht, der Kritik aus dem Lager der organisierten Zahnärzteschaft, einiger Ärztegruppen und aus der FDP an unserem heutigen differenzierten ökonomischen System im Gesundheitswesen nachzugehen. Diese Kritik besagt, daß durch die heutige Form der gKV mit zu vielen Planungs- und Steuerungselementen die freie und marktgerechte Ausübung des ärztlichen Heilberufes behindert werde, ja daß wir uns im Gesundheitswesen in der Bundesrepublik in einer Abart des verhaßten planwirtschaftlichen Staatssozialismus befänden, der Patienten und Ärzte nur schuhriegelt, und der nicht zu optimalen Leistungen führe. Geht man dieser Rüge nach, so treffen wir auf einen Punkt, der das Instrument des kassenärztlichen Kollektivvertrags betrifft. Im Gegensatz zur einzelvertraglichen Honorarvereinbarung zwischen dem mündigen Patient und dem frei therapierenden Arzt seien die „Zwangsverträge" des Kassenarztrechts Auswüchse dieser Zwangswirtschaft, so heißt es.

Diese Analyse erstaunt insofern, als andere kollektive Vertragsformen, nämlich die Tarifverträge zwischen Gewerkschaften und Arbeitgeberverbänden, immer wieder als Muster für die Überlegenheit der westlichen Marktwirtschaft über Staatsgewerkschaften und östliche Lohndiktatur gelobt wurden. Kassenärztliche Mantel- und Vergütungsverträge mit den Krankenkassen weisen aber im Wesenskern die gleichen Strukturen wie die Tarifverträge des Arbeitsmarktes auf. Im Tarifvertrag des kollektiven Arbeitsrechts wird menschliche Arbeitskraft vor Ausnutzung durch Arbeitgeber, die von ihrer Position her in einer strukturelleen Überlegenheitssituation stehen, geschützt. Der Ausgleich dieser unterlegenen Position erfolgt über das Kollektiv der Gewerkschaft, welche im Tarifvertrag mit dem Arbeitgeberverband die Mindestbedingungen für Löhne und andere Arbeitsinhalte aushandeln. Ebenso schützen die Kollektivverträge des Kassenarztrechts den einzelnen Kassenarzt vor der marktbeherrschenden Stellung von Krankenkassen auf dem Gesundheitsmarkt. Diese Mantel- und Gesamtverträge haben nicht den Sinn, den einzelnen Kassenarzt zu knebeln, sie wurden in der Tradition des Hartmannbundes erkämpft, um dem einzelnen Arzt Schutz durch die Kassenärztliche Vereinigung zu geben, damit dieser unter dem von Staat und gemeinsamen gKV-Institutionen vorgegebenen Rahmen seinen Heilberuf wirtschaftlich erfolgreich ausüben kann. Die gKV-Institutionen wie der Bundesausschuß Ärzte-Krankenkassen werden paritätisch besetzt. Nur ein Teil der Rahmenvorschriften ist gesetzlich fixiert, der größte Teil wird von den „Tarifpartnern" ausgefüllt.

Die Vertragspartner der Kassenseite bilden ihrerseits einen weniger monolithischen Verhandlungsblock als die der Arztseite. Auf der Krankenkassenseite sitzen Verbände von bis zu acht Kassenarten.

Es handelt sich um über 1 000 einzelne Krankenkassen, jede eine öffentlich-rechtliche Körperschaft für sich mit eigner Risikostruktur und lokalen Sonderinteressen, die in den acht Kassenarten (Orts-, Betriebs-, Innungs-, Angestellten-, Ersatz-, Arbeiterersatz-, landwirtschaftliche und knappschaftliche Krankenkassen bzw. -versicherung) beheimatet sind. Neben den Krankenkassen befinden sich noch andere Versicherungszweige und Sozialleistungsträger im kollektiven Vertragsgeschäft, so z. B. Polizei und Bundeswehr für die freie Heilfürsorge ihrer Angehörigen. Diese Vielfalt macht die Kassenseite nicht gerade gegenüber der einen KV im Lande stark. Selbstverständlich sitzen auch auf der Ärztebank Vertreterinnen und Vertreter unterschiedlicher Fachgruppen und damit verschiedener Interessenlagen. Laborärzte legen eine Honorarverhandlung anders an als Kinderärzte, Röntgenologen anders als Dermatologen. Dennoch, im Lande oder in der Region unterhält jede KV nur eine Vertreterversammlung, einen Vorstand und eine Geschäftsstelle, während die Selbstverwaltungen und Verwaltungen der Kassen und der Kassenverbände in manchen Ländern die Zahl hundert weit überschreiten und die Abstimmungsprozesse oft unendlich kompliziert werden können. M. a. W.: Die Gewichte der gegenübersitzenden Verhandlungslager gehen gar nicht eindeutig zu einem Schwergewicht der Kassen; diese registrieren vielmehr Schwächen in ihrer Verhandlungsposition.

Bei den Kollektivverträgen Ärzte-Krankenkassen und in ihrem gesamten Vertragskomplex ist jedoch anders als im kollektiven Arbeitsrecht ein Streik als Mittel der friedlichen Lohnfindung nicht vorgesehen, und eine Aussperrung schon gar nicht. Wird zwischen den Vertragsparteien keine Einigung erzielt, dann können die Ärzte nicht streiken und die Kassen nicht das Honorar verweigern oder die Kassenzulassungen entziehen. Beide Seiten können jedoch das Landesschiedsamt für die kassenärztliche Versorgung, das paritätisch mit von den beiden Seiten benannten Vertretern besetzt ist und einen unabhängigen Vorsitzenden hat, anrufen. Dieses Schiedsamt fällt einen Spruch, der zunächst an Stelle eines Vertrages tritt, der aber von beiden Parteien vor dem zuständigen Sozialgericht angefochten werden kann, gegen dessen Urteil wieder Berufung vor dem Landessozialgericht zulässig ist. Beim Vorhandensein von Revisionsgründen steht als dritte — und mit Schiedsamt vierte — Instanz noch das Bundessozialgericht in Kassel zur Rechtsfindung bereit. Weil das hohe Gut „Gesundheit" einen Behandlungsstreik oder einen Behandlungsausschluß nicht erlaubt, dennoch Streitschlichtungsmechanismen nach den Prinzipien gleichrangiger Verträge weder den einen noch den anderen Part bevorzugen oder benachteiligen sollen, hat der Gesetzgeber diesen nicht ganz dornenlosen Weg vorgezeichnet, um selbst in härtesten Konflikten zu einem rechtsfriedlichen Ende zu kommen. Das ist kein „sozialistisches Marterinstrument" sondern in der Abwägung des Schutzes der Gesundheit und des Schutzes des Kassenarztes vor Übervorteilung durch marktbeherrschende Krankenkassen eine durchaus marktgerechte Lösung. Dieser Mechanismus zum Marktgeschehen auf dem kassenärztlichen Markt entspricht dem, was wir gemeinhin mit dem Begriff der sozialen Marktwirtschaft belegen.

Kollektive Preisverträge existieren auch zwischen Krankenhäusern und Krankenkassen im Rahmen der gKV in Form von Rahmenverträgen bzw. Empfehlungen von Landesverbänden der Krankenkassen und Landeskrankenhausgesellschaften sowie in Form von Verträgen zwischen den Kassenarbeitsgemeinschaften vor Ort und dem örtlichen Krankenhaus, bzw. der örtlichen Gemeinschaft der lokalen Krankenhausträger. Bei Nichteinigung besteht auch hier Schiedsamtszwang. Der Gesetzgeber hat bei der Pflegesatzermittlung allerdings einige Regeln vorgegeben. Diese sollen den Krankenhausträgern ausreichende Mittel für ihre Arbeit gewähren, sie sollen aber auch — wie die Budgetregel — Krankenhäuser zu wirtschaftlichem Tun anreizen. Verlustübertragungsmöglichkeiten von einem zum nächsten Jahr und der Zwang zur Vorkalkulation bringen kaufmännische und Marktelemente in das gKV-Krankenhaus-Vertragsgeschäft während die Erlaubnis zur vollen Selbstkostendeckung zur Unwirtschaftlichkeit führen kann. Ein Stück weit kommt es bei der Ausfüllung der Pflegesatzregeln vor Ort auf betriebswirtschaftlichen Sachverstand und Geschick der Verhandlungspartner an, will man sich nicht im Gestrüpp des Pflegesatzrechts festbeißen. Pflegesatzspezialisten der Kassen können Verwaltungsmanager von Krankenhäuser in diesem Geschäft manches Mal zur Weißglut treiben, denn bei großen Einrichtungen, die betriebswirtschaftlich rechnen müssen, und bei denen jeder Pfennig Vorfinanzierung bares Geld bedeutet, das nicht wieder „hereinkommt", besteht eine Art faktischer Einigungszwang. Ein rechtzeitiger Vertrag mit verläßlichen Rechengrundlagen ist für große Einrichtungen wie Krankenhäuser, Reha-Kliniken oder Pflegeheime oft günstiger, als die Hoffnung auf ausreichende Pflegesätze in fünf Jahren nach einer langen Prozedur vor Schiedsstellen und Sozialgerichten. Insofern sitzen die Krankenkassen am längeren Hebel, wenn sie auf „Zeit spielen". Auf der anderen Seite ist das Innenleben eines großen Wirtschaftsbetriebes wie das eines Krankenhauses mit vielen Kalkulationschancen durch günstige Einkäufe, zeitweise unbesetzte Stellen u. a. für außenstehende Kassengeschäftsführer nie bis in das letzte Detail durchschaubar, sodaß wohl auch hier Vor- und Nachteile für die gKV-Verhandlungspartner relativ ausgewogen bleiben.

Verträge der Krankenkassen mit den Trägern von Sozialstationen werden meist als Rahmenverträge mit den Landeswohlfahrtsverbände geschlossen, es existieren auch viele Einzelverträge vor Ort. Derzeit klagen die Verbände, daß die Kosten durch die im Einzelfall von den Kassen für gKV-Versicherte erstatteten Stundensätze nicht gedeckt sind. Leider besteht zur Zeit auch kein Vertrags- und Schiedszwang wie bei Ärzten und Krankenhäusern. Soweit es sich um reine Pflegefälle, für die die Sozialhilfe eintritt, handelt, sind die Finanzierungen ähnlich unsicher, d. h. die Kommunen und Länder müssen die Unterdeckung der Sozialstationen ausgleichen. Sie tun dies in der Regel über Landes-Förderrichtlinien. Eine wirklich verläßliche Finanzierung werden aber Sozialstationen in Zukunft erst über die geplante gesetzliche Pflegeversicherung bekommen. In einer ähnlichen Lage befinden sich stationäre Pflegeeinrichtungen von Privaten und Wohlfahrtsverbänden.

Sanitätsorganisationen und private Rettungsdienste fahren Selbstzahler nach ihren Tarifen, die ähnlich wie für Privatpatienten im Krankenhaus aufgestellt werden. Für die Fahrten mit gKV-Patienten erhalten sie ihre Gebühren nach Verträgen mit Kassenverbänden und Einzelkassen. Einige Landesgesetze sehen auch Schiedsverfahren vor, um die marktbeherrschende Stellung der Krankenkassen zu mildern.

Wie schon erwähnt, arbeiten die Apotheken wie die Buchhändler nach dem System fester Ladenpreise. Die Hersteller setzen den Einkaufspreis fest, darauf kommt die Großhandels- und Apothekenspanne für den Selbstzahler. Die gKV-Versicherten bekommen als Versichertengemeinschaft im Prinzip den gleichen Ladenpreis in Rechnung gestellt, jedoch haben die gesetzlichen Krankenkassen Apothekenabschläge von in der Regel 5 % mit den Landesapothekervereinen vereinbart. Im übrigen gelten zur Arzneimittelversorgung in der gKV Rahmen- und sonstige Lieferverträge zwischen den Kassenverbänden und den Landesapothekervereinen mit freiwilligen Schiedsverfahren. Arzneimittel werden mit Zuzahlungen bis zu DM 10,— pro Medikament und Verordnung an Versicherte abgegeben.

Heil- und Hilfsmittel für Selbstzahler werden nach den Marktprinzipien von Angebot und Nachfrage und freier Preisfindung bezahlt. Für gKV-Patienten bestehen Liefer- und Preisverträge zwischen den Innungen der Gesundheitshandwerke und den Kassenverbänden meist mit freiwilligen Schiedsklauseln. Dabei ist die Marktstellung der Kassen relativ stark. Eine Ausnutzung der marktbeherrschenden Stellung von Kassen ist jedoch nach dem Wettbewerbsrecht untersagt. In der Praxis werden die Artikel, z. B. Brillen, in einer billigen Kassenfassung oder in einer etwas aufwendigeren Form für Selbstzahler angeboten. Der Großteil der Käufer entscheidet sich nicht selten für das teurere Modell, die Kasse zahlt dann ihrerseits einen Zuschuß dazu, und die Welt des freien Marktes ist wieder in Ordnung.

Vielfältig laufen die Kostenverträge in der Rehabilitation. Soweit die Reha-Träger nicht eigne Einrichtungen unterhalten, schließen sie Einzelverträge mit freigemeinnützigen Einrichtungen, meist aber mit privaten Reha-Kliniken ab. Die Belegungsdezernenten der großen Versicherungsanstalten und Versorgungsämter besitzen in diesem Geschäft eine starke Stellung. Sie werden von den Einrichtungsträgern mit großem Respekt behandelt, sodaß im Einzelfall bei besonders guter Pflege von Geschäftsbeziehungen die Versuchung schon einmal Einzug halten kann. Die Selbstverwaltungsorgane der Versicherungsträger lassen darum ihr Augenmerk zu Recht auf diesem Geschäftsfeld ruhen. In jedem Fall untersagt das Wettbewerbsrecht auch hier die Ausnutzung einer marktbeherrschenden Stellung. Fachanwälte haben sich spezialisiert, um ggf. vor Gericht dagegen anzugehen.

Die Kostenerstattung der Sozialhilfe bei der Eingliederungshilfe für Behinderte und der Pflege erfolgt über Landessozialämter, Landessozialverbände, höhere Kommunalverbände und Kommunen. Dieses Vertragsgeschäft ist nur im groben Rahmen gesetzlich fixiert, der Spielraum ziemlich groß. Er wird allerdings stark begrenzt durch die öffentlichen Haushalte, durch eine relativ scharfe öffentliche Kontrolle u. a. durch Presse und Abgeordnete vor Ort. Ministerien, Landtage und kommunale Selbstverwaltungsorgane werden fast täglich mit Eingaben von Einrichtungen bedacht, die sich von Sozial- oder Landessozialämtern zu engherzig behandelt fühlen. Es ist abzusehen, daß die Länder in Zukunft dazu übergehen werden, die Pflegesatzverhandlungen mit einem engeren Regelwerk als bisher ähnlich wie dem zwischen Krankenhäusern und gKV zu überziehen.

Nur der Vollständigkeit halber sei schließlich noch erwähnt, daß Ärzte und Zahnärzte, die Selbstzahler als sogenannte Privatpatienten behandeln in ihrer Honorargestaltung nicht völlig frei sind. Zwar gilt das Prinzip freier Preisvereinbarung nach Angebot und Nachfrage, jedoch im Rahmen der staatlichen Gebührenordnungen für Ärzte und Zahnärzte. Diese GOÄ und GOZÄ enthalten Gebührensätze, die je nach Schwierigkeit der Leistung und wirtschaftlicher Einschätzung der Zahlungsfähigkeit der Privatpatienten in der Vereinbarung zwischen Arzt und Patient überschritten werden können. In der Praxis schreibt der Arzt die Rechnung, und die Patienten oder im Streitfall die Zivilgerichte überprüfen die Angemessenheit. In der Rechtsprechung und in den Beihilfestellen für öffentlich Bedienstete, die sich als Privatpatienten behandeln lassen, haben sich im Laufe der Zeit GOÄ-Sätze eingespielt. Ohne lange Beweisaufnahme werden Sätze mit einem Multiplikator zwischen 1,8 und 3,5 behandelt. Wer darüber bis zum 6fachen, oder in Sondersituationen durch Abdingsverträge vor Behandlungsbeginn über das 6fache hinausgeht, muß als Arzt im Streitfall über gute Beweismittel verfügen. Auch dieses Beispiel zeigt, daß der Gesetzgeber soziale Eingriffsmöglichkeiten und solche, die nicht zur Ausnutzung der Lage von Patienten in schwierigen Krankheitssituationen führen dürfen, vorgesehen hat. Im Erkrankungsfall sieht kaum ein Mensch „auf Geld", und darum muß er sozial geschützt werden.

Diese Art von sozialem Schutz und die differenzierten Ausgleichsmechanismen auf dem Gesundheitsmarkt der gKV repräsentieren allenfalls den Hauch von berechtigt geplanter Gesundheitsökonomie, sie stellen aber eine „soziale Gesundheitsmarktwirtschaft" nicht in Frage.

II. Ökonomische Grenzen und Allokation

Im Zuge einer erkennbar zunehmenden Begrenzung finanzieller Mittel für öffentliche Aufgaben und einer immer schnelleren Entwicklung aufwendiger Behandlungsmethoden diskutieren viele Gesundheitsexperten und -politiker inzwischen mit einem Anflug bitterer Ehrlichkeit, wie es weitergehen soll. Kann der Anspruch der Bürger auf optimale Gesundheitsversorgung nach dem letzten Stand der Wissenschaft ohne Rücksicht auf den Geldbeutel immer noch — wenigstens in der Theorie — aufrecht erhalten werden? Kann die Krankenkasse jedes erprobte Mittel, jede auch noch so teure inzwischen bewährte Hochleistungsmedizin bezahlen? Wer soll, wenn die sachlichen oder finanziellen Ressourcen begrenzt sind, zuerst dran kommen, und wer danach? Die Lehre der Verteilungsgerechtigkeit oder Allokation hat dafür schon wissenschaftliche Begriffsraster gefunden. Unter Makroallokation I versteht man das Verhältnis der gesamten Gesundheitsaufwendungen zu den Gesamtaufwendungen für alle Politikbereiche einer Volkswirtschaft. Die Makroallokation II behandelt die Verteilung der gesamten Gesundheitsaufwendungen auf die einzelnen Aufgabenfelder des Gesundheitswesens. Die Mikroallokation I befaßt sich mit der Mittelverteilung für Gesundheit auf eine Region oder auf Personengruppen, welche durch bestimmte Krankheitserscheinungen betroffen oder gefährdet sind, während die Mikroallokation II die Verwendungsentscheidungen verfügbarer Ressourcen auf den einzelnen Bürger und Patienten untersucht. Nehmen wir die Mikroallokation I weltweit ins Auge, so haben wir sofort das noch total ungelöste und wohl auch nie lösbare Problem einer gleichguten Versorgung aller Menschen in dieser Welt vor uns. Eine Herausforderung, die Nationalstaaten oder die europäische Gemeinschaft aber schrittweise mit gesundheitlicher Entwicklungshilfe größeren Stils angehen können, wenn es ihnen mit den Geboten von Humanität und Christentum sehr ernst ist.[156] Im Lichte dieses Vorhabens verblassen sicher die Fragen der Verteilungsgerechtigkeit innerhalb des deutschen Gesundheitswesens, sie bleiben aber dennoch groß genug. Werden z. B. 1 bis 2 % der fast 50 Milliarden DM hohen Krankenkassenausgaben für Krankenhäuser (Tab. 8) durch effektive Betriebsführung eingespart, so kann man für Sozialstationen oder Transplantationszentren etc. Mittel frei bekommen.

Allokations-Wissenschaftler haben auch den öffentlichen Diskurs darüber wieder eröffnet, wie man den Nutzen von Gesundheitsmaßnahmen überhaupt messen und die Kostenstellen dafür vergleichen kann. Man könne, so wenden sie ein, Kosten und Preise nicht nur immer als einfache Zahlen sehen, sondern müsse sie im Kontext zum Nutzen der entsprechenden Gesundheitsmaßnahmen lesen. Ein erfolgreiches Gesundheitswesen, das Lebenserwartungen und Lebensqualität vieler Menschen steigert, kostet Geld. Wer länger lebt, braucht länger einen Arzt, Medikamente und ein Krankenhausbett. Macht man der schwedischen Gesundheitsverwaltung z. B. einen Vorwurf daraus, daß 60 % der dortigen Krankenhausbetten von Menschen belegt sind, die über 70 Jahre alt sind, obwohl der Anteil der über 70jährigen an der Gesamtbevölkerung nur 10 % beträgt, dann vergessen die Kritiker, daß Altwerden eben häufiger als in jüngeren Jahren mit Krankwerden verbunden ist.

Allokationswissenschaftler loten aber natürlich mehr als diese simple Kenntnis aus. Sie versuchen die Lebensqualität eines Menschen und seine vermutliche Lebensdauer mit und ohne Eingriff zu vergleichen. „Qualitätsbereinigte Lebensjahre", sogenannte QUALYS, heißen ihre in den USA entwickelten Meßzahlen. Am überzeugendsten können diese „Gesundheitszähler" ihre wissenschaftlichen Ergebnisse bei Organspenden vortragen. Nach Organen besteht der Natur der Sache nach eine große Nachfrage und ein geringes Angebot. Bei jeder Art von gesetzlicher Lösung wird die Warteliste hoffender Patienten immer lang sein. Europlant in Leyden kann immer nur eine begrenzte Zahl von Nieren, Lebern, Herzen oder Knochenmark zum Abruf bringen. 7 000 Patienten stehen derzeit auf der Nierenwarteliste und 4 000 kommen jährlich nach Aussagen von Rudolf Pichlmeyer hinzu, während nur 2 200 bis 2 400 Nieren verpflanzt werden können. Dabei entsteht schon die Frage, ob und wie man allseits gültige Vergaberegeln aufstellen kann. Derzeit stellt die Medizin zunächst auf die erwartete Verträglichkeit von Spenderniere beim Empfänger ab. Bei diesem Kriterium muß es auch in Zukunft bleiben. Andere Kriterien sind die Dauer der Wartezeit und der Vorrang für Kinder, auch sie sind wohl unumstritten. Problematischer aber wird

---

[156] Tuschen, K. H. — von der Schulenburg, J. M. — Nagel, E. Link, H. — Patzig, G. — Bullinger, M. — Renner, E. — Eigler, F. W., Referate auf dem Symposion „Verteilungsgerechtigkeit im Gesundheitswesen, Probleme und Positionen am Beispiel der Transplantationsmedizin vom 7. bis 9.5.1992 in Hannover.

das Alter als Kriterium. Ein Grundsatz wonach bei Personen über 50 oder 60 Lebensjahren keine Transplantation mehr vorgenommen werden sollte, stieße schon auf Widerspruch. Ob sogenannte „QUALYS" einen solchen Streit im konkreten Fall zu einem befriedigenden Ende bringen können, muß füglich bezweifelt werden. Zur medizinischen Diskussion darüber tragen sie jedoch sicher bei, auch die öffentliche Auseinandersetzung entfacht sich ja heute schon daran und an Fragen, wer auf Dauer die Kosten aufbringen soll. Heute kostet eine Nierenverpflanzung im Schnitt DM 58 000,— nach dem Tarif der Deutschen Krankenhausgesellschaft, der Preis für Herztransplantationen liegt bei DM 120 000,—, bei der Leber um DM 187 000,— und bei Knochenmark bei DM. 175 000,—. Je routinierter diese Eingriffe erfolgen, desto mehr werden sich Kosten verringern. Eine Zeitlang wird sich die Gesundheitspolitik daher noch um die Frage „Wie kann man die Qualität für ein längeres Leben durch Hochleistungsmedizin messen, und was darf es kosten?" herumbewegen können. Irgendwann werden aber junge Menschen in ihrer Verantwortung für die Gesundheit „einer Welt" unangenehm tragen, warum die Gesundheitsaufwendungen für den „weißen Mann" so ungleich höher sind als für Afrikaner oder Inder.

III. Bund, Länder, Kommunen und Beauftragte im Gesundheitswesen

Alle Staatsgewalt geht vom Volke aus. Sie wird aufgrund von Wahlen durch die Legislative, die Exekutive und die Rechtsprechung ausgeübt (Art. 20 Grundgesetz). Bund und Bundesländer besitzen Staatsqualität, die Gemeinden und Gemeindeverbände die Selbstverwaltungsgarantie (Art. 28 GG). Die für das Gesundheitswesen bedeutsamen Rechtsquellen sind der konkurrierenden Gesetzgebung zugeordnet, d. h., solange der Bund dafür keine Gesetze erläßt, sind die Länder für die Regelung zuständig.

Der konkurrierenden Gesetzgebung unterliegen u. a. das Seuchen-, Heilberufs-, Heilgewerbe- und Heilmittelrecht. Das Recht der wirtschaftlichen Sicherung der Krankenhäuser, das Sozialversicherungsrecht, die Kriegsbeschädigtenversorgung und -fürsorge, die öffentliche Fürsorge, das Landwirtschaftsrecht und der Schutz beim Verkehr mit Lebens-, Genuß- und Futtermitteln unterfallen ebenfalls der konkurrierenden Gesetzgebung. Dazu hat der Bund eine Reihe wichtiger Gesetzeswerke erlassen, so das Arznei- und das BetäubungsmittelGesetz, die Bundesärzteordnung, Gebühren- und Approbationsordnungen für Ärzte und Zahnärzte und das Gesetz zur wirtschaftlichen Sicherung der Krankenhäuser. Das Sozialgesetzbuch in seinen verschiedenen Teilen, das Bundessozialhilfegesetz, das Bundesversorgungsgesetz für Kriegs- und Wehrdienstopfer, das Schwerbehinderten-, das Arbeitsförderungsgesetz und das geplante Pflegeversicherungsgesetz setzen die Liste der Normenwerke, in denen der Bund von seinem Recht zur Gesetzgebung Gebrauch gemacht hat, fort. Diese Liste wird abgerundet durch das Lebensmittel- und Bedarfsgegenständegesetz, das Gaststätten-, Jugendschutz-, Jugendarbeitsschutz-, Arbeitssicherheitsgesetz, das Krankenpflegesetz,

Berufsbilder des Bundes u. a. Soweit das Grundgesetz nicht anderes, z. B. zur Einrichtung eines Bundesgesundheitsamtes, sagt, führen die Bundesländer die Bundesgesetze nach dem Grundsatz der Landesexekutive aus (Artikel 83 GG). Sie erlassen eigne Gesetze auf dem Feld der konkurrierenden Gesetzgebung, wenn der Bund nicht tätig geworden ist, und sie verabschieden auch Ausführungs- und Durchführungsgesetze oder -verordnungen in eigner Zuständigkeit. Wichtige Beispiele dafür sind Ländergesetze zum öffentlichen Gesundheitsdienst, zum Rettungswesen, für das Schulwesen, Krankenhausplanung und -investitionsprogramm, Psychiatriegesetze und Regelungen für Sozialstationen und die Altenhilfe. Die Länder wirken außerdem über den Bundesrat an der Bundesgesetzgebung mit. Gut die Hälfte aller Bundesgesetze bedürfen der Zustimmung des Bundesrates.

Wie schon gezeigt, haben die Körperschaften der Sozialversicherung einen gewichtigen Platz im deutschen Gesundheitswesen. Erstrecken sich diese Körperschaften räumlich über Landesgrenzen hinaus, so führt der Bund die Aufsicht über sie, sonst die Länder (Art. 87 GG). Bundesunmittelbare Körperschaften sind vor allem die Bundesversicherungsanstalt für Angestellte, die Landesversicherungsanstalt Oldenburg-Bremen, die Ersatzkassen wie die Barmer Ersatzkasse, die Deutsche Angestelltenkrankenkasse und die Kaufmännische Krankenkasse Halle sowie einige Betriebs- und Innungskrankenkassen. Angeführt vom Freistaat Bayern verlangen inzwischen alle Bundesländer eine Reform des Artikel 87 Grundgesetz. Die Länder fürchten einen weiteren Aufgabenverlust durch zunehmende Zusammenschlüsse von Krankenkassen, Landesversicherungsanstalten für Arbeiter und die Bundesversicherungsanstalt für Angestellte. Sie sehen das foederative Prinzip im Gesundheitswesen in Gefahr. Die stetige Zunahme des Anteils der Angestellten an der Erwerbsgesellschaft bringt viele Landesversicherungsanstalten dazu, ihre Existenz zu hinterfragen und einige große Kassenarten wie die Ortskrankenkasen kommen in Bedrängnis. Aus der Sicht der Länder hat auch die Unterscheidung in Angestellte und Arbeiter wenig Sinn, jedenfalls kann sie keinen Maßstab für die Unterscheidung in Bundes- oder Landesaufsicht abgeben.[157]

Als Beauftragte der berufsständischen Selbstverwaltung sind noch die Ärztekammern, die Zahnärztekammern, die Apothekerkammern und deren Bundeszusammenschlüsse zu nennen. Für die Gesundheitsindustrie (Pharmaindustrie, Medizintechnik) und für den Gesundheitshandel (Pharmagroßhandel, Sanitätshandel, Drogerien, Reformhäuser) nehmen die Industrie- und Handelskammern wichtige Berufsbildungs- und Berufsordnungsaufgaben wahr, bei den Gesundheitshandwerken stehen dafür die Handwerkskammern und Innungen. Die Architekten- und Ingenieurskammern treten für gesundheitsgerechtes Bauen und Wohnen ein, die Landwirtschaftskammern für eine gesunde Ernährungsproduktion.

---

[157] Regionalisierung, Egoismus, Blauäugigkeit oder Ideologie, Ersatzkassenreport Nr. 2, März 1992.

Kap. 15: Staat, Sozialversicherung und Markt 143

Gemeinden und Gemeindeverbände sind in einem engen Zusammenhang mit ihren Bundesländern zu sehen. Flächenländer wirken über Bezirksverwaltungen in Auftragsanagelegenheiten direkt auf die Kommunen (Gemeinden und Gemeindeverbände) ein, in Angelegenheiten des eignen Wirkungskreises führen sie nur die Aufsicht. Landkreise und kreisfreie Städte stellen allgemein die Krankenhausversorgung und die Rettungsdienste für ihre Bürger sicher und tragen Verantwortung für die Versorgung mit Sozialstationen, Altenpflegeheimen und Behinderteneinrichtungen im eignen Wirkungskreis. Sie initiieren und unterstützen örtliche Gesundheitsinitiativen und Selbsthilfegruppen. Die Gesundheitsausschüsse der Kommunen stellen für mich ideale Foren dar, um lokale Gesundheitspolitik voran zu treiben.

In öffentlichem Auftrag handeln auch Vereine wie der technische Überwachungsverein bei der Visite von Medizintechnik in Einrichtungen oder Vereine für Gesundheitspflege oder Landesarbeitsgemeinschaften für Jugendzahnpflege, die schulische und öffentliche Gesundheitsbildung zusammenführen. In Niedersachsen koordiniert der Landesverein für Gesundheitspflege u. a. örtliche Arbeitskreise für Gesundheit. Diese vielfältigen öffentlichen Ebenen, Bund, Länder, Kommunen, Kammern, Sozialversicherungskörperschaften und sonstige Beauftragte verkörpern alle den Staat. Die Struktur unseres Staates im Gesundheitswesen scheint manchmal kompliziert, überbürokratisch und undurchschaubar, sie ist aber gleichzeitig hochdifferenziert und vielfältig. Sie ist alles andere als ein starrer monolithischer Block.

IV. Träger von Einrichtungen und Diensten

Von den normensetzenden Aufgabenträgern und den zahlungsverpflichteten Kostenträgern sind die Träger der gesundheitlichen Dienste und Einrichtungen zu unterscheiden. Aus der Sicht der Bürger gelten sie allerdings als die eigentlich bedeutsamen Anbieter und Anlaufstellen für kranke und hilfsbedürftige Menschen. Ärztliche Praxen, Sozialstationen und Krankenhäuser sind nun einmal für die betroffenen Kinder, Frauen und Männer das Gesundheitswesen, nicht aber in erster Linie Krankenkassen, Landkreise, Ämter und Verwaltungen.

Bildlich gesprochen ruhen Gesundheitsdienste und -einrichtungen auf drei großen Säulen. Die erste Säule wird durch die privaten Träger gebildet, die zweite durch die Wohlfahrtsverbände und Selbsthilfegruppen und die dritte durch die öffentliche Hand, also Bund, Länder und Kommunen. Herausgehobene Einrichtungen auf Bundesebene sind das Bundesumweltamt, das Bundesgesundheitsamt, die Bundeszentrale für gesundheitliche Aufklärung, die Bundesanstalt für Arbeitsschutz und Unfallforschung und eine Reihe weiterer Bundesämter, Bundesanstalten und Bundesforschungsanstalten auf dem Ernährungssektor. In der beruflichen Rehabilitation ist die Bundesanstalt für Arbeit mit ihren Arbeitsamtsdiensten tätig. In der Bundeswehr und im Bundesgrenzschutz arbeiten Sanitätsoffiziere und Sanitäter in Lazaretten, in der Gesundheitsbildung und in bundeswehreignen Krankenhäusern. Spezialkliniken, Forschungseinrichtungen und Institute werden durch vom Bund fast vollständig finanzierte Vereine und Zentren vorgehalten. Das bekannteste ist das Krebsforschungszentrum Heidelberg.

In sehr viel größerem Unfang erscheinen die Länder als Betreiber von Diensten und Einrichtungen. In Schulen betreiben sie Gesundheitsbildung, in Hochschulen Aus- und Weiterbildung in Gesundheitsberufen. Kontrollaufgaben werden von Gewerbeaufsichts-, bzw. Umwelt- und Arbeitsschutzämtern, von Medizinaluntersuchungs- oder Gesundheitsvorsorgeämtern sowie von Chemischen- und Veterinäruntersuchungsämtern wahr genommen. Staatliche Gesundheitsämter arbeiten in der Fläche der Länder. Von Polizei und Justiz werden Dienste und Krankenhäuser unterhalten. Viele Landeskrankenhäuser versorgen psychisch Kranke einschließlich im Maßregelvollzug. Hauptfürsorgestellen für Schwerbehinderte, Fachberater für Sprach- und Hörgeschädgte, Landesbehindertenzentren, Reha-Kliniken und Berufsförderungs- sowie Berufsbildungswerke liegen häufig in der Trägerschaft des Landes oder von landeseignen Stiftungen. Eine herausragende Stellung genießen die Landesuniversitätskliniken.

Noch bedeutender aber ist der Beitrag der Kommunen. Gesundheitsbildung in Kreisvolkshochschulen und kommunalen Gesundheitsämtern sind an der Tagesordnung. Kommunale Gesundheitsämter arbeiten nicht schlechter sondern häufig besser als staatliche. Kommunen initiieren, beraten und unterstützen Selbsthilfegruppen. Viele Sozialstationen, Krankenhäuser und Altenpflegeheime befinden sich in kommunaler Trägerschaft. 40 % aller Krankenhäuser und 60 % aller Krankenhausbetten halten die Gemeinden und Gemeindeverbände vor. Es bestehen Landes- und Kreisarbeitsgemeinschaften für Gesundheit und kommunale Feuerwehren betreiben Rettungsdienst und Krankentransport.

Sozialversicherungsträger, ärztliche und zahnärztliche Körschaften betätigen sich in der Gesundheitsbildung und in der beruflichen Fort- und Weiterbildung ebenso wie andere Kammern. Sie gehören als Beauftragte noch zur „Säule" der öffentlichen Hand. Sie organisieren Vorsorgemaßnahmen wie Impfaktionen oder Gesundheitswochen. Einige wenige Krankenkassen unterhalten von alters her Zahnambulanzen und Abgabestellen für Hilfsmittel einschließlich Wochenbett-Packungen. Die BfA und Landesversicherungsanstalten sowie Berufsgenossenschaften besitzen und führen eigne Reha-Kliniken. Bei den Sozialversicherungsträgern sind auch Gutachterdienste wie der Medizinische Dienst der Krankenkassen, der Sozialmedizinische Dienst der Rentenversicherung und Gutachter der Unfallversicherung angesiedelt. Fachberater für Gesundheitsförderung der Krankenkassen repräsentieren einen neuen Gesundheitsberuf, sie werden u. a. an der Akademie für Gesundheitsförderung, einer Neugründung von Krankenkassen und Medizinischer Universität Hannover, fortgebildet.

Die zweite große Säule der Dienste und Einrichtungen im Gesundheitswesen wird von den als Selbsthilfeorganisationen gegründeten Wohlfahrtsverbänden und Kirchen gebildet. Der klassische Grundsatz, daß der Zusammenschluß Betroffener den sozialen Anspruch am besten verwirklicht, gilt für sie heute wie gestern. Dennoch muß man einräumen, daß die klassischen Selbsthilfeverbände wegen bürokratischer Verfestigungen, die ihren Grund meist in den engen Haushaltsvorschriften bei Kostenerstattungen der öffentlichen Hand haben, nicht mehr genügend Anziehungskraft für junge individualistisch ausgeprägte Menschen besitzen. Wohlfahrtsverbände und Kirchen entfalten eine große Attraktivität für Senioren und die freie Altenhilfe, sie sind nicht immer bei jungen Leuten erfolgreich. Das ist zwar von Ort zu Ort und von Jugendleiterin zu Jugendleiter sehr unterschiedlich. Es fällt nur auf, daß sich manche neue Institution auch neben den Wohlfahrtsverbänden in neuen Selbsthilfegruppen ansiedelt.

Die drei großen überkonfessionellen Wohlfahrtsverbände sind das Deutsche Rote Kreuz, der Deutsche Paritätische Wohlfahrtsverband und die Arbeiterwohlfahrt. Konfessionell orientiert sind das evangelische Diakonische Werk, der katholisch orientierte Caritas Verband und die Zentralwohlfahrtsstelle der Juden in Deutschland. Institutionell getrennt von den ihnen „verwandten" Wohlfahrtsverbänden unterhalten auch Kirchengemeinden, Kirchenkreise und Landeskirchen Einrichtungen wie kirchliche Krankenhäuser und Diakoniestationen. Ihr bedeutend größerer Beitrag am Gesundheitswesen besteht aber in der Gewinnung vieler ehrenamtlicher Helfer und vieler Auszubildender für Gesundheitsberufe. Nach eigner Darstellung betreibt die freie Wohlfahrtspflege 1 025 Krankenhäuser mit über 220 000 Betten, rund 24 000 Einrichtungen mit fast 700 000 Plätzen in der Alten-, Familien- und Behindertenhilfe und 12 500 Dienste und Einrichtungen zur Hilfe bei besonderen sozialen Schwierigkeiten. Über 91 000 Ausbildungsplätze werden in 1 350 Schulen zur Aus-, Fort- und Weiterbildung sozialer und pflegerischer Berufe vorgehalten. Die Verbände beschäftigen fast 700 000 Frauen und Männer und geben ihren Jahresumsatz per 1987 mit 42 Milliarden DM, den Wert ihres investierten Vermögens mit 153 Milliarden DM und ihr Eigenkapital mit 58 Milliarden DM an. Sie rechnen dem Staat vor, daß sie ihn mit Eigenleistungen (Spenden und ehrenamtliche Leistungen) um 26 Milliarden jährlich entlasten, die sonst aus Steuermitteln geleistet werden müßten.[158] Über diese Angaben kann man sicher trefflich streiten, zumal manche Mark öffentlicher Kostenerstattung in die Einrichtungen der freien Verbände ohne ernsthafte Kontrolle fließt. Sozialverbände wie Reichsbund und VdK unterhalten Kurheime und Rehaeinrichtungen, ein Behindertenhotel, Behindertenferienheime, sie leisten Sozial- und Behindertenberatung.

Säule Nummer drei bildet der Pfeiler der privaten Einrichtungen und Dienste. Die Präventivmedizin und die ambulante Krankenbehandlung durch Ärzte und Zahnärzte sowie der gesamte Bereich von Arzneimittelherstellung und -Verteilung und die der Heil- und Hilfsmittel liegt praktisch voll in privater Hand. Die

---

[158] Der dritte Sozialpartner, Die freie Wohlfahrtspflege, ihr finanzieller und ideeller Beitrag zum Sozialstaat, Freiburg / Breisgau 1990.

einschlägige Werbung von Industrie, Handel und Gewerbe hat zum Teil gesundheitsfördernde Wirkung, ausgeschlossen davon sind allerdings Suchtmittel und die meisten Genußmittel. Fast 1000 Privatkrankenhäuser, Rehakliniken und Sanatorien ergänzen das übrige stationäre Angebot. Über 100 000 private Krankenhausbetten meldet die Deutsche Krankenhausgesellschaft. Sehr viele Altenpflegeheime, private Sozialstationen und private Haus- und Pflegedienste verstärken die dritte Säule. Heilpraktiker, Psychotherapeuten und die physikalische Therapie firmieren ebenfalls unter privaten Schildern.

V. Die neue Selbsthilfe

Der Selbsthilfegedanke, der im 19. Jahrhundert zur Gründung von Gewerkschaften und Wohlfahrtsverbänden geführt hat, ist in den letzten Jahren innerhalb und außerhalb dieser Großorganisationen neu aufgenommen worden. Das deutsche Gesundheitswesen hat dadurch einen großen Schub nach vorn erhalten. Keine Gesundheitswoche, kein städtischer Gesundheitsmarkt, auf der nicht Selbsthilfegruppen ihre Stände aufgebaut haben und einen „Markt der Möglichkeiten" ähnlich denen auf Kirchen- oder Parteitagen präsentieren. Kommunale oder regionale Selbsthilfetage werden von diesen Gruppen von Betroffenen und in der psychosozialen und gesundheitlichen Selbsthilfe Engagierten getragen. Die „Deutsche Arbeitsgemeinschaft Selbsthilfegruppen e. V.", versteht Selbsthilfegruppen als „freiwillige, meist lose Zusammenschlüsse von Menschen, deren Aktivitäten sich auf die gemeinsame Bewältigung von Krankheiten, psychischen oder sozialen Problemen richten, von denen sie entweder selbst oder als Angehörige betroffen sind. Sie wollen mit ihrer Arbeit keinen Gewinn erwirtschaften. Ihr Ziel ist eine Veränderung ihrer persönlichen Lebensumstände und häufig auch ein Hineinwirken in ihr soziales und politisches Umfeld. In der regelmäßigen, oft wöchentlichen Gruppenarbeit betonen sie Authentizität, Gleichberechtigung, gemeinsames Gespräch und gegenseitige Hilfe. Die Gruppe ist dabei ein Mittel die äußere (soziale, gesellschaftliche) und die innere (persönliche, seelische) Isolation aufzuheben. Die Ziele von Selbsthilfegruppen richten sich vor allem auf ihre Mitglieder und nicht auf Außenstehende; darin unterscheiden sie sich von anderen Formen des Bürgerengagements. Selbsthilfegruppen werden nicht von professionellen Helfern geleitet, manche ziehen jedoch gelegentlich Experten zu bestimmten Fragestellungen hinzu". Soviel zum eigenen Selbstverständnis.[159] Die Ähnlichkeit zu WHO-Beschreibungen von Gesundheitsinitiativen fällt dabei ins Auge. Gegenstand der Arbeit ist nicht die Einwirkung allein auf Verhalten sondern auch auf Bedingungen, die Frieden, Gesundheit und Zusammenarbeit fördern. Sehr deutlich wird in der o. a. Beschreibung von Selbsthilfe die Sorge vor professioneller „Überfremdung". Dennoch werden Experten oft nicht nur

---

[159] Selbsthilfegruppen-Unterstützung, Gießen 1987, S. 5.

"hinzugezogen", teilweise stehen sogar Beschäftigte von Wohlfahrtsverbänden Pate bei der Gründung solcher Gruppen oder deren Einrichtungen, wenn sie in ihrem Verband ein sie interessierendes Arbeitsfeld unbeackert sehen. Selbsthilfegruppen streben in der Regel die Zusammenarbeit mit Krankenkassen, Gewerkschaften, Wohlfahrtsverbänden, Heilberufsvereinen, Gesundheitseinrichtungen und nicht zuletzt mit den Medien an.[160] Die Deutsche Arbeitsgemeinschaft Selbsthilfe hat in Berlin eine nationale Kontakt- und Informationsberatungsstelle zur Anregung und Unterstützung von Gruppen gegründet. In vielen Kreisstädten erblickten lokale KIBIS (Kontakt-, Informations-, Beratungsstellen in der Selbsthilfe) in freier Trägerschaft oder unter dem Dach von Wohlfahrtsverbänden oder Ortskrankenkassen das Licht der Welt. In Niedersachsen wird die Gründung solcher KIBIS vom Land, von Kommunen und Krankenkassen gefördert. KIBIS helfen mit, Selbsthilfegruppen zu gründen, zu beraten und professionelle Hilfe zu vermitteln. In den alten Bundesländern wurden 1989 über 45 000 sozial- und gesundheitsbezogene Selbsthilfegruppen gezählt, die auf vierzehn verschiedenen Aufgabenfeldern tätig sind, so für Gesundheit und chronische Erkrankungen, psychosoziale Probleme, Sucht, Behinderungen, Alter, Frauenförderung, Familien, Wohnungs- und Obdachlosigkeit, Nichtseßhaftenhilfe, Homosexualität, Arbeitslosigkeit, Asyl und Ausländerintegration, Nachbarschaftshilfe, Ökologie und Umwelt, Soziokulturelles Engagement. Die Gruppendichte wird auf dem Land mit 1 : 2 300 Einwohnern und in der Stadt mit 1 : 1 300 im Schnitt angegeben.[161] Die sogenannten „klassischen Selbsthilfegruppen" finden wir daneben nach wie vor in Kirchengemeinden, Gewerkschafts-, Orts- und Rentnergruppen, örtlichen Wohlfahrtsgruppen und VdK- oder Reichsbund-Ortsgruppen; auch Parteien bemühen sich zusehends, in lokalen Arbeitsgruppen Selbsthilfe zu organisieren.

Selbsthilfegruppen verstehen sich nicht als Hilfsorganisationen für unbezahlte soziale Dienstleistungen. Wohlfahrtsverbände verweisen zwar mit Stolz auf 1,5 Millionen ehrenamtlicher Mitarbeiter, sie warnen aber davor, daß der Staat sie dazu „mißbraucht", öffentliche Sozialausgaben einzusparen. Selbsthilfe wird als Ergänzung zu den großen Sozialsicherungssystemen und nicht als eigenes Sicherungssystem verstanden. Dennoch halte ich z. B. örtliche Selbsthilfe-Arbeitskreise für Gesundheit für einen wichtigen Bestandteil basisbezogener Vorsorge. Professionelle können darin mitwirken, ohne eine Führerschaft zu beanspruchen.

---

[160] Wie Anm. 159, S. 10.
[161] Braun, Joachim — Greiwe, Andreas, Kontaktstellen und Selbsthilfe, ISAB-Verlag, Köln 1989, S. 20, S. 15; Retzgen, Bernd, Aufbau und Struktur des öffentlichen Gesundheitswesens in der alten Bundesrepublik, Nakos-Extra, 11 / 1991, S. 12 ff.

3. Teil: Träger von Aufgaben, Einrichtungen und Kosten

Kapitel 16

Träger der Gesundheitsförderung

I. Gesundheitsbildung und gesunde Lebensweise

Jedem Unterkapitel der Kapitel 16 bis 19 stelle ich eine kurze Stichwort-Übersicht über die m. E. wesentlichen Rechtsgrundlagen, Zuständigkeiten, Kostenträger und bürgerorientierter Selbsthilfe voran. Gelegentlich nenne ich noch Forschungsträger. Unter einer Ressortzuständigkeit verstehe ich zuvörderst die Parlaments- und Kommunalausschüsse, aber auch die zuständigen Ministerien, Bezirksverwaltungsdezernate und Kommunaldezernate. Unter dieser Rubrik werden auch Selbstverwaltungskörperschaften von Kammern und Sozialversicherungsträgern aufgeführt. Die Übersicht wird, wenn nötig kurz kommentiert.

Rechtsgrundlagen:

Ländergesetze für den Öffentlichen Gesundheitsdienst, z. T. noch das Vereinheitlichungsgesetz von 1934 mit Durchführungsverordnungen aus der Zeit nach 1945; Landesschul- und Erwachsenenbildungsgesetze; Sozialgesetzbuch; Richtlinien von Ärzte- und Zahnärztekammern, Satzungen von Verbänden und Vereinen, Aufgabenbeschreibungen von Selbsthilfegruppen.

Zuständigkeiten:

Ressort Gesundheit und Ressort Bildung und Schule federführend, Ressorts Wirtschaft, Landwirtschaft, Umwelt, Soziales, Arbeit mitzeichnend. Träger der gesetzlichen Renten-, Unfall- und Krankenversicherung insbesondere Krankenkassenverbände und Krankenkassen; Heilberufskammern, Industrie- und Handels-, Handwerks- und Landwirtschaftskammern, Verbraucherzentralen.

Kosten:

Steuermittel, Sozialversicherungsbeiträge, Gebühren, Preise.

Basisorientierte Verbände und Selbsthilfe:

Betriebe, Gesundheitsvereine wie Kneipp-Verein, Rheuma-Liga, Multiple Sklerose Gesellschaft, Arbeitsgemeinschaft zur Krebsbekämpfung, Abstinenzverbände; Reichsbund, VdK, Gewerkschaften, Wohlfahrtsverbände; Selbsthilfegruppen für Verhaltens- und Verhältnisprävention.

Forschung:

Akademie für Gesundheitsförderung; Universitäten; Forschungsring für biologisch-dynamische Wirtschaftsweise, Darmstadt; Bundesforschungsanstalten für Fett, Münster, für Fleisch, Kulmbach, für Milch, Kiel, für Ernährung, Karlsruhe, für Getreide, Detmold, für Landwirtschaft, Braunschweig, für Fischerei, Hamburg.

Im Ressortstrang Gesundheit wirken auf Bundesebene die Bundeszentrale für gesundheitliche Aufklärung, Köln und das Bundesgesundheitsamt Berlin und auf Landesebene die Landesvereine für Gesundheitspflege. In den Universitäten sind Lehrstühle und Lehrveranstaltungen für Medizinsoziologie, Prävention, Gesundheitsbildung für die Bevölkerung gefragt. Für die bürgerorientierten Verbände steht die Bundesvereinigung für Gesundheitserziehung als ein Dachverband seit Jahrzehnten fest in der Bildungsarbeit. Arbeitskreise für Gesundheit und / oder Sprecherräte für lokale Selbsthilfegruppen koordinieren meist mit Unterstützung der Gesundheitsämter Gesundheitsbildung vor Ort. In Schulen, Vereinen und in Volkshochschulen wirken Gesundheitsämter, Krankenkassen und ÄrzteKreisvereine oder KV-Bezirksstellen in der Gesundheitserziehung mit.

Sowohl aus Geschäftsinteresse als auch in der Verfolgung ihrer vorgegebenen Lebensziele wirken Lebensreformbewegungen außerordentlich intensiv auf dem Felde der Gesundheitspädagogik. Das „Handbuch der Lebensreform" führt auf 470 eng bedruckten Seiten allein über 1000 Praxen, Kliniken, Altenheime, Gaststätten die gesundheitsbewußte Bürger aufsuchen können, es nennt die Reformhäuser, Ernährungs- und Diätberatungsstellen und die Bezugsquellen für Erzeugnisse des biologischen Land- und Gartenbaus. Berichte über gesunde Lebensweise aus Forschung und Praxis runden den Inhalt[162] ab und verweisen auf viele Informationsschriften zur Gesundheit. Mit ähnlicher Überzeugung arbeiten Regenbogenläden und Demeterbetriebe sowie der ökologische Landbau mit seinen Verbänden Bioland in Uhingen, Biokreis in Passau, Naturland in Gräfelfing, Weinbau in Ottersheim und der Arbeitsgemeinschaft für naturnahen Obst-, Gemüse- und Feldfruchtbau e. V. in Koblenz. Gesundheitstips und Informationen findet man in fast allen deutschen Vereinszeitungen, in der Werbung von Lebensmittelindustrie, Landwirtschaft, Lebensmittelhandwerken und -handel. Kundenzeitschriften der Drogisten, der Gesundheits- und Freizeitindustrie, des entsprechenden Handwerks und Handels. In unzähligen Zweigen der Produktion und des Vertrieb gibt es Hinweise auf eine gesunde Lebensweise in Verbindung mit den erzeugten oder zu verkaufenden Produkten, die auch objektive Gesundheitsinformationen enthalten. Gesundheitsbildung in Kurorten und im Rahmen des Fremdenverkehrs für die Freizeitbeschäftigung verfehlen ihre Wirkung nur selten. Wenn der Deutsche Saunabund in der Öffentlichkeit für das Saunen wirbt, dann steckt auch immer viel Information in solcher Werbung. Insofern ist der Markt

---

[162] 20. Ausgabe, München 1985.

einer der wichtigsten Träger für Gesundheitsbildung. Das trifft nicht zuletzt auf den Ort zu, auf dem Gesundheitsbildung für den einzelnen Bürger wohl mit der nachhaltigsten Wirkung stattfindet, nämlich auf die ärztliche und vergleichbare Praxen. Die Diät- und Verhaltensregeln, die Patienten von einer guten Ärztin oder einem guten Arzt aufkapitelt bekommen, haben wohl die größte Überzeugungskraft und bilden mit größerem Effekt als alle Schulen und Seminare zusammen. Die ärztliche Praxis oder die Praxis eines physikalischen oder Psychotherapeuten gehört aber unstreitig zum privatwirtschaftlichen Marktbereich unseres Gesundheitswesens.

II. Träger des gesundheitlichen Umweltschutzes

Rechtsgrundlagen:

Ländergesetze zum Öffentlichen Gesundheitsdienst, z. T. noch VereinheitlichungsG mit DurchführungsVO; Genfer Luftreinhalteabkommen vom 16. 3. 1985; Technische Anleitung (TA) Luft, GroßfeuerungsanlagenVO, BundesimmissionsschutzG, Helsinki-Abkommen über die Reduzierung von Schwefelemissionen 1985; EG Richtlinie zur Bekämpfung der Luftverunreinigung 1984, Erlasse zur Einführung lufthygienischer Überwachung; SmogVO; Bundes- und Landeswaldgesetze; InnenraumluftVO; Abfallgesetze; Erlasse über Grenz-, Richt- und Höchstwerte von Schadstoffen und über Abgastechniken; Internationale, europäische und bilaterale Abkommen zur Reinhaltung von Meeren und Flüssen; Bundes- und Landeswassergesetze; TrinkwasserVO, GülleVO, Kläranlagen VO, DüngemittelVO, TA Boden (in Vorbereitung), Chemikaliengesetze, Altlasten- und Bodenabbaubestimmungen; KlärschlammVO; AtomG; StrahlenschutzVO, KrankenhausabfallVO; RöntgenVO; StörfallVO.

Zuständigkeiten:

Ressorts Umwelt, Gesundheit, Landwirtschaft federführend, Wirtschaft und Arbeit mitzeichnend; Ärzte-, Zahnärzte-, Landwirtschafts-, Industrie- und Handels-, Handwerkskammern.

Kosten:

Steuern, Gebühren, Preise.

Bürgerorientierte Verbände und Selbsthilfe:

Bund für Umwelt und Naturschutz Deutschlands (BUND), Bundesvereinigung der Bürgerinitiativen Umweltschutz (BBU), Vereinigung Greenpeace, Robin Wood, Deutscher Bund für Vogelschutz, World Wildlive Fund (WWF), Heimatbünde, Bundesvereinigung gegen Fluglärm, Bürgerinitiativen von Angehörigen leukämiekranker Kinder, Initiativen gegen die Gefahren des plötzlichen Kindstodes (SIDS / SID), Gesundheitsvereine, Gewerkschaften, Kirchen, Wohlfahrtsverbände, Antikernkraftinitiativen.

Forschung:

Universitäten, Institute u. a. Öko-Institut Freiburg / Breisgau; Deutsches Institut für medizinische Dokumentation und Information Köln; Fraunhofergesellschaft; Bundesgesundheitsamt; Bundesumweltamt; Bundesinstitut für Bevölkerungsforschung Wiesbaden; Bundes- und Landesämter für Bodenforschung, Landwirtschaftliche Untersuchungsanstalten (LUFA); Bauforschungsinstitute; Forschungsinstitute in den Bereichen Kernkraft, natürlicher sich erneuernder Energien, Energiesparen, Ozonforschung; Gesellschaft für Reaktorsicherheit; Greiser-Institut Bremen.

Der Rahmen für sämtliche Rechtsgrundlagen von Umweltschutz und Umweltmedizin ist so weit gespannt, daß hier nicht alle Einzelbestimmungen Platz finden können, einige, wie die Dioxinbestimmungen stehen unter dem Druck von sich täglich aktualisierenden Erkenntnissen, andere wie die StörfallVO, die GiftVO über die Herstellung und den Handel mit Giften berühren auch andere Sachgebiete, und wieder andere wie das Bundesseuchengesetz oder die HygieneVO werden noch an anderer Stelle dieser Arbeit auftauchen. Wie die Diskussion um die Nutzung von Kernkraft nicht abreißt, so wird laufend über die Festsetzung der Grenz- und Höchstwerte bei Schadstoffen gerungen. Grundsätzlich hat sich dabei eine Erkenntnis durchgesetzt, daß es nämlich bei der gesundheitlichen Belastung des Menschen durch Schadstoffe in Luft, Wasser und Boden um die Gesamtbelastung und nicht nur um die Belastung durch einzelne Schadstoffe geht. So wichtig die einzelnen Quellen der Schäden auch sind, entscheidet bleibt, welche Gesundheitsgefahren von der Summe aller Quellen bei der Einzelperson ankommen können (Synenergismus).

Es bleibt weiterhin anzumerken, daß der Natur- und Landschaftsschutz und die Abfallgesetzgebung zwar sehr entscheidende Fachbereiche für den Umweltschutz darstellen, die Gesundheitspolitik aber nur mittelbar berühren. Die Symbiose von Tier- und Pflanzenwelt gibt dem Menschen zwar erst den Raum zum Leben, viele streßgeplagte Städter suchen die Wiederherstellung ihrer Gesundheit in der Natur, aber Maßnahmen des Gesundheitswesens können dazu wenig beitragen. Zur Vermeidung von Gesundheitsschäden aus Deponien, kann eine konsequente Abfallwirtschaft sicher ein wichtiges Mittel sein, hierzu müssen sich aber das Umwelt- und Wirtschaftsressort zusammentun.

Insgesamt darf sich aber der Gesundheitsminister und dürfen sich die Gesundheitspolitiker nicht vom Umweltressort beim gesundheitlichen Umweltschutz „die Butter vom Brot nehmen lassen". Bei Umweltskandalen mit Gesundheitsschäden und bei der Suche nach Krankheitsursachen ist der Öffentliche Gesundheitsdienst, sind die Gesundheitsämter und die Medizinaluntersuchungs (Gesundheitsvorsorge-)ämter die ersten Ansprechpartner. Sie müssen die notwendigen Maßnahmen koordinieren, die Sorgen der Bevölkerung aufnehmen und öffentliche Erörterungen fachlich begleiten. In den Gesetzen über den öffentlichen Gesundheitsdienst von Berlin und Schleswig-Holstein wird diesem Dienst die Aufgabe eindeutig zugewiesen, bei Gesundheitsgefahren und Gesundheitsschäden, die von Luft, Wasser und Boden, von Geräuschen, Erschütterungen, Licht, strahlen, Chemikalien und anderen Stoffen ausgehen, einzugreifen. Der öffentliche Gesundheitsdienst hat danach das Trinkwasser, Trinkwasseranlagen, Brauchwasser für Lebensmittelbetriebe zu überwachen. Er beaufsichtigt die hygienische Beseitigung der festen, gasförmigen und flüssigen Abfallstoffe und Abwässer in Gesundheitseinrichtungen, sorgt also für Krankenhausmüll und von Amalgam freies Wasser aus Zahnarztpraxen. Im Musterentwurf für Landesgesetze hat die Arbeitsgemeinschaft der leitenden Medizinalbeamten (AGLMB) folgendes formuliert: „Die Gesundheitsfachverwaltung nimmt die gesundheitlichen Belange des Umweltschutzes wahr ..., sie hat darauf zu achten, daß gesundheitliche Gefahren aus der Umwelt nicht entstehen und vorhandene vermindert oder beseitigt werden".[163] Die Humanmedizin ist die Wissenschaft, welche die notwendige Erforschung von Zusammenhängen zwischen Umwelt- und Gesundheitsschäden betreiben und Kausalitätsfragen beantworten muß. Es sind die Expertenkommissionen von Biologen, Epidemiologen, Medizinstatistikern und Strahlenschützern, welche bei unklaren Krankheitshäufungen in der Nähe von Kernkraftwerken oder großen Industriebetrieben den Hauptteil der Aufklärungsarbeit unter Hinzuziehung anderer Naturwissenschaftler leisten. Zur Fachberatung sind viele Messungen notwendig, die Medizinaluntersuchungsämter oder das Institut für Wasser-, Boden und Lufthygiene beim Bundesgesundheitsamt zu leisten haben. Die Wasserqualität von Trinkwasser, Badegewässern, Badeanstalten und in Gesundheitseinrichtung will geprüft, die Strahlungsintensität von Solarien überwacht sein. Von der Medizin müssen Bio-Monitoring-Systeme und andere Prüfmodelle entwickelt und eingesetzt werden. D. h. Gesundheitspolitik darf sich nicht abmelden.

Bei Gesundheitsgefahren, die von der Umwelt ausgehen, sind die Ängste in der Bevölkerung besonders groß. Normale Verwaltungsverfahren und parlamentarische Abläufe stoßen oft auf Unverständnis und Mißtrauen. Demokratisches Selbstbewußtsein von Bürgern hat sich so hervorragend entwickelt, daß hoheitliches Handeln längst nicht mehr überall akzeptiert wird. Stehen Fragen an, die die Gesundheit ganzer Landstriche für Generationen berühren, dann ist demokratische Kontrolle nicht nur über Wahlen sondern auch durch direkte Bürgerbeteiligung offenbar nötig. In Gorleben und beim Schacht Konrad, geplanten Endlagern

---

[163] § 24 Musterentwurf AGLMB; vgl. auch § 5 Gesetz über den Öffentlichen Gesundheitsdienst Berlin; § 11 Gesetz über den Öffentlichen Gesundheitsdienst Schleswig-Holstein.

für Atommüll, im Umkreis dioxinverseuchter Deponien und in der Elbmarsch, in der Nähe des Kernkraftwerkes Krümmel, sind inzwischen Lagen entstanden, bei denen Großdemonstrationen, ziviler Ungehorsam, Steuerverweigerung und Bürgerunmut so stark angeschwollen sind, daß jede — auch gesetzlich vorgesehene — Maßnahme der Staats- und Kommunalbehörden auf erbitterten Widerstand stieß. In einem Fall bat daher die Landesregierung die Evangelische Akademie Loccum darum, ein Bürgerbeteiligungsverfahren mit friedensstiftendem Charakter zu organisieren. Das Vorhaben wurde nach dem Vorbild von in den USA entwickelten Mediationsverfahren zu kommunikativem Verwaltungshandeln gestaltet. Es gab einen Schlichter, einen Mediator, einen Vermittlungsausschuß und ein Plenum von Verwaltungsakteuren und Bürgerinitiativen. Das Modell läuft noch. Ob es Erfolg haben wird und Beispiel für Nachahmer einer ähnlichen institutionellen „Basisdemokratie" sein kann, bleibt dahingestellt. Immerhin bringt es politischen Diskussionsstoff im Ringen um mehr Demokratie, um Volksentscheide und mehr Bürgerbeteiligung.

In der o. a. Aufstellung zu bürgerorientierten Verbänden habe ich bewußt manche Organisationen ausgelassen, die sich selbst als bürgernah verstehen, die aber doch auch interessengebunden für ihren Berufsstand tätig sind, so das Landvolk oder die Schornsteinfegerinnung, die Energieindustrieverbände, die kommunale Versorgungswirtschaft oder den Verband der Ärztinnen und Ärzte im Öffentlichen Gesundheitsdienst. Für den Forschungsteil sind Programme von Regierungen und Gutachteraufträge der öffentlichen Hand an private und öffentliche Stellen wie das Bundesforschungsprogramm für Waldschäden oder Gutachten über Häufungen von Knochenmarkkrebs u. a. zu erwähnen.

III. Träger der Aufgabe „Gesundheit bei Bauen und Wohnen"

Rechtsgrundlagen:

Bundesbaugesetz, Landesbauordnungen, Wohnungsbaugesetze, Raumordnungsgesetze und Raumordnungspläne, Bestimmungen über Bautechnik, Baunormen, Baustoffe und Bauförderung; über Raumgrößen, Innenraumluft, Wohngifte.

Zuständigkeiten:

Ressort Bau federführend, Gesundheit, Innen, Wirtschaft, Arbeit und Soziales mitzeichnend. Architekten-, Ingenieur-, Industrie- und Handels-, Handwerkskammern.

Kosten:

Preise, Steuermittel (soweit wie möglich über Mieten und Preise rezufinanzieren).

Forschung:

Universitäten und Hochschulen, Bauforschungs- und Baustofforschungsinstitute.

Bürgerorientierte Verbände und Selbsthilfe:

Kommunale Spitzenverbände, Wohlfahrtsverbände, Seniorenräte, Sozialverbände, Behindertenverbände und -selbsthilfegruppen, Nachbarschaftsinitiativen, Mieterbund, Mieterbeiräte.

Über die Zusammenhänge von Bauen, Wohnen und Gesundheit wurde ausführlich im Sachkapitel berichtet. Flächennutzungs-, Bebauungs-, Raumordnungs-, Grünordnungsbegleitpläne und Umweltverträglichkeitsprüfungen sind die hauptsächlichsten Instrumente zur Umsetzung von Forderungen der Gesundheitspolitik. Zu erwähnen sind darüber hinaus die Stadt- und Verkehrsplanung, Pläne für sichere Schulwege, für die Minderung von Lärm und Abgasen sowie für behinderten-, alten- und kindergerechten Straßen-, Städte- und Wohnungsbau. Für gesunde Bedingungen beim Bauen und Wohnen und beim Kampf gegen die gesundheitsschädliche Obdachlosigkeit sind zuerst die Städte und Gemeinden gefordert. Bund und Länder, Bauaufsicht, Bauordnung und Wohnungsbauförderung haben aber ihren Teil beizutragen. Der Deutsche Mieterbund und viele der genannten Verbände und Initiativen bieten ihre Unterstützung dazu an. Nicht alle Nachbarschaftsinitiativen handeln aber aus Gemeinnutz. Von Selbsthilfegruppen für eine lärmfreie Verkehrsführung u. ä. sind solche zu unterscheiden, denen es in erster Linie um die Erhaltung ihrer Grundstückswerte geht, und die z. B. kein Schlichthaus oder keine Behinderteneinrichtung in ihrer Nähe dulden wollen.

IV. Träger des Arbeitsschutzes

Rechtsgrundlagen:

ArbeitssicherheitsG, Arbeitszeitordnung, ArbeitsstättenVO, VO über gefährliche Arbeitsstoffe, MAK (Maximale Konzentration am Arbeitsplatz), Grenz-, Höchst- und Richtwerte von Schadstoffen am Arbeitsplatz; JugendarbeitsschutzG, MutterschutzG, LadenschlußG, Frauenarbeitsschutz, Sozialgesetzbuch, Unfallverhütungsvorschriften der Berufsgenossenschaften.

Zuständigkeiten:

Ressort Gesundheit und Arbeit federführend, Wirtschaft mitzeichnend; Ärzte-, Industrie- und Handels-, Handwerkskammern. Verbände, Anstalten, Krankenkassen, Berufsgenossenschaften der gesetzlichen Renten-, Unfall- und Krankenversicherung, Kassenärztliche Vereinigungen.

Kap. 16: Träger der Gesundheitsförderung 155

Bürgerorientierte Verbände und Selbsthilfe:

Gewerkschaften, Arbeitgeberverbände, „Arbeit und Bildung" und andere Vereine zur Humanisierung der Arbeit.

Kosten:

Preise, Gebühren, Sozialbeiträge, Steuermittel.

Forschung:

Universitäten und Hochschulen, Bundesanstalt für Arbeitsschutz und Unfallforschung, Institute wie das wirtschaftswissenschaftliche des DGB u. a.

Die Länder fassen Betriebsräte, Gewerkschaften und Arbeitgeberverbände in Landesarbeitskreisen für Arbeitsschutz und Arbeitssicherheit und / oder in Fachbeiräten der Arbeitsministerien zusammen. Sie bedienen sich ihrer Gewerbeaufsichts- oder besonderer Arbeitsschutzämter und unterhalten einen gewerbeärztlichen Dienst. Werksärzte sind entweder von den Betrieben oder vom werksärztlichen Dienst der Berufsgenossenschaften angestellt, einige niedergelassene Ärzte arbeiten auf Honorarbasis in den Betrieben. Berufsgenossenschaften sind verantwortlich für Unfallverhütung und für die Rehabilitation bei Arbeitsunfällen und Berufskrankheiten. Rentenversicherung und Krankenkassen kümmern sich ebenfalls um eine entsprechende Vorsorge.

Ergonomische Zentren werden bei einigen Großbetrieben geführt. Schutzbrillen, -handschuhe und -anzüge stellen die Betriebe. Sie sind verantwortlich für den Lärmschutz, für Maschinenschutzvorrichtungen und für ggf. notwendig werdende Dekontaminierungen. Betriebs- und Personalräte sind häufig mit Angelegenheiten des Arbeitsschutzes wie ihre Gewerkschaften beschäftigt. Die klassische Selbsthilfe wirkt auf dem Arbeitsschutz-Aufgabenfeld offensichtlich immer noch gut, so daß neben den Gewerkschaften sich noch keine neuen Selbsthilfegruppen gebildet haben. Die Unzufriedenheit besteht mehr mit dem Umfang der Arbeit bei der staatlichen Gewerbeaufsicht. Die das Land Niedersachsen deswegen hart kritisierenden Gewerkschaften haben u. a. die Gründung eines Instituts für Gesundheits- und Arbeitsschutz in Hannover vorgeschlagen, um den Arbeitsschutz weiter zu entwickeln.

V. Träger der Lebensmittelkontrolle

Rechtsgrundlagen:

Lebensmittel- und BedarfsgegenständeG, LandesdurchführungsG und Erlasse dazu (letztere auf der Grundlage eines Runderlasses des Reichsminister des

Innern vom 21.6.1934!); 26 EG-Verordnungen, 7 Bundesgesetze, 65 Bundesverordnungen und Landesgesetze, LandesVO und Landeserlasse.

Zuständigkeiten:

Ressort Gesundheit und Landwirtschaft federführend, Innen und Wirtschaft mitzeichnend; Ärztekammern, Landwirtschafts-, Industrie- und Handels-, Handwerkskammern; Verbraucherzentralen.

Kosten:

Gebühren, Steuern, Preise.

Bürgerorientierte Verbände und Selbsthilfe:

Verbraucherinitiativen, Initiativen ernährungsgeschädigter Kinder und Erwachsener.

Forschung:

Wie Ernährungsforschung im Unterkapitel Gesundheitsbildung; Institut für Veterinärmedizin beim Bundesgesundheitsamt.

Das Vorhaben, eine BundeshygieneVO für Lebensmittel zu erlassen, hat man inzwischen fallen gelassen, weil eine EG-Lösung angestrebt wird.[164] Manche erhoffen eine wirksamere Lebensmittelüberwachung auf einem gemeinsamen Binnenmarkt Europas, andere sind eher skeptisch. Mir scheint besonders wichtig, daß die Kontrolle in die Hand der Gesundheitsressort gelegt wird, und die Landwirtschaftsressorts — soweit noch in ihrer Verantwortung — die Zuständigkeit abgeben. Eine gleichzeitige Kompetenz für den Bauernstand und für die Lebensmittelkontrolle kann zu Befangenheiten führen. In den Bundesländern sind die Landesuntersuchungsämter für Lebensmittel tierischer Herkunft unter der Bezeichnung Veterinäruntersuchungsämter anzutreffen. Die anderen heißen Chemische Untersuchungsämter. Manche Länder haben dafür gemeinsame Ämter eingerichtet. Je öfter Lebensmittelskandale stattfinden, desto mehr ist Spezialisierung und Zentralisierung angesagt. Wenig effizient erscheint mir auch die Aufsplitterung auf der örtlichen Ebene in Veterinärämter, Lebensmittelkontrolle der Ordnungsämter und manches Mal noch einer besonderen Gaststättenkontrolle. Nach dem Vorbild Nordrhein-Westfalens ist die Bildung von Kreisämtern für Lebensmittelkontrolle unter Leitung eines Tierarztes oder Chemikers durchaus zu empfehlen. In den neuen Bundesländern ressortierte die Lebensmittelkontrolle in den Bezirkshygieneinspektionen, also im Rahmen des öffentlichen Gesundheitsdien-

---

[164] NLTDrs. 11/4994.

stes. Eine Zuordnung, die, vom Prinzip der gesundheitlichen Verantwortung her gesehen, manches für sich hat.

Im Vorfeld der staatlichen Überwachung haben gesundheitsbewußte Lebensmittelhersteller, Bioanbaubetriebe und einige Handelsringe sich einer internen Kontrolle durch private oder ringeigne Institute unterzogen. Mit entsprechenden Gütesiegeln und Prüfattesten auf den Packungen entfalten sie damit auch eine gewisse Werbewirksamkeit. Bei der bestehenden Interessenlage darf dennoch der Staat von seiner Kontrollpflicht nicht abweichen. Überlegungen, für den Gesundheitsschutz bei Lebensmitteln mit Sicherheitsfachkräften und Ernährungsberatern ähnlich wie beim Arbeitsschutz mit Sicherheitsfachkräften und Betriebsärzten ein enges Netz von betriebseignen Kontrollen zu knüpfen, sind allerdings nicht von der Hand zu weisen. Dennoch können betriebsinterne Kontrollsysteme anders als staatliche keine Verwaltungsakte mit Auflagen erlassen oder Sanktionen verhängen. Das aber bleibt bei Lebensmittelvergehen eine conditio sine qua non.

Verbraucherberatungen und Verbraucherzentralen sind nicht nur wichtige Zulieferanten für die Lebensmittelkontrolle, sie bilden auch einen unbequemen Pfahl im Fleische nachlässiger Lebensmittelkontrolleure. Mit Forderungen nach Gesamtverzehrsstudien zur Vermeidung von Krankheiten bei synenergistischer Wirkung mehrerer verdorbener Lebensmittel, die in kurzen Abständen verzehrt werden, liegen Verbrauchervereinigungen der Gesundheitspolitik zu Recht in den Ohren. Verbrauchervereinigungen tragen übrigens meist die Zentralen und stellen somit Selbsthilfevereinigungen ganz eigner Art dar.

Lebensmittelskandale der letzten Jahre hatten ihre Ursache sehr oft im Mißbrauch von Tierarzneimitteln und in unstatthaften Beimengungen zu Futtermitteln. Es bewahrheitete sich eine alte Weisheit gestandener Milchkontrolleure und Fleischbeschauer, daß nämlich Lebensmittelkontrolle schon im Stall beginnen muß. Geschieht das nicht, dann stehen am Ende Sonderkommissionen bei der Polizei oder Sonderstaatsanwälte für Lebensmittelsünder.

VI. Träger der Gesundheitsförderung bei Sport und Vorsorgekur

Rechtsgrundlagen:

Sozialgesetzbuch Teil V, Bundessozialhilfegesetz, Landesgesetze zum Öffentlichen Gesundheitsdienst einschl. VereinheitlichungsG; RehabilitationsangleichungsG.

Zuständigkeiten:

Ressort Gesundheit federführend, Sport (Kultus oder Innen) mitzeichnend. Ärztekammer, gKV, Kassenärztliche Vereinigung.

158   3. Teil: Träger von Aufgaben, Einrichtungen und Kosten

Bürgerorientierte Verbände und Selbsthilfe:

Sportvereine, Behindertensportvereine, Wohlfahrtsverbände, Gesundheitsvereine, Gesundheits- und Mütterinitiativen.

Kosten:

Sozialversicherungsbeiträge, Gebühren, Selbstzahler, Steuern.

Forschung:

Sport- und Präventionsmedizinische Forschungsinstitute.

Krankenkassen kümmern sich in diesem Aufgabenfeld um Vorsorgekuren und Müttervorsorgekuren für gKV-Versicherte. Sie leisten Zuschüsse für Behindertensportgruppen und an Gesundheitsvereine, die Bewegungsübungen für Behinderte und Rekonvaleszenten mit Fachkräften durchführen. Private und freigemeinnützige Kurheime stehen zur Verfügung, Badeärzte haben sich an Kurorten und Heilbädern niedergelassen. Der öffentliche Gesundheitsdienst hat die Hygiene in Einrichtungen zu überwachen, die Anerkennung der Kurorte und Heilbäder fachlich zu begleiten und vorzunehmen. Er sollte sich auch stärker als bisher — gegen Kostenerstattung durch die Vereine — um die Einrichtung sportärztlicher öffentlicher Gesundheitsdienste bemühen. Im übrigen setzen sich Bundesärztekammern und Ärztekammern für einen intensiven Kontakt mit den Sportverbänden zur Verbesserung der Sportmedizin ein.

VII. Träger des Gesundheitsschutzes vor Seuchen und Volkskrankheiten

Rechtsgrundlagen:

BundesseuchenG, HygieneVO der Länder, Ländergesetze für den Öffentlichen Gesundheitsdienst einschl. VereinheitlichungsG, Impfgesetze, Sozialgesetzbuch Teil V.

Zuständigkeiten:

Ressort Gesundheit federführend, Justiz (in Einzelgebieten bei Freiheitsbeschränkungen) mitzeichnend; Ärztekammern und Kassenärztliche Vereinigungen.

Kosten:

Steuern, Sozialversicherungsbeiträge, Gebühren.

Selbsthilfen:

AIDS-Hilfen, AIDS-Stiftungen.

Forschung:

Universitäten, epidemiologische Institute.

Den Umfang von Meldepflichten, Untersuchungsgeboten, Berufsbeschränkungen, Schutzimpfungen und Quarantänemaßnahmen setzt das Bundesseuchengesetz fest, die Leistungsansprüche der gKV-Versicherten das SGB V. Schadensersatzansprüche bei Impfschäden gehen an die öffentliche Hand. Nicht alle Bundesländer haben bisher eine Krankenhaus-HygieneVO erlassen. Obwohl ein dringender Bedarf besteht, scheuen sich manche Landesgesundheitsminister vor den Mehrkosten im Pflegesatz der Kassen. Einige Krankenhäuser beschäftigen dennoch Hygienefachkräfte und Hygieneinstitute zu ihrer eigenen Sicherheit. Schutzaufgaben führen die Gesundheitsämter und Medizinaluntersuchungsämter aus. Gesundheitsämter und Kassenärzte bieten Impfungen an. In der Bundeswehr, bei der Bereitschaftspolizei und im Justizvollzug impfen meist die dort beschäftigten Ärzte/Ärztinnen. Impfinitiativen von Krankenkassen, Ärztekammern, Kassenärztlichen Vereinigungen und Länderministerien erhöhen regelmäßig die Impfbeteiligung.

Bundesprogramme zugunsten von AIDS-Beratungen in Sozialstationen, Gesundheitsämtern und in Suchtambulanzen sowie zugunsten der schweren Arbeit von AIDS-Hilfen sind inzwischen ausgelaufen, obwohl es keine Entwarnung bei der Ausbreitung von HIV-Infektionen gibt. Eingesprungen sind darum in der Finanzierung die Länder, Kommunen und gemeinnützigen AIDS-Stiftungen. Sehr viel Unterstützung leisten auch Kirchen und Wohlfahrtsverbände. In vielen Fällen sind Leistungen der Sozialhilfe fällig.

Notwendig wären auch in Deutschland neben den Fernsehspots „Gib AIDS keine Chance" Kampagnen, wie sie von der schwedischen Gesundheitsverwaltung für Jugendliche durchgeführt werden. Sonderprogramme zur Nichtdiskriminierung AIDS-Kranker und HIV-positiver Mitmenschen sind für die Schule, für Betriebe und andere Institutionen bitter notwendig. Der Justizvollzug für AIDS-Kranke sollte beendet werden. Trotz allgemeiner Ansteckungsgefahr auch bei Heterosexuellen dürfen Sonderhilfen für Homosexuelle, prostituierte Frauen und Männer nicht aufhören, besonders bedürfen Prostituierte und Fixer der Ausstiegshilfen.

VIII. Träger der Gesundheitsförderung von der Sexualberatung bis zur Geburtshilfe

Rechtsgrundlagen:

Grundgesetz, Schulgesetze und Erwachsenenbildungsgesetze der Länder, Gesetze der Länder für den Öffentlichen Gesundheitsdienst einschl. VereinheitlichungsG, Sozialgesetzbuch Teil V, EmbryonenschutzG, LänderausführungsG zur künstlichen Befruchtung nach SGB V, Gesetze zur Gentechnologie; Gesetz zu § 218 StGB und für kinderfreundliche Maßnahmen,

Zuständigkeiten:

Ressorts Gesundheit, Schule und Bildung, Frauen, Justiz federführend, Innen mitzeichnend; Ärztekammern, Kassenärztliche Vereinigungen, gesetzliche Krankenversicherung.

Basisorientierte Verbände und Selbsthilfe:

Wohlfahrtsverbände, pro familia, Kirchen und Familienverbände, Graueninitiativen, Frauenbeauftragte.

Kosten:

Steuern, Selbstzahler, Sozialversicherungsbeiträge, Gebühren.

Forschung:

Universitäten und Hochschulen, Institute für Gentechnologie und Fortpflanzungsmedizin, für Familienbildung, Ehe- und Sexualberatung und für Sexualwissenschaften, Jugendforschung.

„Die Würde des Menschen ist zu achten", mit dieser eindeutigen Formulierung haben es Rechtswissenschaftler, Soziologen und Mediziner zu tun, wenn sie die Grenzen der Fortpflanzungsmedizin, der Genomanalyse, der Gentechnik und des Schwangerschaftabbruches zu bestimmen haben. Alle dementsprechenden Politikbereiche müssen zusammenwirken, um solche Grenzen zu ziehen, die der Verfassung, dem Rechtsfrieden und dem Stand der Wissenschaften entsprechen.

Etwas leichter geht es schon mit einem anderen Artikel des Grundgesetzes, der den Schutz von Ehe und Familie verfügt. Er bildet die eigentliche Rechtsquelle für die staatliche und kommunale Unterstützung von Beratungsdiensten und Bildungsstätten, wenngleich Einzelgesetze die Rechtsmaterie genauer umreißen.

Problematischer wird es dann wieder mit Regeln zur künstlichen Befruchtung unter nichtehelichen Lebenspartnern und unter Fremden, wenn beispielsweise

Kap. 16: Träger der Gesundheitsförderung 161

ein Partner steril ist. Dazu hat der Gesetzgeber noch nicht gesprochen, einige Länderverwaltungen wie die in Bremen arbeiten aber daran. Die Hürde des vorgenannten Artikel 6 Grundgesetz, der nur Ehe und Familie unter den besonderen Schutz der staatlichen Ordnung stellt, ist den dortigen Verwaltungsjuristen allerdings ein Begriff.

Für die Träger der Schwangerschaftsvorsorge, des Mutterschutzes und der Geburtshilfe folgt noch eine besondere Kurzübersicht.

Rechtsgrundlagen:

Grundgesetz, Sozialgesetzbuch Teil V, Mutterschutzgesetz, Arbeitsschutzvorschriften, ÖGD-Gesetze, Hebammengesetz.

Zuständigkeiten:

Ressort Gesundheit, Arbeit, Frauen federführend, Soziales mitzeichnend. Ärztekammern, Kassenärztliche Vereinigungen, gKV.

Bürgerorientierte Verbände und Selbsthilfe:

Wohlfahrtsverbände, Kirchen, pro familia, Traueninitiativen, Gewerkschaften, Frauenbeauftragte.

Kosten:

Sozialversicherungsbeiträge, Steuern, Selbstzahler, Preise.

Forschung:

Universitäten und Institute.

Die Schwangeren- und Mütterberatung erfolgt in den Gesundheitsämtern, in ärztlichen Praxen und in besonderen Beratungsstellen von pro familia und Wohlfahrtsverbänden. Medizinische Vorsorgeleistungen erbringen die niedergelassenen einschließlich der Kassenärzte und die Hebammen und Geburts- oder Entbindungspfleger. Entbindungen geschehen im Krankenhaus, Hausgeburten gibt es relativ wenige. Neuerdings werben Nachbarschaftsinitiativen für die Einrichtung von „Geburtshäusern" in Dörfern und städtischen Ortsteilen ausserhalb von Kliniken unter Betreuung von niedergelassenen Hebammen und Ärztinnen, eine Zwischenform von ambulanter und stationärer Versorgung.

3. Teil: Träger von Aufgaben, Einrichtungen und Kosten

IX. Träger von Früherkennung und Frühförderung

Rechtsgrundlagen:

Sozialgesetzbuch Teil V, ÖGD-Gesetze, Schulgesetze, BSHG, JugendarbeitsschutzG, Reha-Gesetze.

Zuständigkeiten:

Ressort Gesundheit federführend, Schule und Bildung, Soziales, Arbeit mitzeichnend; Ärztekammern, Zahnärztekammern, Bundesarbeitsgemeinschaft für Rehabilitation, Kassenärztliche und Kassenzahnärztliche Vereinigungen, Landesarbeitsgemeinschaften Jugendzahnpflege, Krankenkassen und ihre Verbände, Bundesarbeitsgemeinschaft Rehabilitation.

Bürgerorientierte Verbände und Selbsthilfe:

Wohlfahrtsverbände, Reichsbund, VdK, Behindertenselbsthilfegruppen, Elterninitiativen, Gesundheitsvereine und -initiativen, Gewerkschaften, Deutsche Sozialpädiatrische Gesellschaft, Bundesarbeitsgemeinschaft „Hilfe für Behinderte".

Kosten:

Sozialversicherungsbeiträge, Steuern, Selbstzahler, Preise, Spenden, Bußgelder.

Forschung:

Universitäten und Hochschulen, Institute.

Die Bundesarbeitsgemeinschaft Rehabilitation ist ein Zusammenschluß von Rehaträgern aus Sozialversicherung, Bundesanstalt für Arbeit und Kassenärztlicher Bundesvereinigung. Die Landesarbeitsgemeinschaften Zahnpflege setzen sich aus öffentlichem Gesundheitsdienst, zahnärztlichen Körperschaften, Schulverwaltung und Krankenkassenverbänden zusammen. Frühförderteams aus Angehörigen medizinischer, therapeutischer und pädagogischer Berufe werden ambulant und über Zentren und mobile Dienste sozialpädiatrischer Kliniken tätig. Der Deutsche Städtetag empfahl 1976 dafür einen integrierten jugendärztlichen, jugendpsychologischen und sozialmedizinischen Dienst in Zusammenarbeit mit sozialpädiatrischen Zentren.[165] Die Diagnose soll danach in Klinikambulanzen durch an der kassenärztlichen Versorgung beteiligte Ärzte unter Hinzuziehung von Krankengymnastinnen gestellt werden. Der heilpädagogische Behandlungs-

---

[165] Modellplanung der Stadt Wilhelmshaven.

plan ist ggf. danach von Ärzten, Psychologen, Therapeuten und Sozialpädagogen zu erstellen. Eltern sollen befähigt werden, an der Behandlung in der Rolle von quasi „Kotherapeuten" mitzuwirken. Als zentrale Meldestelle ist nach dieser Empfehlung das Gesundheitsamt vorgesehen, das Krankenhaus sollte den jugendärztlichen, das Jugendamt den jugendpsychologischen und das Gesundheitsamt den sozialmedizinischen Part übernehmen.

Für das große Feld der anderen Früherkennungsuntersuchungen stehen in der Hauptsache die kassenärztlichen Praxen zur Verfügung, um die Vorsorgescheine der gKV-Patienten „einzulösen".

X. Träger der Vorsorge gegen psychiatrische und Suchtkrankheiten

Rechtsgrundlagen:

Ländergesetze über Hilfen für psychisch und Suchtgefährdete, Sozialgesetzbuch, ÖGD-Gesetze, BSHG, Schulgesetze, Erwachsenenbildungsgesetze, Reha-Gesetze, JugendschutzG, Maßregelvollzugsgesetze (einschl. StGB, StPO, JGG), JugendwohlfahrtsG, BetäubungsmittelG, ArbeitsförderungsG, Bundes- und Landesprogramme gegen den Mißbrauch von Alkohol, Nikotin, Medikamenten, Drogen und Rauschmitteln.

Zuständigkeiten:

Ressorts Gesundheit, Schule und Bildung, Justiz federführend, Arbeit, Wirtschaft, Innen, Soziales mitzeichnend. Träger der gesetzlichen Renten- und Krankenversicherung, Bundesanstalt für Arbeit, Ärztekammern und Kassenärztliche Vereinigungen.

Bürgerorientierte Verbände und Selbsthilfe:

Wohlfahrtsverbände, Gewerkschaften, Arbeitgeberverbände, Abstinenzverbände, Kirchen, Selbsthilfegruppen, Angehörigen- und Elterngruppen, Laienhilfsvereine, Betriebs- und Personalräte.

Kosten:

Sozialversicherungsbeiträge, Steuern, Selbstzahler, Preise, Spenden, Bußgelder.

Forschung:

Universitäten und Hochschulen, unabhängige und Institute der Alkohol- und Tabakindustrie, Bundesforschungsprogramm.

3. Teil: Träger von Aufgaben, Einrichtungen und Kosten

Die erhebliche Zunahme von Suchtkrankheiten mit tödlichem Ausgang haben die Gesundheitspolitik seit einigen Jahren mit bis heute noch nicht sonderlich erfolgreichen Sonderprogrammen auf den Plan gerufen. Da aber niemand sagen kann, was ohne diese Anstrengungen vor sich gegangen wäre, muß man mit allzu negativen Bewertungen vorsichtig sein. Sozialpsychiatrische Dienste in kreisfreien Städten und Landkreisen sind beim Gesundheitsamt, bei Wohlfahrtsverbänden oder Kirchen angesiedelt. Suchtambulanzen, therapeutische Teestuben, Suchtkliniken, Wohngemeinschaften, Wohnheime, Werkstätten und Spezialfirmen und Suchtberatungen stehen unter vielfältiger Trägerschaft. Meist sind es besondere Vereine oder Abstinenzverbände im Rahmen der freien Wohlfahrtspflege. Wir kennen aber auch besonders „strenge" Einrichtungen, d. h. solche mit harten Regeln zur Vermeidung von Rückfällen, außerhalb der großen Wohlfahrtsverbände wie Synanon, oder auch mit stark christlicher Prägung, wie das Geistliche Rüstzentrum Krelingen. Solche Behandlungsplätze melden nicht selten gute Heilerfolge. Ebenso sind aber Land (Landeskrankenhäuser) und Kommunen als Träger zu benennen. Einzelne überzeugte Unternehmer stellen ehemalige psychisch und Suchtkranke bewußt in besonderen Firmenabteilungen ein oder unternehmen Anstrengungen zu einer vollen Arbeitseingliederung, auch Vereine im Rahmen die freien Wohlfahrt oder Selbsthilfevereine eigner Art treten als Inhaber sozialer Betriebe auf.

Mit einer Novelle zur Strafprozeßordnung vom 23. 7. 1992 wurde Suchtberatern ein Zeugnisverweigerungsrecht nach dem Muster dieses Rechts bei Ärzten, Zahnärzten, Apothekern und Hebammen eingeräumt.

Prävention und Behandlung laufen oft neben den klassischen Schienen der Medizin.

Kapitel 17

Träger der Krankenbehandlung

I. Träger der Krankenbehandlung durch ambulante Dienste, Heilpraktiker und Psychologen

Rechtsgrundlagen:

Sozialgesetzbuch Teil V, Kommunal- und Länderrichtlinien zu Sozialstationen, Ländergesetze für psychisch und Suchtkranke, KrankenpflegeG, HeilpraktikerG, PsychotherapeutenG (in Vorbereitung).

Zuständigkeiten:

Ressort Gesundheit federführend, Sozial und Innen mitzeichnend. Ärztekammern, Kassenärztlichen Vereinigungen, Krankenkassenverbände und Krankenkassen.

Bürgerorientierte Verbände und Selbsthilfe:

Wohlfahrtsverbände, Kirchen, Abstinenzverbände, Selbsthilfegruppen.

Kosten:

Steuern, Sozialversicherungsbeiträge, Selbstzahler, Spenden und Bußgelder.

Forschung:

Universitäten und Hochschulen, Institute (einschließlich der verschiedenen psychologischer Schulen).

Die Rechtsgrundlagen des bürgerlichen und Strafgesetzbuches für die Krankenbehandlung durch Familienangehörige und Laien bleiben bei der o. a. Übersicht außer Ansatz, sie können aber im Ernstfall durchaus Anwendung finden. Von den vielen ambulanten Diensten haben wir insbesondere die Sozialstationen mit der Kranken- und Hauspflege und die Sozialpsychiatrischen Dienste im Blick. Sie befinden sich in der Trägerschaft von Kommunen, Kirchen und Wohlfahrtsverbänden. Im Gegensatz zur Psychiatriegesetzen haben die Länder noch keine Sozialstationengesetze verabschiedet, sie warten damit u. a. bis zum Inkrafttreten einer gesetzlichen Pflegeversicherung. Sozialstationen sind aus den ehemaligen Gemeindeschwesternstationen entstanden. Sie sind in der Bevölkerung verankert und genießen insbesondere beim Auftreten von Finanzlücken vielerorts noch eine Art Spendenprivileg. Mobile Hilfsdienste und andere Dienstleistungen wie zum Beispiel Kurse für pflegende Familienangehörige agieren nicht selten innerhalb des Organisationsrahmens der Sozialstation. Gesondert sind dagegen immer Sozialpsychiatrische Dienste in der Trägerschaft von Wohlfahrtsverbänden, Kirchen, Kommunen oder Gesundheitsämtern organisiert.

Heilpraktiker nehmen nicht an der Versorgung von Kassenmitgliedern teil. Sie gehen zu Heilpraktikern auf Privatrechnung. Psychologen arbeiten in der Krankenbehandlung als Heilpraktiker oder sie unterhalten eine rein psychologische Praxis. Sie können psychotherapeutisch in der kassenärztlichen Versorgung tätig werden, wenn ein zugelassener Kassenarzt ihnen delegationsfähige Tätigkeiten an Kassenpatienten zuweist. Die Forschungsfelder der Psychotherapie und Psychoanalyse sind im großen ganzen sicher nicht kleiner als die der Medizin.

II. Träger der ambulanten ärztlichen und zahnärztlichen Behandlung

Rechtsgrundlagen:

Bundesärzteordnung, Approbationsordnung, § 203 StGB (Verletzung anvertrauter Privatgeheimnisse), Ländergesetze über Heilberufskammern, Berufs-, Weiterbildungs- und Schlichtungsordnungen der Heilberufskammern, Richtlinien der Kammern zur Patientenaufklärung und Qualitätssicherung, das Genfer Gelöbnis auf der Grundlage des hippokratischen Eides, Notfalldienst-Ordnungen der Kammern und Kassenärztlichen Vereinigungen; Gebührenordnung für Ärzte und Zahnärzte; Sozialgesetzbuch Teil V, Zulassungsordnung für Kassen(zahn)ärzte, Richtlinien der Kassen(zahn)ärztlichen Vereinigungen und der Bundesausschüsse (Zahn)Ärzte-Krankenkassen, Bedarfspläne, Prüfungs- und Disziplinarordnungen, Abrechnungsanweisungen, Honorarverteilungs-Maßstäbe der KVen und KZVen. Bundesmantelverträge und Einheitliche Bewertungsmaßstäbe für Kassenärzte sowie Bewertungsmaßstab für kassenzahnärztliche Leistungen, vereinbart zwischen der Kassenärztlichen Bundesvereinigung und den Spitzenverbänden der Krankenkassen; Landesmantel- und Gesamtverträge, vereinbart zwischen den Kassenärztlichen Vereinigungen und den Landesverbänden der Krankenkassen; Verträge zwischen KVen und KZVen mit einzelnen Krankenkassen, Bundeswehr, Polizei, Bundesgrenzschutz, Justiz u. a.

Zuständigkeiten:

Ressort Gesundheit, Ärzte- und Zahnärztekammern, Kassen(zahn)ärztliche Bundesvereinigungen, Kassen(zahn)ärztliche Vereinigungen, Bundes- und Landesverbände der gesetzlichen Krankenkassen, gesetzliche Krankenkassen.

Bürgerorientierte Verbände und Selbsthilfe:

Gewerkschaften, Wohlfahrtsverbände, Sozialverbände, Gesundheitsvereine, Betroffenen- und Selbsthilfegruppen, Arbeitskreise für Gesundheit.

Kosten:

Sozialversicherungsbeiträge, Selbstzahler.

Forschung:

Universitäten und medizinische Institute und Fachgesellschaften, Deutsche Forschungsgemeinschaft, Arbeitsgemeinschaft der wissenschaftlich-medizinischen Fachgesellschaften (AWMF), Zentralinstitut für Kassenärzte, Deutsches Krankenkasseninstitut des Bundesverbandes der Ortskrankenkassen (BdO), Deutscher Senat für ärztliche Fortbildung u. a.

Die Liste über Rechtsgrundlagen ist zugegeben besonders lang und ausführlich geraten. Sie bestätigt auf den ersten Blick den Eindruck vieler Ärzte und Zahnärzte, daß sie von einem wahren Paragraphendschungel umstellt seien, aus dessen Dickicht plötzlich Papierpfeile mit schrecklichen Regressforderungen auf sie zuschießen. Wer sich tagtäglich guten Willens bei seinen Patienten abmüht, möchte nicht an viel unverdaulichem „Papierkram" ersticken. Wer könnte das Ärzten nicht nachfühlen? Wer aber einen freien Beruf mit einem in etwa einschätzbaren (nicht wirklich aber quasi garantierten) Einkommen ausüben möchte, der darf von der zahlungsverpflichteten Versichertengemeinschaft schon Zahlungsbedingungen in vielerlei Formen erwarten. Wenn dazu noch der Sicherstellungsauftrag für die kassenärztliche Versorgung allein in der Sphäre der Kassenärzte und nicht bei den Zahlungsverpflichteten liegt, dann gilt dies umso mehr. Mit anderen Worten: Wer den Umfang bezahlter Leistungen und damit sein Einkommen — sicher in verantwortbarer Weise — aber eben doch selbst bestimmen kann, der muß Begrenzungen sowohl in der Art als auch in der Höhe der Umsätze hinnehmen. Von 75 300 niedergelassenen Ärztinnen und Ärzten im Jahr 1990 in den alten Bundesländern hatten 71 700 eine Kassenpraxis, nur 3 600 führten eine reine Privatpraxis.[166] Eine der Überlegungen der Krankenkassenverbände bestand daher darin, den Umfang kassenärztlicher Leistungen durch die Zahl der Kassenzulassungen zu begrenzen, wie das bis zum Urteil des Bundesverfassungsgerichtes bis zum Jahr 1960 über sogenannte Verhältniszahlen (Arzt pro Einwohner) möglich war. Das neue Gesundheitsstrukturgesetz hat diese Überlegungen zum Teil und in anderer Weise aufgegriffen und wird damit natürlich einer Verfassungsüberprüfung durch die Kassenzahnärzteschaft ausgesetzt. Andere Überlegungen haben zur Entwicklung von Bedarfsplänen der Kassen(zahn) ärztlichen Vereinigungen geführt, um eine gleichmäßige Stadt / Landversorgung sicher zu stellen. Das Auseinanderdriften der Arztdichten in Innenstädten zu Stadtrand und Dorf ist genau so wenig zu übersehen, wie die schnelle Zunahme der Facharztzahlen in den den Innenstadtbereichen. Die Möglichkeit, zeitliche Zulassungssperren in überversorgten Bereichen zu verhängen, brachte jedoch kaum etwas ein. Die Kassenärztlichen Vereinigungen wählten zum Anreiz der Niederlassung junger Kassenärzte in unterversorgten Gebieten lieber den anderen Weg, nämlich Vergünstigungen und echte Einkommensgarantien für neue „Dorfärzte" aus dem großen Honorartopf für alle Kassenärztinnen zu gewähren. Der Marburger Bund schlug darüber hinaus vor, Landpraxen durch die KV ankaufen zu lassen und an niederlassungswillige junge Ärzte zu vermieten.[167] Der BdO meinte, man solle Honorardifferenzierungen vornehmen, und zwar je nach unter- oder überversorgten Gebieten mit einem höheren oder geringeren Punktwert,

---

[166] Bundesärztekammer, Struktur der Ärztestatistik, 1990.
[167] Beschluß Nr. 10 der Hauptversammlung des Marburger Bundes vom 29.11.1975; vgl. auch Sozialpolitische Informationen des BMA vom 5.10.1972; NLTDrs. 8 / 2560; Kassenärztliche Bedarfsplanung, NÄBl. 24 / 1977, S. 826.

auch dieser Vorschlag drang nicht durch.[168] Inzwischen ist dieses Problem relativ obsolet geworden, denn regelrecht unterversorgte Bereiche sind kaum noch anzutreffen.

Wenn aber die Zahl der Zahlungsempfänger nicht genügend zu begrenzen ist, bleibt noch die Zahlungshöhe als Variable. Zum besseren Verständnis der kassenärztlichen Honorierung sei darum an dieser Stelle ein kurzer Exkurs dazu eingeschoben.

Das Krankenversicherungsgesetz von 1883 sah Honorarverträge jeder Krankenkasse mit den von ihr zugelassenen Kassenärzten vor. Erst die vom Hartmannbund erstrittenen Kollektivverträge brachten im Berliner Abkommen von 1913 und endgültig in der Vertragsordnung von 1931 im ehemaligen Deutschen Reich eine gleichrangige Parität zwischen Kassenärzten und Krankenkassen. Bis in die Mitte der sechziger Jahre blieb die typische Vergütungsform eine sogenannte „Kopfpauschale", d. h. die Kassen zahlten pro versichertes Mitglied einen bestimmten Betrag, der im Kollektivvertrag zu vereinbaren war, an die Kassenärztliche Vereinigung. Diese schüttete diese Gesamtvergütung nach einem von der Vertreterversammlung der KV beschlossenen Honorarverteilungsmaßstab an die einzelnen Kassenärzte aus. Grundlage für die Bemessung der Ausschüttung an den einzelnen Arzt waren dessen Leistungen an gKV-Patienten, gemessen an den Sätzen der Preussischen Gebührenordnung für Ärzte und bei den Ersatzkassen gemessen an den Sätzen der Allgemeinen Deutschen Gebührenordnung (Preugo und Adgo). In diesen Gebührenordnungen nicht erfaßte Leistungen wurden über „Analoge Bewertungen" der Kassenärztlichen (zahnärztlichen) Bundesvereinigung abgerechnet. Im Jahre 1965 wurden Preugo und Adgo von der GOÄ (Gebührenordnung für Ärzte und Zahnärzte) nach § 11 der Bundesärzteordnung abgelöst. Das Verfahren blieb aber noch bei vielen Kassen nach „Kopfpauschale" bestehen. Je nach zur Verfügung stehender Gesamtvergütung wurde die Summe aller GOÄ-Leistungen „quotiert", d. h. der einzelne Kassenarzt erhielt nicht die GOÄ-Sätze sondern meist weniger, nämlich nach einer Quote von nur 80 oder 90 % je nach Höhe der ausgeschütteten Gesamtsumme, manches Mal auch noch weniger. Das schuf bei steigendem Leistungsumfang und absinkenden Quoten böses Blut. Kassenärzte verlangten, daß sie wie jeder Handwerker nach der Summe ihrer Leistungen und nicht nach irgendwelchen Quoten bezahlt würden. Daraus entstand das System der Einzelleistungsvergütung. Es begannen damit die Ersatzkassen und die übrigen Kassenarten mußten nachziehen, wollten sie nicht Imageverlust bei ihren Versicherten hinnehmen. Ein solcher Imageverlust mit der Folge von Kassenwechsel (z. B. von der Ortskrankenkasse zur Ersatzkasse) aber stellte sich ein, sobald die Versicherten von ihren behandelnden Kassenärzten mit dem Sachverhalt der unterschiedlichen Zahlungsweise konfontriert wurden. Bezeichnenderweise gab es die Einzelleistungsvergütung zuerst für die ungeduldigeren

---

[168] NÄBl. 3 / 1981, S. 79 ff.

Kassenzahnärzte und dann erst für die Ärzte. Mit Einführung des neuen Systems wurden die Krankenkassen erstmalig, wenn auch nicht paritätisch, an den Wirtschaftlichkeitsprüfungen zur kassenärztlichen Behandlungs- und zur Verordnungsweise beteiligt, welche die Kassenärztlichen Vereinigungen bei ihren Kassenärzten durchführen. Das Prüfinteresse der KV sank natürlich mit der Vergütung der einzelnen Leistungen, wurde doch die Quote durch Polypragmasie einzelner Kassenärzte nicht mehr beeinträchtigt.

In jüngster Zeit ist das System der Einzelleistungsvergütung wieder hart umstritten. Die Kassenausgaben halten mit den Beitragszuwächsen (aus der sogenannten Bezugsgröße „Grundlohnsumme") nicht mehr mit. Zum Ärger der Arbeitgeber mit ihren Lohnnebenkostenrechnungen und zum Ärger der versicherten Arbeitnehmer und ihrer Gewerkschaften steigen die Krankenkassenbeiträge bis hin zur Schallmauer von 15 % Beitragssatz vom Lohn. Beitragserhöhungen aber beeinflussen wieder das Tarifgeschäft von Gewerkschaften und Arbeitgeberverbänden, denn im Lohnkampf rechnet man zunächst einmal mit der Erhaltung des Reallohnstandards. Steigen aber die Versicherungsbeiträge, so steigen die Tarifforderungen und der gesellschaftliche Verteilungskampf erhält harte Konturen. Man suchte daher nach Auswegen zwischen den Vertragsparteien. Eine Zwischenform stellt der Niedersachsenvertrag zwischen der KVN und den Kassenverbänden dar. Es blieb bei der Einzelleistungsvergütung, aber es gab Kostenbegrenzungselemente bei zu schnellem Wachstum der kassenärztlichen Verordnungen auf Arznei-, Heil- und Hilfsmittel und auf Krankenhauseinweisungen. Wegen dennoch ungebremster Ausgabenentwicklung bezeichneten die Krankenkassen dieses System bereits 1985 als gescheitert.[169] Das Gesundheitsreformgesetz von 1989 brachte dann gesetzliche Veränderungen, nämlich eine mögliche Vereinbarung von Richtgrößen für Verordnungsvolumina auf der Basis modifizierter Fachgruppendurchschnitte. Bei Überschreitung der Richtgrößen durch den Kassenarzt setzte eine Beratung ein. Da dieser Beratungswink nichts fruchtete, forderten die Kassen wirksamere Einschnitte in Form von Kopf-, Fall- oder ähnlichen Pauschalen, z. B. Bezahlung von ganzen Leistungskomplexen. Dagegen beklagten sich die Kassenärzte, daß sie bis heute noch keine volle Einzelleistungsvergütung zu den vereinbarten EBM-Sätzen (seit 1.10.87 anstelle der GOÄ-Sätze in der kassenärztlichen Versorgung als „Einheitlicher Bewertungsmaßstab") erhalten. Das Gesundheitsstrukturgesetz bringt zu diesem Punkt sogenannte Malusbestimmungen, d. h. echte Kürzungen beim Überschreiten von Richtgrößen und nicht nur „Beratungen". Auch hiergegen haben Kassenärzte und Kassenzahnärzte Verfassungsklagen angedroht. Soweit der Exkurs zu den Vergütungssystemen.

Die Beteiligung von Klinikärzten an der kassenärztlichen Versorgung ist beschränkt auf bestimmte enge Spezialgebiete der Behandlung. Das Gesundheits-

---

[169] KVN, Bericht über Ergebnisse des Niedersachsenvertrages, Hannover 1985; BKK-Aspekte, Niedersachsen 3 / 1985.

strukturgesetz erweitert die Beteiligung bei vorstationärer Diagnostik und ambulanter Nachsorge.

Medizinische Forschung schlägt sich in einem fast unübersehbaren medizinischen Buchmarkt nieder, ebenso in den ärztlichen Zeitschriften. Allein 50 solcher Ärztezeitschriften zählen eine Auflage von je zwischen 5 und 50 000 Exemplaren.[170]

Besonders bedauerlich ist die Vertragssituation zwischen Krankenkassen und Kassenzahnärzten. In Niedersachsen geht z. B. keine Honorarempfehlung von der Bundesebene mehr in Gesamtverträge ein. Jahrelang herrscht ein sogenannter vertragsloser Zustand, d. h. Schiedsämter und Sozialgerichte sind kontinuierlich damit beschäftigt, Sprüche und Urteile an der Stelle von Verträgen zu fällen. Selbst mit der staatlichen Aufsichtsbehörde läßt die KZVN kein Streitthema aus, das zur gerichtlichen Auseinandersetzung führt. Unter dem Druck des Freien Verbandes Deutscher Zahnärzte, Landesverband Niedersachsen, ist die Niedersächsische Zahnärztekammer sogar aus der Bundeszahnärztekammer ausgeschieden. Über die Korbaktion zur Rückgabe der kassenzahnärztlichen Zulassung habe ich bereits berichtet. Da der Freie Verband den größten Teil der Kassenzahnärzte umfaßt, und Gegengründungen wie die Arbeitsgemeinschaft Zahnheilkunde oder der Arbeitskreis demokratischer Zahnärztinnen und Zahnärzte quantitativ nur eine kleine Rolle spielt, bleibt abzuwarten, ob die Zukunft die Einkommenserwartungen des Freien Verbandes dämpfen wird.

Neue Streitthemen zwischen KZVN und gKV stehen nach Inkrafttreten des Gesundheitsstrukturgesetzes an, als die niedersächsischen Körperschaften der Zahnärzte versuchen, sogenannte Abdingungsverträge zwischen Versicherten und Kassenärzten zu propagieren. Solche Verträge sehen vor, daß Kassenpatienten einen Revers unterschreiben, wonach unter anderem im Gesetz vorgesehene Gewährleistungsfristen für Zahnfüllungen entfallen sollen. Das Sozialministerium als Aufsichtsbehörde hält diese Verträge für unzulässig, die KZVN wehrt sich gegen aufsichtsrechtliche Anordnungen, ein neuer Streitstoff für Gerichte und Politik bietet sich an.

III. Träger von Rettungswesen, Blut- und Organspendediensten

Rechtsgrundlagen:

Landesrettungsgesetze, PersonenbeförderungsG (Taxigewerbe), Schutzbestimmungen des Bundesgesundheitsamtes für Blutkonserven, OrgantransplantationsG (in Diskussion), Grundgesetz, StGB.

---

[170] DDA 21 / 1979, S. 6.

Zuständigkeiten:

Ressort Gesundheit federführend, Innen, Wirtschaft, Justiz mitzeichnend, Ärzte- und Industrie und Handelskammern, Kassenärztliche Vereinigungen, Krankenkassen und -verbände.

Bürgerorientierte Verbände und Selbsthilfe:

Sanitätsorganisationen wie DRK und Arbeitersamariterbund, Malteser- und Johanniter-Unfallhilfe mit ihren Basisorganisationen, Selbsthilfe- und Angehörigengruppen von Unfallverletzten und Kranken, die auf eine Organspende warten.

Kosten:

Sozialversicherungsbeiträge, Steuern, Preise, Spenden.

Forschung:

Universitäten und Institute.

Müssen Rettungsdienste und Sanitätsorganisationen bei Katastrophen im Inland eingesetzt werden, so gelten die Gesetze zum Katastrophenschutz, bei Großveranstaltung die Versammlungsgesetze. Bei Auslandseinsätzen sind Sonderbestimmungen zu beachten. Grundgesetz und Strafgesetzbuch habe ich im Zusammenhang mit Organverspenden und Vorgängen bemüht, welche die Würde von Menschen und mögliche Strafbestimmungen betreffen. Aufgabenträger für den Rettungsdienst sind z. T. Länder, z. T. Kommunen; die Luftrettung liegt im allgemeinen bei den Ländern.

Private, kommunale und freigemeinnützige Rettungsdienste erhalten ihre Leistungen von Kostenträgern, meist Krankenkassen, nach vereinbarten Sätzen vergütet. Zur Infrastruktur des Rettungswesens (Investitionen für Rettungsleitstellen, Alarmsysteme, Rettungswagen usf.) zahlen Länder, Landesstiftungen, Kommunen u. a. Beiträge, z. T. werden aber die Investitionskosten über Leistungsentgelte abgedeckt, deren Höhe die Krankenkassen — z. B. in Niedersachsen — erbost.[171] Bei optimal abgegrenzten Rettungsbereichen und leistungsfähigen Diensten wird die Gefahr des „Kundenabjagens" nach Abhören des Polizeifunks durch konkurrierende Rettungsdienste gering eingeschätzt. Betragen jedoch Fristen zwischen Notruf und Erstversorgung am Unfallort regelmäßig mehr als 10 Minuten, beginnt diese Konkurrenz mit Recht.

Eine besondere Frage tritt auf, wenn Sanitätsorganisationen ihre Blutspendedienste als GmbH oder in sonstigen Formen des Handelsrechts führen. Finanzämter prüfen dann, ob noch eine Gemeinnützigkeit besteht, die zu Steuervorteilen

---

[171] Ersatzkassenreport Niedersachsen, September 1992.

führt. Stetig ringen auch private mit freigemeinnützigen Rettungsdiensten oder Feuerwehren um deren Kostenvorteile bei öffentlichen Abgaben, während die Feuerwehren und Sanitätsorganisation mit hohen Bereitschaftskosten argumentieren.

IV. Träger der stationären Krankenbehandlung

Rechtsgrundlagen:

BundeskrankenhausG, Länderausführungsgesetze dazu; Landeskrankenhauspläne und -Investitionsprogramme; GroßgeräteVO, Pflegesatz VO; Landesgesetze zur Psychiatrie und zum Maßregelvollzug; BundesseuchenG, Krankenhaus-HygieneVO der Länder; Sozialgesetzbuch, Richtlinien des Bundesausschusses Ärzte-Krankenkassen, EigenbetriebsVO, KrankenpflegeG, BundesärzteO, Kammergesetze und BerufsO der Ärztekammern, BGB, GOÄ.

Zuständigkeiten:

Ressort Gesundheit federführend, Innen und Wirtschaft mitzeichnend; Ärzte-, Apotheker-, Industrie- und Handelskammern; Krankenkassen, Krankenkassenverbände, Landeskrankenhausgesellschaften, Kassenärztliche Vereinigungen.

Bürgerorientierte Verbände und Selbsthilfe:

Wohlfahrtsverbände, Gewerkschaften, Abstinenzverbände, Kirchen, Gesundheitsvereine, Arbeitskreise Gesundheit, Patientenvereine, Eltern- und Angehörigengruppen, kirchliche Helfergruppen (Grüne Damen u. a.), Behindertensportgruppen (z. B. Infarktgruppen), Patienbeauftragte („Patientenanwälte").

Kosten:

Sozialversicherungsbeiträge, Selbstzahler, Steuern.

Forschung:

Universitäten und Institute insbesondere Deutsches Krankenhausinstitut Düsseldorf, Studiengesellschaft Deutsches Krankenhaus, Deutsches Krankenkasseninstitut Bonn, Institut für Gesundheitsbau e. V.

Wenngleich das Bürgerliche Gesetzbuch bei allen Verträgen, die ausdrücklich oder wie in der Regel stillschweigend zwischen Patienten und Behandlern zustandekommen, eine Grundlage bildet, habe ich es nur im Krankenhausabschnitt besonders erwähnt. Verträge zwischen Patienten und Krankenhaus erscheinen nämlich dann im Bewußtsein der Bürger, wenn es um Schäden geht, für die das Krankenhaus einstehen muß, sei es bei ärztlichen Kunstfehlern, mangelnder Hygiene oder anderen fahrlässig oder vorsätzlich herbeigeführten Schadensursachen. In Einzelfällen liegt auch das Strafgesetzbuch dicht neben dem Bürgerlichen Gesetzbuch.

Die Kammern wirken mit in das Krankenhaus hinein, als die Ärzte und Apotheker Pflichtmitglieder der entsprechenden Kammern sind. Die Industrie und Handelskammer tritt u. a. für die Privatkrankenhäuser auf. Die Kassenärztlichen Vereinigungen werden bei der Honorarabrechnung der Krankenhaus-Belegärzte, der ermächtigten Krankenhausinstitute und der an der kassenärztlichen Versorgung beteiligten Krankenhausärzte tätig. Die Landeskrankenhausgesellschaften stellen sozusagen die Kassenärztlichen Vereinigungen der Krankenhäuser, also die Vertragspartner der Krankenkassenverbände im stationären Bereich, dar. Andere Zusammenschlüsse der Krankenhäuser, allen voran der Deutsche Krankenhaustag GmbH und die Arbeitsgemeinschaft Deutsches Krankenhaus e. V., bestehen nicht auf gesetzlicher sondern auf freiwilliger Basis. Das trifft auch auf die Krankenhausverbände für kommunale, kirchliche, freigemeinnützige und private Häuser zu, welche nicht selten erheblichen Einfluß auf Politik und Öffentlichkeit ausüben. Ich denke da nur an den Verband evangelischer oder katholischer Krankenhäuser oder an den Deutschen Städtetag, Dezernat für kommunale Krankenhäuser. Privatkliniken arbeiten meist als Fachkrankenhäuser, sie müssen nicht das gesamte kostenaufwendige Behandlungsspektrum vorhalten, es sind aber auch Krankenhäuser der Vollversorgung, wie die Paracelsus-Kliniken, in privater Trägerschaft mit einem hohen Image tätig.[172] Die Schwerfälligkeit der Verwaltung läßt neuerdings immer mehr kommunale Krankenhausträger nach wirtschaftlicheren und flexibleren Organisationsformen suchen. Der komplizierte Gang über die städtischen Haushalte und die Strukturen des öffentlichen Dienstes erlaubt oft nicht schnelle Reaktionen auf akut auftretende Tatbestände. In München und Hildesheim sind die Städte daher auf private Rechtsformen wie die GmbH umgestiegen, andere Kommunen haben aus ihren Krankenhäusern sogenannte Eigenbetriebe gebildet, wie dies zum Beispiel bei Stadtwerken zur Energie- und Wasserversorgung üblich ist.

Von den Versuchen, zu „klassenlosen" Krankenhäusern zu gelangen, ist nicht allzuviel übrig geblieben. Das anthroposophische Krankenhaus in Herdecke an der Ruhr und viele andere Träger haben aber einen Zustand realisiert, nachdem an Chefärzte nur noch Festgehälter gezahlt werden. Eine Privatliquidation über Wahlleistungen ist ihnen dann versperrt. Diese Lösung setzt, wie bei Anthroposophen zu erwarten, eine gewisse Verzichtshaltung voraus. Nicht alle hochqualifizierten Ärzte mit nationalem oder internationalen Ruf, an denen Krankenhausverantwortliche zur Imageverbesserung ihres Hauses interessiert sind, lassen sich auf Festgehälter ein.

---

[172] Krukemeyer, Hans, Paracelsus Kliniken, Osnabrück 1989.

Das in Allgemein- und Fachkrankenhäuser, in Krankenhäuser der verschiedenen Versorgungsstufen mit unterschiedlichen Fachbetten regional bedarfsgerecht gegliederte System der stationären Versorgung in Deutschland ist in der Welt als vorbildlich bekannt. Dennoch ist es nicht perfekt, denn immer neue Herausforderungen sind zu bewältigen. Die medizinische Entwicklung schreitet voran, der Bildungsstand der Patienten ist gewachsen und „die Welt wird kleiner", d. h. die Nachfrage nach hoher Versorgungsqualität nimmt zu. Rasant entwickeln sich Spezialzweige wie die Transplantationsmedizin und die Herzchirurgie, voran geht es auch mit Strukturveränderungen einer gemeindenahen Psychiatrie. Zwar tragen heute noch große Landeskrankenhäuser den Hauptteil der stationären psychiatrischen Versorgung. Neben diese treten aber bereits geriatrische und psychiatrische Stationen in Allgemeinkrankenhäusern, die Landeskrankenhäuser errichten Außenwohngruppen, gliedern sich mehr und mehr auf und öffnen sich zur Bevölkerung ihres Standortes. Immer noch wird aber mit zunehmender Ungeduld über die Behandlung chronisch und alterskranker Patienten in Landeskrankenhäusern und über den Maßregelvollzug in Landeseinrichtungen geklagt. Nur sehr langsam können die neuen Personalschlüssel des Bundes in Landeskrankenhäusern umgesetzt werden, im noch viel schwierigeren Maßregelvollzug gibt es bei enger werdenden Länderhaushalten kaum Chancen, beim Personaleinsatz wenigstens das Niveau der allgemeinen Krankenversorgung zu erreichen. Da aber humane Krankenversorgung in der Psychiatrie heute anstelle von Fixierungen von Patienten und der Schocktherapie einen hohen Personalaufwand erfordert, sucht man nach neuen finanziellen Wegen zur Beseitigung von Personalnot. Neue Strukturen, wie die häufigere und bessere Versorgung in der Ambulanz durch Psychiater, fortgebildete Allgemeinärzte und Sozialstationen bieten sich dafür an. Sie sind aber natürlich auch nicht ohne finanziellen Aufwand zu realisieren.

In den übrigen Fach- und den Allgemeinkrankenhäusern besteht ebenfalls Personalnot. Eine Bundesverordnung ist nach dem Scheitern der Einigungsversuche zwischen Deutscher Krankenhausgesellschaft und Spitzenverbänden der Krankenkassen über bessere Personalschlüssel (gegenüber den Anhaltszahlen von 1969) in Sicht. Die pflegesatzwirksame Beschäftigung von Psychologen, Sozialarbeitern und Therapeuten ist nicht so problematisch in Krankenhäusern wie deren Teilnahme an der ambulanten Versorgung. Wenn die Arzt- und Pflegeschlüssel ausreichen, wird es auch wieder leichter sein, nichtärztliche nichtpflegerische Fachkräfte einzusetzen.

Die schon angesprochenen rund 50 Milliarden DM hohen Ausgaben der gesetzlichen Krankenkassen für die stationäre Krankenbehandlung in den alten und neuen Bundesländern zeigen aber auch die Grenzen der jährlichen Ausgabensteigerungen auf. Darum zunächst an dieser Stelle einige Worte zum „dualen Finanzierungssystem" der deutschen Krankenhäuser. Danach werden die Investitionskosten einschließlich der Abschreibungen von Ländern und Kommunen aus einem Krankenhaus-Investitionsfond getragen. Von Land zu Land unterschiedlich zahlen die Kommunen bis zu 50 % der Jahresbeiträge in den Fond ein. Die Betriebskosten für die Krankenhäuser zahlen die Nutzer, also die Selbstzahler, die gesetzliche Sozialversicherung und die Träger der freien Heilfürsorge. Hinter den Selbstzahlern stehen meist die Beihilfestellen für öffentlich Bedienstete oder Privatversicherungen.

Gemäß Bundespflegesatzverordnung werden die Benutzerpreise in Form von Tagespflegesätzen erhoben, es können auch für bestimmte Leistungen dazu noch Sonderentgelte vereinbart werden. Sonderentgelte der Krankenkassen erhöhen nicht die Gesamteinnahmen der Krankenhäuser, gestatten aber eine bessere Übersicht über die Leistungskomplexe. Landesvereinbarungen schließen die Landesverbände der gesetzlichen Krankenkassen mit den Landeskrankenhausgesellschaften ab. Nicht der Landesvereinbarung beitretende Kassen oder Krankenhäuser können ggf. direkt verhandeln. Kommen Verträge nicht zustande, laufen Schiedsverfahren und bei Klage dagegen Gerichtsverfahren.

Selbstzahler nehmen häufig Wahlleistungen (Einbett- oder Zweibettzimmer, Behandlung durch bestimmten Chefarzt) in Anspruch. Die leitenden Krankenhausärzte rechnen dann im Wege der Privatliquidation ihre Leistungen mit den Patienten direkt ab, und zahlen dem Krankenhausträger einen Teil der Einnahmen zur Abgeltung der Inanspruchnahme von Räumen und Geräten des Krankenhauses zurück; je nach Vertrag sind das 20 bis 30 % in Einzelfällen sogar bis zu 50 %. Aus dem Landeshaushalt gibt es die Wiederbeschaffungspauschalen für Abschreibungen im Investivbereich. Die Höhe der Zahlung richtet sich nach der Zahl der „geförderten" Betten eines Krankenhauses, so wie sie im Landeskrankenhausplan verzeichnet sind. Die Höhe der Pauschalen ist ein ewiger Zankapfel zwischen Ländern und Krankenhäusern. Schließlich ziehen die Krankenhäuser noch die zusätzlichen Selbstbeteiligungen von gKV-Patienten in den ersten 14 Tagen ihres Krankenhausaufenthaltes ein. Auf der Ausgabenseite des Trägers stehen auf einem Selbstkostenblatt die Aufwendungen für Personal- und Sachkosten und die ggf. krankenhauseigne Pflegeschule.

Kostenstruktur und Kosten im Krankenhaus bilden viele Steine des Anstoßes in der öffentlichen Diskussion um Möglichkeiten der Kosten- und Beitragssenkungen in der gKV. Forderungen nach mehr Personal und einer Medizintechnik nach dem letzten Stand der Wissenschaft stehen denen nach einer Kostendämpfung gegenüber. Sie schließen sich nicht aus, vielmehr verdienen beide gegenläufige Stränge in angemessener Weise weiter verfolgt zu werden. Die Mahnung der Vereinigung der Krankenhaus-Verwaltungsleiter nach einem besseren Management ist ebenso zu beachten wie der Ruf nach Zusammenarbeit und Abstimmung von Krankenhäusern untereinander.[173] Nicht in jedem Krankenhaus einer

---

[173] Verband der Krankenhausdirektoren Deutschlands e. V., Zentrallehrgang 1990, 1991; Kongreß 1990; Geschäftsbericht 1990; 75 Jahre Fachvereinigung der Verwaltungsleiter Deutscher Krankenanstalten e. V., Festschrift 1978; Therapie aus eigner Kraft, Krankenhaus-Management, 2 / 1978, S. 62 ff.; Krankenhauspolitik in Niedersachsen, NMS, Hannover 1978.

Großstadt muß auch jede Spezialabteilung vertreten sein. Eine Abstimmung schwächt möglicherweise die Konkurrenz untereinander, sie stärkt aber wohl die Leistungsfähigkeit der jeweilig dann nur einen Spezialabteilung vor Ort; die Herstellung einer Konkurrenzwirtschaft auf Krankenhausmärkten bleibt sowieso eine Illusion.

Die Strategie des Abbaus nicht benötigter Krankenhausbetten führt dann zu Kostensenkungen, wenn ganze Pflegeeinheiten, um nicht zu sagen Stationen, aufgelöst werden können. Das setzt aber ggf. Ersatz an anderer Stelle, zum Beispiel in Sozialstationen, Alten- und Kurzzeitpflegeheimen voraus. Bettenabbau durch Verweildauerkürzung stößt inzwischen an seine Grenzen, denn die höhere Betteninanspruchnahme in kürzeren Abständen (Jahreswechselhäufigkeit) verlangt auch einen höheren Aufwand als ein langsamerer Wechselrhythmus. Krankenkassen und Gesundheitsminister erhoffen von prospektiven Pflegesätzen (Vereinbarung nach Zukunftserwartungen mit einem gewissen Risiko für beide Seiten) Kostensenkungen. Ich glaube das nicht, denn die Verhandlungsführer sind jeweils mit ausreichendem gegenargumentativen Material von ihrer Bundesebene her versehen. Die Zeit der „Handschlag"-Pflegesätze zwischen dem örtlichen AOK-Geschäftsführer und dem Krankenhausverwaltungsleiter oder Oberkreisdirektor ist vorbei!

Andere Varianten sind degressive Pflegesätze, um lange Liegezeiten zu vermeiden, d. h. in den ersten Tagen werden hohe und danach nur noch wirtschaftlich „uninteressante" Sätze gezahlt. Ein entsprechender Versuch beim Kreiskrankenhaus in Einbeck hat dazu keine langfristige Modellchance gebracht. Anders stellt sich die Lage bei Fallpauschalen, die nach dem Lahnsteiner Kompromiß zum Gesundheitsstrukturgesetz wieder hervorgekramt worden sind, dar. Fallpauschalen reizen zur Wirtschaftlichkeit, und z. B. zur Entlassung vor dem Wochenende und vor Weihnachten an.

Wichtig ist auch das reibungslose Hand-in-Hand-Arbeiten von behandelnden ambulanten und von Krankenhausärzten. Die Möglichkeit der vorstationären Diagnostik und ambulanten Nachbehandlung durch Klinikärzte sollte nicht zur Abschottung sondern zur Öffnung und besseren Zusammenarbeit in allen Fällen von Krankenhausaufnahmen und -entlassungen führen. Inwieweit Kostenvergleiche zwischen gleichartigen Krankenhäusern eine Wende in der Kostengestaltung bewirken können, und ob damit unwirtschaftlich arbeitende Krankenhäuser zu ermitteln sind, bleibt umstritten. Meist fehlt an der vollständigen Gleichartigkeit, jedes Haus hat sein Angebot und seinen Charme. Zum anderen sind Betriebs- und Personalräte bestens gerüstet, um manchen Prüfansatz von vornherein abzuwehren oder zu korrigieren.[174] Dennoch bleiben objektiv angelegte Wirtschaftlichkeitsprüfungen und Rationalisierungen, die vom Personal mitgetragen werden, erwünscht.

---

[174] Wirtschaftlichkeitsprüfungen und Rationalisierungsmaßnahmen im Krankenhaus, Gewerkschaft ÖTV, Stuttgart 1985.

Viele Krankenhausexperten sind vom dualen Finanzierungssystem enttäuscht, so schlägt z. B. eine Fachkommission der Robert-Bosch-Stiftung die Rückehr zum monistischen System, d. h. zur einheitlichen Pflegesatzzahlung für Investitions — und Betriebskosten — vor. Der Vorschlag[175] kommt nicht unerwartet, schrumpfen doch auch die Landes- und Kommunalhaushalte zur Krankenhaus-Investitionsförderung merklich zusammen. Dazu trägt das Krankenhausbau-Programm in den neuen Bundesländern bei. Der Nachholbedarf wurde zwischen 30 und 50 Milliarden hochgeschätzt, jetzt hat es ein 21-Milliarden-DM-Sonderprogramm von Bund und Ländern dafür gegeben. Das engt die Förderung in den alten Ländern ein. Die Bundesländer gehen daher immer mehr dazu über, nur noch Festzuschüsse zu Bauvorhaben der Träger zu gewähren. Das hat den Vorteil, daß unwirtschaftliche Bauplanungen per se unterbleiben. Es hat aber auch den Nachteil, daß nur wohlhabende Kommunen sich hohe Eigenanteile leisten können, und daß Träger ohne Refinanzierungsmöglichkeit über den Pflegesatz wie Kirchen, Wohlfahrtsverbände und Private erhebliche Baufinanzierungslücken riskieren. Finanzierungsalternativen für den Krankenhausbau sind daher stark gefragt.

Noch größere Schwierigkeiten bereitet die Beschaffung und Finanzierung von Medizintechnik, die auch nur in der Theorie über Bedarfspläne, Wiederbeschaffungspauschalen und Bauinvestitionsprogramme gesichert ist. In der Praxis hingegen bereitet der Druck, der z. B. auf Krankenhaustagen von der Geräteindustrie und im Krankenhausalltag von Spezialisten und Patienten ausgeht, den Krankenhausträgern und Krankenkassen große Kopfschmerzen. Sie wollen optimale Versorgung durch neue Großgeräte und moderne Medizintechnik anbieten, aber haben die Mittel nicht. Dann beginnt die große Zeit des Spendensammelns und der Wohltätigkeitsbazare für den neuen Kernspintomographen, was auch nicht immer erwünscht sein kann, denn die Betriebskosten müssen wieder die Krankenkassen zahlen und drei Spezialgroßgeräte im Umkreis von 30 oder 50 Kilometern bringen keine ausreichende Ausnutzung, während ein Gerät die Versorgung durchaus verbessern kann. Also muß man sich ggf. trotz privater Investitionsfinanzierung mit Kassen, Kassenärzten und benachbarten Krankenhäusern zusammensetzen, um zu prüfen, welches Gerät man am besten anschafft. Darin liegt im übrigen der tiefere Sinn einer richtig verstandenen gemeinsamen Großgeräteplanung.

V. Träger der Versorgung mit Arznei-, Heil-, und Hilfsmitteln

Rechtsgrundlagen:

ArzneimittelG, Deutsches und Homöopathisches Arzneibuch, Deutscher Arznei-Codex, Deutsche Arzneitaxe, Arzneimittel-PreisspannenVO, BetäubungsmittelG, ApothekenG, ApothekenbetriebsO, HeilberufskammerG der Länder, Richt-

---

[175] NÄBl. 22/1983, S. 763.

linien und Ordnungen der Apothekenkammern, Wettbewerbs- und Handelsrecht, Sozialgesetzbuch, Richtlinien zur Arzneimittelverordnung des Bundesausschusses Ärzte-Krankenkassen, Transparenz-, Negativ-Positivlisten der gKV, Liefer-, Mantel- und Preisverträge zwischen Krankenkassen und Apothekervereinen, Lieferanteninnungen und -verbänden.

Zuständigkeiten:

Ressort Gesundheit federführend, Wirtschaft mitzeichnend; Apothekerkammern, Industrie- und Handelskammern, Handwerkskammern, Landesinnungsverbände, Innungen, Lieferantenverbände, Träger der gesetzlichen Kranken-, Renten- und Unfallversicherung und der freien Heilfürsorge.

Bürgerorientierte Verbände und Selbsthilfe:

Gesundheitsvereine, Gesundheitszentren für Naturheilkunde, Arbeitskreise für Gesundheit, Initiativen gegen Medikamentenmißbrauch, Reichsbund, VdK und andere Behindertenverbände bei Hilfsmitteln.

Kosten:

Sozialversicherungsbeiträge, Selbstzahler, Steuern.

Forschung:

Universitäten, Institute und Pharmaindustrie.

Die Versorgung mit Arznei-, Heil- und Hilfsmitteln ist fast ausschließlich eine Sache des Marktes, nur einige Ortskrankenkassen unterhalten Selbstabgabestellen für Hilfsmittel und Wochenbettpackungen, Landesversicherungsanstalten betreiben in Kliniken physikalische Therapie. Orthopädische Versorgungsstellen unterhalten einige Landesversorgungsämter. Die Landesverbände der Krankenkassen haben mit den Landesapothekervereinen Verträge über die Lieferberechtigung für Arzneimittel, Verbandsstoffe, Wochenbettpackungen, Krankenpflegeartikel und ärztlichen Sprechstundenbedarf abgeschlossen. Die Lieferverträge umfassen Abgabebestimmungen, Regeln über das Verordnungsblatt, Zusatzgebühren, Rechnungslegung, Rezeptprüfung und Schiedsverfahren. Die Preise fußen auf der Deutschen Arzneitaxe, den dort festgelegten Berechnungen und einem Kassenabschlag. Spezialitätenpreise werden der LauerTaxe und der Woelm-Liste entnommen. Festbetrags-Arzneimittel und deren Festbeträge werden vom Bundesausschuß ÄrzteKrankenkassen nach Vorbereitung durch Kommissionen und Institute bestimmt. Im übrigen gelten die Herstellerpreise plus gesetzlicher Spannen. Ein Schiedsamtszwang zwischen Landesapothekervereinen und Krankenkassenverband im Falle der Nichteinigung oder nach erfolgloser freiwilliger Schlichtung existiert nicht. Für Festbetragsarzneien werden laut Sozialgesetzbuch, Teil V drei Klassen gebildet. In der ersten Klasse sind die wirkstoffgleichen Arzneimittel und fixen Kombinationen enthalten, die Klasse zwei führt Medikamente mit pharmakologisch-therapeutisch vergleichbaren Wirkstoffen auf. Die dritte Klasse enthält Arzneien mit entsprechend vergleichbarer Wirkung.

Bis 1991 sollten 90 % der gKV-Arzneimittelmarktes von Festbeträgen erfaßt sein. Es waren jedoch nur rund 30 %.

Die Äquivalenzfaktoren der Klassen zwei und drei sind in der pharmazeutischen Wissenschaft offenbar so heftig umstritten, daß die Vorarbeiten der wissenschaftlich besetzten Arzneimittelkommission zur Ermittlung weiterer für Festbeträge geeigneter Medikamente kaum noch vorankommen. Ein Anteil von 50 %, so schätzt die pharmazeutische Industrie, wird voraussichtlich am gKV-Arzneimarkt nur mit Mühe zu erreichen sein. Ein gespaltener Arzneimittelmarkt — hie Festbetragsarzneien ohne Zuzahlung durch die Versicherte, da Medikamnete nach üblicher Taxe mit Zuzahlungen — läßt sich ökonomisch kaum durchhalten. Das neue Gesundheitsstrukturgesetz sieht darum wieder Zuzahlungen für alle gKV-Arzneimittel, wenn auch in geringerer Höhe als ursprünglich mit DM 15,— bzw. DM 10,— pro verordneten Medikament bestimmt, vor. Einzelne Hersteller haben sich schon nach altem Recht nicht an festgelegte Festbeträge gehalten. So die Firma Hoffmann-La Roche, die bei einem Festbetrag von DM 3,56 bei Valiiquid den Preis auf DM 14,52 kalkuliert hat, sodaß Versicherte selbst bei Festbetragsarzneien die Differenz zuzuzahlen hatten.[176] Der Lahnsteiner Kompromiß zum Gesundheitsstrukturgesetz sieht im übrigen auch die Entwicklung einer Positivliste vor.

Ein weiteres Ärgernis bereiten die Preise von Reimporten, die in Deutschland teurer als im Ausland verkauft werden. Das alles gipfelt schließlich in die öffentlich immer wieder erhobene Frage, warum eigentlich Arzneimittel in Deutschland im Verhältnis zu anderen EG-Ländern so hoch bezahlt werden müssen. Eine gewichtete Darstellung (Tab. 2) zeigt, daß das Preisniveau für Arzneimittel in der Bundesrepublik Deutschland mehr als doppelt so hoch ist als in Ländern wie Frankreich und Spanien und am höchsten im EG-Bereich liegt. Wir sind aber nicht nur in der Preiskomponente vorn, in der Mengenkomponente sind wir sogar Weltmeister. Unsere Ausgaben für Arzneimittel in Dollar je Einwohner lagen (unter Umrechnung mit Kaufkraftgewichtungen) im Jahre 1984 noch weit vor den USA, Schweden und anderen (Tab. 3). Der von der Pharmaindustrie vorgebrachte Einwand, daß die Forschungsaufwendungen in die Gesamtkosten der Medikamente einflössen und darum höhere Preise rechtfertigen, zieht nur zum Teil. Niemand wird zwar bestreiten, daß eine Gesellschaft wie die unsrige auf Arzneimittelforschung angewiesen bleibt, solange es Krankheiten gibt. Niemand

---

[176] BPI, Jahresbericht 1990, S. 29 ff.; Schmidt, Robert, Festbeträge, pharmadialog 102, Frankfurt / Main 1989.

kann sich auch der Erkenntnis entziehen, daß staatliche Einmischung in die Forschung wenig Nutzen stiftet; zwei Drittel aller Arznei-Novitäten stammen aus nur fünf Staaten mit marktwirtschaftlichem System (USA, Deutschland, Frankreich, Japan, Italien) und nur ganz wenige aus Osteuropa.[177] Dennoch rechtfertigt dieser Tatbestand nicht die „Mondpreise" in Deutschland gegenüber den USA und anderen forschenden Nationen, eine bislang offenbar zu tolerante Versichertengemeinschaft sucht daher zu Recht nach preisdämpfenden Vertragspreisen anstelle der einseitigen Herstellerpreisbestimmung. Was die Forschung anbetrifft, so lesen wir von ernstzunehmender Kritik am bisherigen Verfahren von der Seite der Wissenschaft, daß es angezeigt sei, die Grundlagenforschung und deduktiv-analytische Modelle mehr als bisher in den Vordergrund zu stellen, und die Zusammenarbeit mit Universitäten und wissenschaftlichen Instituten zu fördern, um Neuimpulse zur Medikamenten-Innovation zu gewinnen.[177]

Für die Lieferanten von Heil- und Hilfsmitteln wie Massagen, Verbandmaterial, Bäder, Rollstühle, Brillen, orthopädisches Schuhwerk, Körperersatzteile, Zahnersatzteile, Kompressionsstrümpfe, Anuspreter usf. bestehen Liefer- und Preisverträge der Verbände für physikalische Therapie, der Innungen und Sanitätsgeschäfte mit den Landesverbänden der Krankenkassen oder einzelnen Kassen. Es existiert keine Zwangsschlichtung und kaum freiwillige Schlichtungsvereinbarungen. Krankenkassen verstoßen aber gegen wettbewerbsrechtliche Normen, wenn sie ihre marktbeherrschende Stellung nutzen, um einzelne Betriebe von der Lieferung ohne Grund auszuschließen, oder um ein Preisdiktat auszuüben. Wettbewerbsverzerrungen meldet das Zahntechnikerhandwerk wegen einer Bevorzugung von zahnarzteignen Zahntechniklabors von Seiten der Kassenzahnärztlichen Vereinigung Niedersachsen.

Kapitel 18

Träger bei Rehabilitation und Pflege

I. Träger in der Rehabilitation

Rechtsgrundlagen:

Sozialgesetzbuch und Reichsversicherungsordnung, ArbeitsförderungsG, BundesversorgungsG, BundesentschädigungsG, BundessozialhilfeG, RehabilitationsangleichungsG, Verträge der Rehaträger und der Bundesarbeitsgemeinschaft Rehabilitation;

---

[177] Nord, Dietrich, Kosten des medikamentösen Fortschritts, Frankfurt / Main 1976; ders., Steuerung im Gesundheitssystem, Frankfurt / Main 1979, S. 64 ff.; Arzneimittelforschung — um welchen Preis? Aulendorf 1988.

[178] Entfällt.

Kap. 18: Träger bei Rehabilitation und Pflege

Zuständigkeiten:

Ressort Gesundheit und Soziales federführend, Arbeit, Wirtschaft, Schule und Bildung, Innen, Bau mitzeichnend; Bundesanstalt für Arbeit, Träger der gesetzlichen Unfall-, Renten- und Krankenversicherung, Ärztekammern, KVen, Bundesarbeitsgemeinschaft Rehabilitation.

Bürgerorientierte Verbände und Selbsthilfe:

Gewerkschaften und Arbeitgeberverbände, Reichsbund, VdK, Bundesarbeitsgemeinschaft „Hilfe für Behinderte" und andere Behinderten-Selbsthilfegruppen, Wohlfahrtsverbände

Kosten:

Sozialversicherungsbeiträge, Selbstzahler, Steuern.

Forschung:

Bundesanstalt für Arbeitsschutz und Unfallforschung Dortmund, Stiftung Rehabilitation Heidelberg (Forschung und Grundsatzfragen), Universitäten und Hochschulen, Institute.

Rehabilitationskliniken erscheinen nicht im Landeskrankenhausplan. Zuständig sind vielmehr für die Planung die Landesverbände der Krankenkassen, die sich mit den übrigen RehaKostenträgern abstimmen und sich mit den Ländern nur ins Benehmen setzen. Die Doppelgleisigkeit der Krankenhausplanung ist nicht sehr glücklich, insbesondere, wenn in Landeskrankenhausplänen die Strategie des Bettenabbaus vorherrscht, während viele Orte und Verbände die Neuerrichtung von RehaKliniken anstreben. In einigen Disziplinen wie in der geriatrischen Rehabilitation sind auch neue Reha-Betten zu befürworten, aber in anderen wieder nicht, sodaß gemeinsame Krankenhaus- und Reha-Krankenhaus-Bedarfspläne von Nutzen wären. Träger von Einrichtungen sind Private, Unfall- und Rentenversicherungen, Wohlfahrts- und Sozialverbände u. Länder, letztere u. a. für Berufsförderungswerke oder Versorgungskrankenhäuser. In der Kriegsopferfürsorge und für Hirnverletzte ist der Bund der Hirnverletzten als einer der großen Behinderten- und Sozialverbände zu beachten.

Bei der Bundesarbeitsgemeinschaft für Rehabilitation sind eine Reihe von Gesamtvereinbarungen für Reha-Träger erfaßt, sie sollen bewirken, daß Betroffene nicht von einer Zuständigkeit zur anderen abgeschoben werden. Die Reha-Einrichtungen werden über von Jahr zu Jahr abzuschließende Pflegesätze der Kostenträger finanziert. Ein regelrechtes Vertragswesen wie zwischen Krankenversicherung, Ärztekörperschaften und Krankenhäusern hat sich noch nicht eingebürgert.

3. Teil: Träger von Aufgaben, Einrichtungen und Kosten

Die Bundesarbeitsgemeinschaft für Rehabilitation hat in ihrem Wegweiser für Ärzte (Köln 1984, S. 208 ff.) eine Übersicht über die wichtigsten Behindertenorganisationen, -vereine und -gruppen erstellt.

II. Träger der Eingliederungshilfe für Behinderte

Rechtsgrundlagen:

BundessozialhilfeG, SchwerbehindertenG, Schulgesetze, WerkstattVO, Richtlinien für betreutes Arbeiten und Wohnen.

Zuständigkeiten:

Ressorts Gesundheit und Soziales federführend, Schule und Bildung, Arbeit, Wirtschaft, Bau mitzeichnend;

Bürgerorientierte Verbände und Selbsthilfe:

Wohlfahrtsverbände, Behinderten- und Sozialverbände, Selbsthilfegruppen.

Kosten:

Steuern (Sozialhilfe, Schule), Selbstzahler, Spenden, Bußgelder.

Forschung:

Universitäten, Institute.

Im Strang der öffentlichen Hand arbeiten in ersten Linie die Sozial-, Jugend-, Schul- und Gesundheitsämter. In der Frühförderung sind es auch Ärztekammern, Kassenärztliche Vereinigungen und Krankenkassen, die mitwirken (siehe Früherkennung und Frühförderung). Das Behindertenschulwesen (Sonderschulen, Sonderkindergärten, Tagesbildungsstätten, Gehörlosenschulen, Taubstummenschulen, Sprachförderschulen, Bildungszentren, Sozialpädiatrische Zentren) liegt in der Hand von Staat und Wohlfahrtsverbänden. Werkstätten, Wohnheime und Arbeitsstätten in Langzeiteinrichtungen und Landeskrankenhäusern werden auf den beiden gleichen Säulen des Sozialstaates getragen. Sozialhilfeträger sind Kommunen, Kommunalverbände oder Bundesländer, Schulkostenträger die Länder. Betriebe und Selbstzahler tragen zu den Kosten bei. Um einmal einen Eindruck zu vermitteln, welche Selbsthilfeverbände und -gruppen in der Eingliederungshilfe für Behinderte (und z. T. bei der Rehabilitation) mitwirken, füge ich hierunter die folgende Zusammenstellung auf:

Kap. 18: Träger bei Rehabilitation und Pflege 183

Allergikerbund, Asthmatikervereinigung, Bund zur Förderung Sehbehinderter, Bundesvereinigung Contergankinder-Hilfswerk, Bund der Kehlkopflosen, Bundesverband für spastische Gelähmte und andere Körperbehinderte, Bundesverband für das autistische Kind, Bundesverband für Legasthenie, Bundesverband zur Förderung Lernbehinderter, Lebenshilfe für das geistig behinderte Kind, Deutsche Gesellschaft zur Bekämpfung von Muskelkrankheiten, Deutsche Gesellschaft für Muscoviscidose, Deutsche Gesellschaft für Hör- und Sprachgeschädigte, Deutsche Gesellschaft zur Bekämpfung von Bluterkrankheiten, Deutsche Ilco (für Stomaträger), Deutsche Multiple Sklerose Gesellschaft, Deutsche Rheuma Liga, Liga gegen Epilepsie, Deutscher Blindenverband, Deutscher Diabetikerbund, Deutscher Psoriasis Bund, Freundeskreis Camphill, Interessenverband der Dialysepatienten, Schutzverband Impfgeschädigter, Gesellschaft für Körperbehinderte, Blindenverband, Bund der Kriegsblinden, Reichsbund, VdK, Bund der Hirnbeschädigten, Arbeitsgemeinschaft für Krebsbekämpfung, Arbeitsgemeinschaft für zahnärztliche Behindertenhilfe, Selbsthilfe für Cystische Fibrose, Arbeitsgemeinschaft für kardiologische Prävention und Rehabilitation, Verein zur Tuberkulosebekämpfung, Erholungshilfe Behinderter, Behindertensportverband, Taubstummen-Fürsorge Verein, Gehörlosenverein, Arbeitsgemeinschaft für das hirntraumatisch geschädigte Kind, Deutsche Gesellschaft für Sozialpädiatrie, Deutsche Gesellschaft für Soziale Psychiatrie, Schutzvereinigung gegen Menschenrechtsverstöße in der Psychiatrie.

III. Träger der Pflege

Rechtsgrundlagen:

BGB, BundessozialhilfeG, HeimG, HeimVO, PflegeversicherungG (im Gesetzgebungsverfahren), Richtlinien für Sozialstationen und Dorfhelferinnen, Sozialgesetzbuch V (Schwerpflege)

Zuständigkeiten:

Ressorts Gesundheit und Soziales federführend, Wirtschaft mitzeichnend, Kassenärztliche Vereinigungen, Krankenkassen und -Verbände.

Bürgerorientierte Verbände und Selbsthilfe:

Wohlfahrtsverbände, Gewerkschaften, Seniorenräte und Seniorenbeauftragte, Kirchen, Altenclubs, Seniorenabteilungen der Parteien, Seniorenring, Seniorengruppen, Reichsbund, VdK, Graue Panter, Graue Partei.

Kosten:

Selbstzahler, Steuern (insbes. Sozialhilfe), Sozialversicherungsbeiträge, Pflegeversicherungsbeiträge (künftig).

Forschung:

Universitäten, Institute insbesondere Deutsches Zentrum für Altersfragen, Kuratorium Altenhilfe, Blume-Institut Köln, Psych. Institut Universität Bonn, Deutsche Gesellschaft für Gerontologie, Lehrstühle für Geriatrie und Gerontologie.

Dienste und Einrichtungen der Pflege sind in privater, kommunaler, kirchlicher und freigemeinnütziger Trägerschaft, sowohl Sozialstationen als auch Heime. Das Privileg für freigemeinnützige und kommunale Heime erregt die besondere Kritik der privaten Altenheimbesitzer. Ihre Verbände streben nicht ohne Aussicht auf Erfolg eine verfassungsrechtliche Überprüfung an. Die Verbände der Privaten sind auch erbost darüber, daß Planungs-, Belegungs-, Träger- und Aufsichtsrechte sich bei den Kommunen konzentrieren, und sie klagen über eine mangelnde oder ganz fehlende Verzinsung ihres Eigenkapitals bei der Pflegesatzfindung. Die Landkreise und kreisfreien Städte handeln in der Regel als zuständige Behörden einer kommunalisierten Altenhilfe oder als herangezogene Behörden für die Landesämter der Sozialhilfe mit jedem Heim die Pflegesätze einzeln aus, es sei denn Wohlfahrts- oder Verbände privater Altenheimbesitzer hätten bindende Verträge auf Landes- oder regionaler Ebene geschlossen. Solche Verträge auf Landesebene existieren nur in wenigen Fällen, und dann auch nur über die allgemeinen Vertragsregeln und weniger über konkrete Pflegesatzbeträge. Insofern verfügen die Komunen über eine relativ starke Stellung im Pflegesatzgeschäft für Altenpflegeheime, sie können überdies als Kostenträger bei Belegungen ihre kommunalen Heime bevorzugen. Auf der anderen Seite schießen neue private Altenheime nur so aus dem Boden, viele unternehmungsfreudige Bürgerinnen und Bürgern erhoffen eine sinnvolle und materiell ausreichende Lebensexistenz als Leiter von Pflegeheimen zu finden. Zwar müssen fachliche Voraussetzungen vom angestellten Personal erfüllt werden, die Räumlichkeiten müssen ausreichend und die Heimverträge so gestaltet sein, daß alte Menschen nicht übervorteilt werden können. Dennoch, der Gesetzgeber hat anders als bei Krankenhäusern und Ärzten viel wirtschaftlichen Freiraum gelassen. Das verführt in Einzelfällen zu untertariflicher Personalzahlung und zu mageren Personalbesetzungen, die wiederum scheinbar „günstige Pflegesatzangebote" ermöglichen. Diese Gemengelage von Interessen und Gegeninteressen, die sich bei einzelnen Häusern schon einmal zu einem „Pflegeheimskandal" auswachsen kann, muß sicher in Zukunft von der Gesundheits- und Sozialpolitik mit einem Netz wirksamer Wirtschaftsregeln überzogen werden, die das Für und Wider der Positionen mitbedenken. Eine künftige Pflegeversicherung mit einer Infrastruktur für Heimbedarfspläne und für Pflegesatzrecht kann dafür Rahmen setzen, die inhaltlich von Selbstverwaltungen auszufüllen wären.

Seniorenverbände und Seniorenselbsthilfe wie Reichsbund, VdK, Lebensabend-Bewegung, Kuratorium Deutsche Altenhilfe, Aktion Gemeinsinn, Deutscher Seniorenring oder die Bundesarbeitsgemeinschaft der Seniorenorganisationen (BAGSO) arbeiten neben den großen Wohlfahrtsverbänden eifrig an diesem Thema. Allein die BAGSO hat um sich etwa 20 Mitgliedsorganisationen von Ruhestandsbeamten über Seniorentanzverband, dem Seniorenausschuß der Deutschen Angestelltengewerkschaft (DAG) und des Hartmannbundes bis hin zur Vegetarier-Altenhilfe und zur Volkssolidarität Berlin geschart. Mit der Einführung der gesetzlichen Pflegeversicherung wachsen der Altenselbsthilfe neue Aufgaben zu. Die Krankenkasse allein, unter deren Dach ja die Pflegeversicherung ihre Verwaltung finden soll, wird Besuchs- und Kontrolltätigkeiten nicht bewältigen können. Sie wird vor allem das Ziel einer ganzheitlichen, humanen und aktivierenden Pflege nicht allein mit bürokratischen Mitteln und nicht nur mit fachlicher Professionalität des Pflegepersonals und der Heimleitungen erreichen. Jede gute Sozialstation und jedes gute Altenpflegeheim braucht um sich eine engagierte Bevölkerung und ergänzende Hilfen von Altenverbänden und Seniorenräten vor Ort.

Kapitel 19

Träger von Querschnittsaufgaben

I. Träger der Gesundheitsforschung

Rechtsgrundlagen:

Hochschulgesetze von Bund und Ländern, Beschlüsse der Wissenschafts (Kultus) ministerkonferenz, des Wissenschaftsrates und der Deutschen Forschungsgemeinschaft.

Zuständigkeiten:

Ressort Wissenschaft und Gesundheit

Kosten:

Steuern, Drittmittel, Preise

Ort:

Universitäten, öffentliche und private Institute, Wirtschaft.

In den Sachkapiteln habe ich bereits zu den verschiedenartigsten Forschungsgebieten im Gesundheitsbereich Stellung genommen. Hinzuzufügen wäre noch, daß die stationäre und ambulante Versorgung von Kassen- und anderen Patienten in Universitätskliniken sowohl ein Beitrag zur Krankenversorgung als solcher ist — und damit das Gesundheitsressort eng berührt —, sie dienen aber gleichermaßen der Forschung und Lehre. Kostenzurechnungen (Pflegesatz oder Landeshaushalt) bleiben daher immer ein Stück weit problematisch. Das umfangreichste Bundesforschungsprogramm (436 Mio) zur Gesundheit richtete sich auf:

— die Verbesserung der Prävention (einschließlich Laienselbsthilfe) zu Ernährungsrisiken, Tumorrisiken, Herz-Kreislaufkrankheiten, Alkohol- und Drogenmißbrauch, Karies, bei Folgen von Arbeitslosigkeit und zur Entwicklung von Früherkennungsverfahren bei Herz-Kreislauf, Krebs und Rheuma im frühen Kindesalter;

— Therapiekonzepte bei Tumor-, Herz-, Kreislauf-, Rheuma und psychischen Krankheiten;

— Methodenerforschung zum Wirksamkeitsnachweis von Arzneimitteln, Unbedenklichkeitsuntersuchungen und Standardzulassungen;

— Modellversuch „Aktion Familienhebamme" zur Senkung der Mütter- und Säuglingssterblichkeit,

— Technik in der Medizin, Forschung zur Leistungsfähigkeit und Wirtschaftlichkeit in der Medizin, Steuerung, Selbstbeteiligung, Berichterstattung im Gesundheitswesen;

— Forschung zu Zivilisationskrankheiten (Herz-Kreislauf, Atmungsorgane, Krankheiten des rheumatischen Formenkreises, Drüsen-Tumor, psychische Erkrankungen, Umweltkrankheiten).

Dieses Programm zeigt schon in fast spektakulärer Weise, wo Schwachstellen im deutschen Gesundheitswesen zu orten sind, nämlich in der Prävention, bei Zivilisations- und Umweltgefährdungen, im Arzneimittelbereich und im Mangel an Strategien im Kampf gegen Unwirtschaftlichkeit. Ein Zwischenbericht zur großen Herz-Kreislauf-Präventionsstudie, an der das Bundesgesundheitsamt und einige renommierte Institute beteiligt sind, liegt inzwischen vor. Auf die insgesamt abschließenden Forschungsergebnisse darf man gespannt sein.

II. Träger der Aus-, Fort- und Weiterbildung in Gesundheitsberufen

Rechtsgrundlagen:

Schul- und Hochschulgesetze, Gesetze für die einzelnen Gesundheitsberufe und Berufsbilder, BerufsbildungsG, Weiterbildungsordnungen von Staat und Kammern, Prüfungsordnungen, ApprobationsO, Fortbildungsrichtlinien.

Zuständigkeiten:

Ressorts Schule, Bildung und Wissenschaft federführend, Gesundheit und Wirtschaft mitzeichnend; Kammern und Verbände mit Bildungsaufträgen.

Kosten:

Steuern, Sozialversicherungsbeiträge, Schulgeld, Ausbildungsbeihilfen.

Forschung:

Universitäten, Berufsforschungsinstitute.

Naturgemäß sind alle Gewerkschaften und Berufsverbände im Bildungswesen stark engagiert, so auch bei Gesundheitsberufen, denn nach den deutschen Besoldungsprinzipien insbesondere im öffentlichen Dienst sind die Aus- und Weiterbildungsgänge, die man absolviert hat, für die spätere Bezahlung maßgebend.

Für die Kosten der meisten Schulen und Hochschulen tritt die öffentliche Hand ein. Einige Privatschüler zahlen aber noch Schulgeld. Für Kost und Logis sorgen die Familien der Auszubildenden oder sie selbst, es sei denn, es lägen Ansprüche nach dem BundesausbildungsförderungsG oder solche auf eine Ausbildungsvergütung oder einen Zuschuß vor. Ausbildungsvergütungen oder Praktikantenzuschüsse tragen die Betriebe oder die Einrichtungen im Gesundheitswesen. Krankenpflegeschulen refinanzieren sich über Pflegesätze, weil Krankenpflegeschülerinnen auf den Stationen mitarbeiten. Eine ähnlich pragmatische Lösung streben Bund und Länder in der Altenpflegeausbildung an. Reine Berufs- und Berufsfachschulen für die Kranken- und Altenpflege, ohne Anrechnung der Schüler auf die Personalschlüssel, würden die dann neuen Schulträger um über eine Milliarde DM belasten. Eine Entlastung bei Krankenkassen oder Sozialhilfeträgern träte nicht ein, denn die Stellen müßten mit Vollkräften besetzt werden. Seit Jahrzehnten treten die Gewerkschaften für die Nichtanrechnung der Schüler auf die Personalschlüssel ein. Sie vertreten die Auffassung, daß Schüler keine Vollkräfte ersetzen können, auch nicht zu einem Fünftel oder Sechstel der Arbeit. Diese Position erscheint verständlich, müssen doch Schüler zuallererst einmal ausgebildet werden. Andererseits ist es auch im übrigen dualen Ausbildungssystem in Handel und Handwerk üblich, daß Auszubildende nach einer gewissen Einarbeitungszeit durchaus mit im Betrieb stehen und berechenbare Leistungen vollbringen. Praktische sinnerfüllte Mitarbeit stellt ja auch ein wichtiges Ausbildungsziel dar, das gelernt sein will. Die heute geübte Praxis ist darum ebensowenig von der Hand zu weisen. Sie besitzt überdies den Vorteil, daß Pflegeeinrichtungen und Pflegeschulen weiterhin eng liiert bleiben können, und daß gestandene Unterrichtsschwestern nicht unbedingt von Berufsschullehrern verdrängt werden müssen.

III. Träger des gesundheitlichen Gutachter- und Sachverständigenwesens

Gutachter und Sachverständige müssen auf fast allen Rechtsgebieten Feststellungen zu Gesundheit und Krankheit, zum Ausmaß der Erwerbsfähigkeit oder zum Grad der Behinderung von Kindern, Frauen und Männern treffen. Im Sozialrecht arbeiten sie dabei auf der Grundlage von Sozialgesetzbuch und Reichsversicherungsordnung, von Bundesversorgungs- und Bundessozialhilfegesetz sowie Arbeitsförderungsgesetz, um nur die wichtigsten zu nennen. Die Kompetenzen sind daher über alle Ressorts verteilt.

Weitere Zuständigkeiten liegen bei den gesetzlichen Sozialversicherungsträgern und den Ärzte- und Zahnärztekammern, denn auch Gutachter gehören den Kammern an. Nicht zuletzt sind die Betriebe mit ihren werksärztlichen Diensten zu nennen.

Gutachter „urteilen" zum Teil hoheitlich mit der möglichen Folge von Verwaltungsakten und Gerichtsentscheidungen. Ein Großteil der Kosten läuft daher über Steuern und Gebühren. Teilweise wird für Sozialleistungsträger gearbeitet, d. h. über Sozialversicherungsbeiträge bezahlt. Prüfungen und Gutachten für die Wirtschaft werden über Gebühren gezahlt und über Preise refinanziert.

Im Öffentlichen Gesundheitsdient sind Staat und Kommunen, je nach Bundesländern unterschiedlich, die Träger. Im Rahmen der Sozialversicherung gilt das Interesse zuerst dem Medizinischen Dienst der Krankenkassen, einer unabhängigen öffentlich-rechtlichen Körperschaft, dessen Selbstverwaltungsmitglieder sich aus Vertretern der Selbstverwaltungen der Landesverbände der Krankenkassen rekrutieren. Dort liegt auch die Finanzlast des Medizinischen Dienstes der Krankenversicherung (MDK), der aus dem ehemaligen Vertrauensärztlichen Dienst der Krankenversicherung bei den Landesversicherungsanstalten hervorgegangen ist. Die beamteten Ärztinnen der Landesversicherungsanstalten wurden vom MDK als neuem Dienstherren übernommen. Der MDK soll jedoch seine Dienstherreneigenschaft verlieren, wenn der letzte Beamtenversorgungsfall abgewickelt ist. Neueinstellungen erfolgen nicht mehr im Beamtenstatus. Das ist auch sicher nicht nötig, der MDK muß aber auch in Zukunft wie seine ihn umgebenden Krankenkassen und Kassenärztlichen Vereinigungen öffentlichrechtliche Körperschaft bleiben. Der Status eines Vereins oder einer Consulting Firma würde sich mit dem hoheitlichen Charakter der vom MDK verlangten Feststellungen kaum vertragen.

Für die Krankenkassen direkt arbeiten Beratungsärztinnen und Beratungszahnärzte, für die Rentenversicherung ihre sozialmedizinischen Dienste und für die gesetzliche Unfallversicherung berufsgenossenschaftliche Gutachter- und Werkärztliche Dienste.

In staatlicher Hand liegen die gewerbeärztlichen Dienste, der vorsorgungsärztliche, der polizeiärztliche und der justizärztliche Dienst. Das gleiche gilt für das Sanitätswesen von Bundeswehr und Bundesgrenzschutz, ebenso für die Lebensmittelkontrolle (Tierärztinnen, Chemiker, Kontrolleure), die auf lokaler Ebene eine Sache der Kommunen ist. Der ärztliche Dienst der Arbeitsverwaltung wird von der Bundesanstalt für Arbeit organisiert.

Sozialmedizinische Forschung leisten Universitäten und Institute, so besonders die Universität Heidelberg in der Tradition von Hans Schaefer. Eine Akademie für den Öffentlichen Gesundheitsdienst befindet sich in Düsseldorf. Die norddeutschen Bundesländer planen die Errichtung einer weiteren in Hannover oder Celle.

IV. Träger der gesundheitlichen Entwicklungshilfe

Internationale und bilaterale Verträge und Empfehlungen, insbesondere die der WHO bilden die Basis der gesundheitlichen Entwicklungshilfe. Hinzu kommen EG-Bestimmungen und Programme des Bundes. Die Bundesländer und Kommunen nehmen nur in Einzelfällen Projektträgerschaften wahr, Niedersachsen z. B. im Sudan.

Von großer Bedeutung aber sind vor allem die Projekte von Kirchen, Wohlfahrtsverbänden und privaten Initiativen. Der Missionsanspruch der christlichen Kirchen unterliegt dabei einem stetigen Wandel, immer mehr steht praktische Hilfe im Vordergrund missionarischer Arbeit. Für Menschen in Not ist Katastrophenhilfe und Hungerhilfe von noch existentiellerer Bedeutung als langfristig sicher wirksamere Entwicklungshilfe. Wie die Berichte des Deutschen Roten Kreuzes zeigen, überschneiden sich die Hilfearten.[179] Zuständig ist das Bundesressort Entwicklungshilfe in Federführung, die Ressorts Gesundheit und Wirtschaft zeichnen mit. Der Deutsche Entwicklungshilfedienst und die Gesellschaft für technische Zusammenarbeit leisten auf Bundesebene einen großen Anteil der Arbeit. Die Kosten fließen aus Steuern und Spenden.

Bürgerorientierte Selbsthilfeverbände sind die Inititiven um „Eine-Welt"-Läden, die Kirchen, Wohlfahrtsverbände und viele private Hilfsorganisationen. Gesundheitliche Entwicklungshilfe ist eingebettet in Gesamtpolitik. Optimales Ziel wäre eine gemeinsame Weltinnenpolitik der Vereinten Nationen mit deutschen Beiträgen aus allen Fachbereichen einschließlich des Ressorts Gesundheit.

Sinn, Zweck und Art der vor allem konventionellen Entwicklungshilfe wird von Praxis und Lehre immer mehr hinterfragt, neue Hilfsformen werden verlangt, in denen nicht die Europäer sondern die betroffenen Menschen in den Hilfsgebieten das Wort führen. Dabei setzt man bewußt auf Betroffene und nicht auf Clans, Cliquen oder Juntaregierungen.

---

[179] Für Menschen in Not, Magazin zum Weltrotkreuztag, Straßburg 1992; DRK, Hilfe im Zeichen der Menschlichkeit, o. J.

Vierter Teil

Perspektiven für das deutsche Gesundheitswesen

Kapitel 20

Kostendämpfung und kein Ende

I. Medizinischer Fortschritt und soziale Gerechtigkeit kosten Geld

Die Entwicklung des deutschen Gesundheitswesens im letzten Jahrhundert ist von zwei kräftigen Quellen gespeist. Die erste sprudelt aus dem mächtigen, ungeahnten Fortschritt der Medizin. Ihn verdanken wir den bahnbrechenden Erkenntnissen der Naturwissenschaften. Dank der erfolgreichen Bekämpfung zahlreicher früher lebensbedrohender Krankheiten und dank einer größeren Kenntnis des einzelnen Menschen über seine Gesundheit und Krankheitspotentiale hat sich unsere Lebenserwartung statistisch gesehen verdoppelt, und sie steigt weiter an.[180] Die zweite Quelle bildet die deutsche Sozialversicherung. Durch sie hat sich ein Netz von Vorsorge- und Behandlungsmöglichkeiten für alle Bürgerinnen und Bürger knüpfen lassen, das für jeden erreichbar ist. Neunzig Prozent aller Einwohner Deutschlands haben einen Sachleistungsanspruch auf Behandlung, Prävention und Rehabilitation aus Mitteln der gesetzlichen Krankenversicherung (gKV), und zwar auf einem sehr hohen Standard medizinischer Qualität. 70-80 000 Arzneispezialitäten können zu Lasten der gKV verschrieben werden. Für 6 Wochen und länger erhalten Arbeitnehmer eine Lohn- und Gehaltsfortzahlung im Krankheitsfall. Eingliederungshilfe für Behinderte ist als ein selbstverständlicher Anspruch von Benachteiligten gegenüber der Gesellschaft anerkannt. Eine Absicherung des Lebensrisikos der Pflegebedürftigkeit zeichnet sich ab.

Beide sich in einen breiten Strom ergießende Quellen zeichnen sich in einem Geldfluß ab, der immer größere Dimensionen annimmt. Sozialversicherungsträger, öffentliche Hände und private Haushalte und Betriebe bringen dafür die Mittel auf. Gegenwärtig reichen die Mittel wieder einmal nicht aus, um neue Sozialleistungen zu finanzieren, ja wir geraten sogar beim Haltenwollen des bestehenden Sozialstandards in die Minuszone. Neue Finanzierungsmöglichkeiten über Steuern und Beiträge können nicht mehr erschlossen werden. Steuerzah-

---

[180] Schaefer, Hans, Krankheit und Gesellschaft, Ärztliche Forschung 1967, S. 396.

Kap. 20: Kostendämpfung und kein Ende

ler wehren sich mit dem Wahlzettel gegen weitere Erhöhungen, Beitragszahler streiten um fühlbare Tarifverbesserungen gegen ihre Arbeitgeber, wenn Sozialbeiträge steigen. Arbeitgeber, die über ihre Kostenrechnungen die Hälfte der Beiträge zur gesetzlichen Kranken- und Rentenversicherung und den Gesamtbeitrag der gesetzlichen Unfallversicherung aufbringen müssen, drohen dagegen mit Aussperrung oder Investitionsstreik, wenn ihnen neue Lasten nicht mehr über den Preis als abwälzbar erscheinen. Nicht jede Sozialleistung wird darum automatisch von der gesamten Bevölkerung begrüßt. Gutverdienende und Gesunde haben weniger von einer guten Sozialpolitik als alte, kranke und weniger gut verdienende Mitbürger. Bei großem Reformdruck, wie z. B. einer fehlenden Absicherung des Pflegefallrisikos, können Sozialpolitiker in einer Demokratie auf ein positives Echo hoffen, bei Überdruß über zu hohe Abgaben hingegen weisen die Zeichen der Zeit in die entgegengesetzte Richtung. Die letzten schwedischen Reichstagswahlen sagen darüber etwas aus, wo die Grenzen von Sozialpolitik liegen.

Je nach Berechnungsart beträgt der Anteil der Gesundheitskosten am Sozialbudget rund ein Drittel aller Leistungsarten (Tab. 4 und 5). Im internationalen Vergleich hält die Bundesrepublik Deutschland (alte Bundesländer) bei den Gesundheitsausgaben im Verhältnis zu den Wirtschaftsleistungen im Jahr 1990 einen Mittelplatz (Tab. 6). Wir geben 8,1 % unseres Wirtschaftsaufkommens für Gesundheit aus. Der Anteil der Gesundheitsausgaben am Sozialbudget ist seit 1980 mit einem Drittel gleich geblieben.

Dennoch laufen die Ausgaben in der gesetzlichen Krankenversicherung davon (Tab. 7 und 8). Die hauptbetroffenen Ausgabenblöcke sind die für das Krankenhaus, die Arzneimittel und den Zahnersatz. Der Solidartransfer von der allgemeinen in die Krankenversicherung der Rentner ist seit 1970 fast auf das Fünffache gestiegen.[181] Eine höhere Lebenserwartung hat mehr Behandlungsleistungen zur Folge. Rentner und ältere Patienten begnügen sich auch nicht mehr mit Einfachversorgungen, sie dürfen nicht weniger gut als andere, jüngere Patienten behandelt werden. Der Umfang von Gesundheitsleistungen und Preisen nimmt aber in der gKV auch allgemein zu. Darum erklingt seit einigen Jahren immer wieder die Melodie von der Kostendämpfung und dem Sozialabbau. Dieses Lied wird gelegentlich von sehr klugen Vorschlägen zum Umbau der Leistungsstruktur begleitet, die dann eben nicht mit einem Abbau von Gesundheitsleistungen verbunden sein muß. Das Modell des Deutschen Vereins für öffentliche und private Fürsorge zu Sozialstationen, das dieser gemeinsam mit der Bundesarbeitsgemeinschaft der Wohlfahrtsverbände und den kommunalen Spitzenverbänden aus der Taufe gehoben hat, beruht auf einem solchen Vorschlag. Er gehört inzwischen zum festen Bestandteil der Gesundheitspolitik aller Parteien.

Dennoch wird in immer kürzeren Abständen an die Gesundheitspolitik die Forderung gestellt, Verwerfungen aufzulösen und Finanzen und Organisationen

---

[181] KBV, Leistungsausgaben der GKV, G 5, Abb. 5.

4. Teil: Perspektiven für das deutsche Gesundheitswesen

zu ordnen. Verwerfungen, die sich als enorme Leistungsexpansionen bei den Anbietern und in Ausgabenverhinderungsstrategien der Krankenkassen-Bürokratie zeigen. Die Ärzteschaft, so lautet die Analyse der Krankenkassenverbände, hat mit der Möglichkeit, ihr Einkommen quasi selbst zu bestimmen, und mit ihrer Kompetenz, Arzneien und Krankenhausaufhenthalte zu verordnen, den Schlüssel zum Geldschrank der Versichertengemeinschaft in der Tasche.[182] Die ärztlichen und Heilberufsverbände und ihre Körperschaften hingegen beschweren sich über Gängelung und Eingriffe in die Therapiefreiheit durch ein Netz zu enger Vorschriften. Sie kritisieren die Zerstörung des Patienten-Arzt-Verhältnisses durch zuviel Sozialbürokratie. Schwestern, Pfleger und Apotheker, aber auch Ärzte, klagen über eine zu geringe Entlohnung trotz langer Ausbildung und großen Arbeitsaufwandes.[183] Besonders lamoriant klingt es bei zahnärztlichen Standesfunktionären, wenn man über eine Bezahlung unterhalb des Handwerker-Stundenlohnes jammert.[184] Bei dieser Auseinandersetzung gibt es heftige öffentliche Argumente von beiden Seiten, harte Bandagen werden angelegt. Jede der Parteien der Kollektivverträge neigt dazu, die eigne Position zum Maßstab aller Dinge zu machen, und die der Gegenseite zu verzerren. Zu Beginn der gesetzlichen Krankenversicherung besaßen die Krankenkassen eine starke Position gegenüber Ärzten und Krankenhäusern, nach dem erfolgreichen Wirken der Ärzteverbände, insbesondere des Hartmannbundes vor 1933 und nach 1945, schwächte sich die Krankenkassenstellung erheblich ab. Tendenzen zu einer Einheitssozialversicherung, und damit zur Homogenisierung der Kassenbank bei Verträgen, wurden überwunden. Konservativ-liberale Mehrheiten im Deutschen Bundestag sorgten über Jahrzehnte dafür, die Seite der Leistungsanbieter — vor allem freiberuflicher Art — zu verstärken, und den Krankenkasseneinfluß zu stutzen. Alle politischen Kräfte wollten aber die Prinzipien des nationalsozialistischen Kommandostaates in der Gesundheitspolitik von 1933 bis 1945[185] schnell überwinden.

Paralell dazu begann der Ausbau des Sozialstaates nach dem zweiten Weltkrieg mit einer informellen Koalition von sozialpolitischen Christ- und Sozialdemokraten mit der Rentenreform, der Lohnfortzahlung im Krankheitsfall und dem Ausbau von Rehabilitation und Prävention. Die Aussteuerung, d. i. die zeitliche Begrenzung, von Krankenhauspflege fiel fort. Die Selbstverwaltung in der gKV

---

[182] Scholmer, Joseph, Patient und Profitmedizin, Opladen 1973; Blüchel, Kurt, Das Medizinsyndikat, Köln 1976, S. 60 ff.; Läpple, Friedel, Gesundheit ohne Ausbeutung, Bonn-Bad Godesberg 1977, S. 52; Polok, Jean Claude, Gibt es ein Leben vor dem Tode?, Trikont-Texte, München 1974.

[183] Kossow, Klaus-Dieter, Bittere Reformen, a. a. O.; Hartmannbund, Jahresbericht 1988; Apothekenreport Nr. 33, Frankfurt / Main 1988.

[184] Der Spiegel 32 / 1976, S. 39.

[185] Siebeck, Theo, a. a. O.; Walkersdörfer, Hans, Sozialpolitisches Lexikon, Berlin 1938; Heyde, Ludwig, Abriß der Sozialpolitik, Heidelberg 1953, S. 66 ff.; Betriebliche Krankenversicherung, 100 Jahre Betriebskrankenkasse der BASF Aktiengesellschaft, Köln 1984, S. 38 ff.

Kap. 20: Kostendämpfung und kein Ende

wurde ausgebaut. Während der sozialliberalen Aera in Bonn gab es das Gesetz zur wirtschaftlichen Sicherung der Krankenhäuser, die studentische und Künstlerkrankenversicherung, die Schülerunfallversicherung, den Schutz der Landwirte im Krankheitsfall sowie eine Fortentwicklung von gesetzlicher Rentenversicherung, Behindertenhilfe, Früherkennung, Arzneimittelrecht und Arbeitsschutz.[186]

Während Christ- und Sozialdemokraten wie Anton Storch, Theodor Blank, Ernst Schellenberg und Walter Arendt auf den Ausbau der Sozialleistungen drängten, wirkten Vertreter der Pharmaindustrie und der ärztlichen Standesorganisationen maßgeblich innerhalb der Gesundheitspolitik von CDU und FDP auf Verbesserung der Leistungsanbieterpositionen hin.[187]

Die Liberalisierung des Kassenarztrechts begann formell mit dem genannten Urteil des Bundesverfassungsgericht vom 22.3.1960 und der Aufhebung der Bedürfsnisprüfung bei der Zulassung von Ärzten. Damit verschwand ein stabiler Kalkulationsposten der Krankenkassen, nämlich eine verbindliche Verhältniszahl von Anbietern zu Einwohnern. Der Leistungsumfang ging nach oben, neue Kassenärzte/-ärztinnen schlossen so manche Versorgungslücke, und sie wollten dafür keine schlechteren Einkommen als ihre schon länger zugelassenen Kolleginnen und Kollegen erzielen.[188] Das senkte die Quote der Auszahlung des kassenärztlichen Gesamtvergütung für alle Kassenärzte/-ärztinnen. Darum kam es zur Einzelleistungsvergütung und zu höheren Honorarausgaben der Krankenkassen. Die steigenden Löhne der Arbeitnehmer fingen zunächst die Ausgabenentwicklung gut ab. Es erhöhte sich die Grundlohnsumme und damit erhöhten sich die Kassenbeitrags-Einnahmen.

Schwieriger war da schon die Arzneimittelflut zu bewältigen, die sich über ein ausgeklügeltes Vertriebssystem mit Pharmareferenten und Ärztemustern, mit Ärzteseminaren in attraktiven Reiseländern dieser Erde und Inseratenfinanzierungen für Ärztezeitschriften Eingang in die ärztliche Verordnungsweise verschaffte. Neue und moderne Krankenhäuser mit einer immer besseren Medizintechnik und Spezialbehandlungschancen ließen die Krankenhausausgaben der Krankenkassen von 1960 bis 1990 auf das fast Dreißigfache (Tab. 9) anschwellen. Der Zugriff der Gesundheitspolitik durch neue Gesetze und einen höheren Leistungsumfang auf die Kassen der gesetzlichen Krankenversicherung wurde durch die Lohnfortzahlung im Krankheitsfalle erleichtert. Die Wirtschaft übernahm damit das Krankengeld und damit 30 bis 40 % der Kassenausgaben. Dies machte Mittel für neue Ausgaben an anderer Stelle frei.[189]

---

[186] Ehrenberg, Herbert / Fuchs, Anke, Sozialstaat und Freiheit, Frankfurt / Main 1980, S. 307 ff.
[187] Scholmer, Joseph, a. a. O., S. 10.
[188] Siebeck, Theo, a. a. O., S. 49.
[189] Siebeck, Theo, Zur Kostenentwicklung in der Krankenversicherung, DOK 1976, S. 129 ff.

13 Riege

Nachdem intern die Krankenkassenverbände das Gespenst einer Kostenexplosion schon in den 60er Jahren beschworen hatten, und ein Versuch zur Prämierung nicht in Anspruch genommener Krankenscheine gescheitert war und die Kosten nicht begrenzt hatte, schlug man in den 70er Jahren öffentlichen Alarm. Thesen zur Kostendämpfung wurden vorgestellt, und sogar ein großes deutsches Nachrichtenmagazin befaßte sich mit dem Thema in einer Serie der Jahre 1975 und 1976 unter dem Titel" Krankheitskosten, die Bombe ticken lassen!" [190] Für helle Aufregung sorgte in der Öffentlichkeit eine Darstellung der Gesellschaft für Sozialen Fortschritt zu Arzteinkommen. [191]

Zu gleicher Zeit erschienen die Bücher von Joseph Scholmer und Friedel Läpple mit zugespitzter Kapitalismuskritik am deutschen Gesundheitssystem [192], die zu einem wütenden Protest von Konservativen, Liberalen und Verbänden der Ärzte und der Pharmaindustrie führten. Für manche Standesfunktionäre war es darüberhinaus besonders ärgerlich, daß sich auch der Sozialminister des Landes Rheinland-Pfalz, Heiner Geißler (CDU), um eine sachliche Ausgabenkritik bemühte. Mit dem damaligen CDU-Generalsekretär Kurt Biedenkopf formulierte er die „Neue soziale Frage" in der CDU. Besonders heftig erregte die Gemüter, daß Scholmer und Läpple als SPDMitglieder zur Sozialisierung der Pharma-Industrie aufriefen. Als „Bürgerschreck" griffen die damaligen Jungsozialisten in der SPD die Forderung gern auf. Der damalige Bundeskanzler Helmut Schmidt (SPD) glättete die Wogen und wies schon wegen seines Koalitionspartners, der FDP, alle Verstaatlichungsabsichten zurück. [193]

Seit dieser Zeit steht das Thema „Kostendämpfung" ständig auf der gesundheitspolitischen Tagesordnung. 1975 bezifferten die Krankenkassenverbände ihre Ausgabensteigerungen innerhalb von zehn Jahren mit 400 %, in Niedersachsen bei Krankenhäusern und Zahnärzten sogar mit 500 %. [194] Es folgten öffentliche „Zahlenkriege" mit hin und her wogenden Schuldzuweisungen. Gestritten wurde über Wert und Aussagekraft von Statistiken, über Wissensstand und Irritationen von Bürgern und über ihr Kostenbewußtsein. Die niedergelassenen Ärzte verwiesen auf deutlich höhere Steigerungsraten bei Krankenhäusern gegenüber der ambulanten Versorgung, Krankenhausträger auf ihren ungewöhnlich hohen Nachholbedarf [195]. Überzeugend wirkten Hinweise auf neue Umwelt- und Zivilisations-

---

[190] Vgl. auch Wolters, Hans Georg, Probleme der Gesundheitssicherung und Kostenentwicklung im Gesundheitswesen, Bulletin der Bundesregierung vom 21.11.1975; Riege, Fritz, Kostendämpfung im Gesundheitswesen, Sozialer Fortschritt 1976, S. 251 ff.; 36. bis 38. Gesundheitsministerkonferenzen; XV. Bundeskongreß der ASG vom 22. bis 24.4.1977 in Bremen, Protokoll; 10-Punkte-Programm zur Kostendämpfung im Gesundheitswesen, Protokoll des SPD-Parteitages vom 11. bis 15.11.1975 in Mannheim.

[191] Berlin 1974; vgl. auch DOK 1973, S. 557.

[192] A. a. O. und Läpple, Friedel, Profit durch Krankheit, Bonn-Bad Godesberg 1975.

[193] Pharmazie-Zeitung 1980, S. 1245.

[194] Nielsen, Meino, Ausgaben für ärztliche, zahnärztliche und stationäre Behandlung und Arzneikosten je AOK-Mitglied in Niedersachsen 1965 bis 1975, Hannover o. J.

Kap. 20: Kostendämpfung und kein Ende

krankheiten oder auf neue Arzneimittel, die langwierige ambulante und stationäre Behandlungen ersparen. Wer wollte auch Zusammenhänge zwischen Medikamenten-Innovation und Krankenhauseinweisungen bestreiten? Andererseits weisen kritische Bücher zu den Praktiken der Pharmaindstrie, alternative Arzneilisten oder Informationsblätter wie das „Arzneimitteltelegramm" auf die Notwendigkeit eines rationalen Arzneigebrauchs hin.[196] Der Berliner Ärztekammerpräsident Elis Huber überschrieb jüngst einen Aufsatz zu dem Thema mit „Handeln statt Schlucken".[197]

Immer wieder tauchen neue Einsparvorschläge auf. Sie reichen von der Erhöhung der Tabaksteuer zugunsten der Krankenkasse, über höhere Krankenkassenbeiträge für Raucher, Skifahrer, Übergewichtige und Trinker bis hin zu dem öffentlichen Rat von Heiner Geißler, man möge die aus entsprechendem Mißbrauch resultierenden Krankheiten vom Versichrungsschutz ausschließen. Wenig neu nimmt sich auch ein Gutachten zum Streit um die Fristenregelung nach § 218 StGB vor dem Bundesverfassungsgericht aus, das Schwangerschaftsunterbrechung aus dem Leistungskatalog der gKV gestrichen wissen will.[198]

All diese „guten Ratschläge" übersehen, daß entweder die verwaltungsmäßige Umsetzung gar nicht möglich ist, oder der Ausschluß ein Stück weniger soziale Gerechtigkeit bedeutet. Es kann doch wohl ernsthaft nicht erwogen werden, daß nur gut verdienende Frauen oder Familien sich einen Eingriff, der straflos bleibt, leisten können?

Andere Einsparungsvorschläge betreffen eine größere Selbstbeteiligung der Versicherten zusätzlich zum Beitrag an den Sachleistungen. Wieder andere fordern den Übergang vom Sachleistungs- zum Kostenerstattungsprinzip. Die Krankenkassen erwägen die Rückkehr zum Pauschalvergütungssystem, Honorarkürzungen beim Überschreiten von Verordnungsmittelwerten oder bei der Häufung von Laborleistungen. Der Niedersachsen-Vertrag und das Gesundheitsreformgesetz 1989 zielten mit Beratungen der Ärzte, das Gesundheitsstrukturgesetz 1993 mit Malus-Regelungen in diese Richtung. Seit 1976 hat die Gesundheitsminister-Konferenz des Bundes und der Länder eine Arbeitsgruppe zur Kostendämpfung

---

[195] KV Hessen, Was geschieht mit den Krankenkassenbeiträgen, 1978; KVN, Das Einkommen der niedergelassenen Ärzte, Hannover 1976; Boßmann, Alfred, Tendenzen und Alternativen in der ambulanten Krankenversorgung aus wirtschaftlicher Sicht, DÄBl. 12/1975, S. 393 ff.; vgl. auch NÄBl. 2/1977, S. 37 ff.; 7/1976, S. l; 12/1978, S. 396 ff.; 19/1977, S. 316; 3/1976, S. 73; 4/1976, S. 119; 21/1978, S. 733 f.; 15/1983, S. 505; 14/1978, S. 459 f.; DDA 1/1980, S. 11 f.; 7/1979, S. 6; 17/1980, S. 8 f.; 9/1980, S. 12 f.; 20/1980, S. 12; 7/1976, S. 22 ff.; Der praktische Arzt 7/1975, S. 996 ff.; Krankendienst 12/1975, S. 378 ff.; ÖTV und DAG-Informationen zum Pflegenotstand; dagegen: DOK 17/1979, S. 588.
[196] Langbein, Kurt u. a., Gesunde Geschäfte, Köln 1983.
[197] Huber, Elis, Handeln statt schlucken, psychomed 1990, 2, S. 26.
[198] Wirtschaftswoche 23/1975, S. 24; FR vom 13.7.1977 und 12.12.1992.
[199] Entfällt.

eingesetzt, die weit über hundert Spar- und Strukturveränderungsvorschläge erarbeitet hat. Viele von ihnen sind in die in der Folge beschriebenen Gesetzeswerke eingegangen.

Das erste grössere Kostendämpfungsgesetz war eines der sozialliberalen Koalition im Jahre 1977" zur Dämpfung der Ausgabenentwicklung und zur Strukturverbesserung in der gesetzlichen Krankenversicherung", wie es genau lautete. Danach wurden die ärztlichen Honorarstrukturen zum ersten Mal zu Gunsten der persönlichen und zu Lasten der technischen Leistungen verändert, es gab Arznei-Transparenzlisten und Höchstbetragsempfehlungen für Arznei-Gesamtaufwendungen der gKV. Die Krankenkassen wurden an der Krankenhausplanung der Länder mit formellen Anhörungen beteiligt, Landespflegesatz-Vereinbarungen wurden vorgeschrieben und vorstationäre Diagnostik und ambulante Krankenhausbehandlung durch Klinikärzte in der ambulanten Versorgung unter eng umrissenen Bedingungen erlaubt. Neurentner mußten Krankenkassenbeiträge zahlen und der Finanzausgleich für unterschiedliche Aufwendungen der Kassen in der Rentnerkrankenversicherung erblickte das Licht der Welt. Zur Sanierung der Rentenversicherung setzte man die Beiträge der Renten- zur Krankenversicherung herab. Damit begann etwas, was man als nutzlosen „Verschiebebahnhof" unter den Kostenträgern zu bezeichnen pflegte.

In diesem Gesetz blieben auch Leistungseinschränkungen für Versicherte nicht aus. Selbstbeteiligungen bei Zahnersatz und Arzneien wurden leicht angehoben, die „Oma auf Krankenschein" (Hauspflege durch Verwandte auf Kosten der gKV) wieder abgeschafft. Wegen dieses aus heutiger Sicht relativ geringen Leistungsabbaus, gab es damals viele Proteste von Seiten der Gewerkschaften, der Sozial- und Altenverbände, aber auch von der Pharmaindustrie, den Apotheken und Ärzteverbänden. Der zu diesem Anlaß gegründete „Kampfbund der Ärzte" votierte für einen praxisfreien Tag als Kampfmaßnahme. Der Reichsbund rief zu Großveranstaltungen auf, weil der Gesetzgeber u. a. Schlaf- und Kopfschmerztabletten von der gKV als Versicherungsleistung ausgeschlossen hatte. Trotz nur sehr vorsichtiger Empfehlungen zum Vertragsrecht bezeichnete man den damals amtierenden SPD-Sozialminister als Sozialisierungsminister. Da sich die sozialliberale Koalition aber offenbar scheute, verbindlich in Besitzstände der Anbieter einzugreifen und die Krankenhäuser gänzlich „ungeschoren" ließ, blieb das Thema „Kostendämpfung" auf der Tagesordnung. Das Schreckenswort tauchte nun in immer kürzeren Abständen wieder auf.

Anhaltende Ausgabensteigerungen der gKV und Haushaltslücken im Bundesetat zwangen Regierungen und Koalitionen zu immer neuen Manövern. Im Vorfeld des Zerfalls der sozialliberalen Koalition stand die Kostendämpfung unter der Bezeichnung „Lambsdorff-Papier" wieder drohend im politischen Raum. Die damalige SPD-Bundestagsfraktion verweigerte ihren Spitzen die Zustimmung zu den Kürzungsvorschlägen, die ihnen die FDP-Fraktionsspitze abgerungen hatte. Damit war der Koalitionsbruch zwischen SPD und FDP perfekt.

Kap. 20: Kostendämpfung und kein Ende

Die neue CDU/CSU-FDP-Bundesregierung verabschiedete dann in einer neuen Koalition das fortgeschriebene „Lambsdorff-Papier" in den Haushaltsbegleitgesetzen 1983 und 1984. Das 83er Gesetz trug den bezeichnenden Titel „Gesetz über Maßnahmen zur Entlastung der öffentlichen Haushalte und zur Stabilisierung der Rentenversicherung sowie über die Verlängerung der Investitionshilfeabgabe". Betroffen waren vor allem die Eingliederungshilfe für Behinderte, Umschulungsleistungen, das Mutterschaftsgeld und Berufs- und Erwerbsunfähigkeitsrenten. Bei Krankenfahrten, Kuren und Krankenhausaufenthalt wurden Selbstbeteiligungen neu eingeführt, andere wurden erhöht. Über mehrere Jahre wurden neue Belastungen für Arbeitnehmer, Mieter, Behinderte und Sozialhilfeempfänger mit über 100 Milliarden DM. beziffert.[200] Alle diese Eingriffe bremsten jedoch den Kostenanstieg nur vorübergehend, der aus dem Mehr von Einzelleistungen resultierte. Zudem handelte es sich um eine Ansammlung verstreuter Details ohne erkennbare Konzeption, und zwar sowohl unter der alten sozialliberalen als auch unter den neuen konservativ-liberalen Koalition.

Um dem Vorwurf von Unausgewogenheit und Konzeptionslosigkeit zu entgehen, berief die neue Koalition darum im Jahre 1987 eine Enquete-Kommission zur Strukturreform der gesetzlichen Krankenversicherung. Sie gab im Februar 1990 ihren Bericht ab.[201] Ohne diesen Bericht abzuwarten, legte die Regierung einen Entwurf eines Gesundheitsreformgesetzes vor, der 1989 mit den Stimmen der konservativ-liberalen Koalition verabschiedet wurde, und der in Schritten von 1990 bis 1992 in Kraft trat. Das Reformgesetz (GRG) haben Bundesrat und SPD-Opposition mit eignen Entwürfen begleitet.[202] Im Gegensatz zu den bisherigen kann man dem GRG konzeptionelle Elemente nicht absprechen. Für einen kleinen Teil Schwerpflegebedürftiger in der deutschen Bevölkerung gab es zum ersten Mal Geld- und Sachleistungen aus einer gesetzlichen Versicherung, nämlich der gKV. Die Anspruchsvoraussetzungen sind aber so hoch gesetzt und kompliziert, daß man nicht von einer Lösung des Pflegefallrisikos sprechen kann, sondern allenfalls vom Beginn eines Einstiegs in die Lösung. In einem weiteren interessanten Teil des GRG gab es die Regelung von Festbetragsarzneien ohne Zuzahlung, wie bereits beschrieben. Entgegen aller Versprechungen des damaligen Bundesarbeitsministers Norbert Blüm (CDU) blieb es aber nicht bei der Zuzahlungsfreiheit. Es wurde auch nur ein Teil des gKV-Arzneimittelmarktes erfaßt. Drittens gibt es einige fortschrittliche Ansätze zur Rehabilitation und Prävention für die Krankenkassen, die noch nicht überall ausgeschöpft sind. Schließlich wurden viertens weitere vertretbare und nicht vertretbare Kürzungen, Ausschlüsse und höhere Selbstbeteiligungen eingeführt. Die Kürzungen beim

---

[200] Herder-Dorneich, Phillip, Mehr Transparenz in der GKV, Sozialer Fortschritt 7/1984, S. 164 f.; Riege, Fritz, Bundesrepublik: Sozialstaat oder nicht? botschaft und dienst, März/April 1984, S. 2 ff.
[201] BTDrs. 11/6380.
[202] BTDrs. 11/3320.

Sterbegeld und die Höhe der Selbstbeteiligung bei Arzneimitteln bis zu DM 15,— pro Medikament erregten in der Öffentlichkeit soviel Anstoß, das sie z. T. wieder korrigiert werden mußten. Eine Neuerung, nämlich der Übergang vom Sachleistungs- zum Kostenerstattungsprinzip bei Zahnersatz und Kieferorthopädie, ist zunächst nicht so deutlich in der Öffentlichkeit wohl aber in der Selbstverwaltung der Krankenkassen zur Kenntnis genommen worden. Hier öffnete man auf Betreiben der organisierten Zahnärzteschaft die Tür einen Spalt weit zu neuen Ufern.

In Medien und bei Sozialversicherten gingen die Wogen zum GRG sehr hoch.[203] Die Folgen und Wirkungen sind bis heute noch nicht in allen Details übersehbar, erste Umsatzrückgänge in Kur- und Badeorten und bei anderen Anbietern haben sich wieder ausgependelt. Ausgerechnet beim Zahnersatz meldeten die Kassen trotz des neuen Kostenerstattungsprinzips erhebliche Ausgabensteigerungen zwischen 13 % und 16 % in einem Jahr.[204] Die Krankenhausausgaben stiegen trotz der Einführung des prospektiven Pflegesatzes wieder oberhalb der Grundlohnsumme der gKV (der Beitragseinnahmen) weiter. Reuemütig kündigten die Krankenkassen, die dem Rat von Norbert Blüm zur Beitragssatzsenkung befolgt hatten, wieder Beitragserhöhungen an. Trotz höherer Selbstbeteiligung, trotz Kostenerstattungsprinzip und trotz einiger Klauseln im Vertragsrecht der gKV, von eher weniger als mehr Verbindlichkeit, stiegen die gKV-Ausgaben munter weiter. Allein das Jahr 1990 brachte 500 000 Krankenhausfälle mehr als im Vorjahr.[205] Gesundheitsministerin Gerda Hasselfeldt (CSU), welche die gKV-Zuständigkeiten des Bundesarbeitsministers übernommen hatte, war offensichtlich nicht bereit, schon 1992 eine neue Runde zur Kostendämpfung einzuläuten. Sie trat Mitte des Jahres 1992 zurück.

II. Neue Sparbemühungen von Minister Horst Seehofer

Der Entwurf eines neuen Gesundheitsstrukturgesetzes des neuen Bundesgesundheitsministers Horst Seehofer (CSU) sah vor, diesmal die Leistungsanbieter stärker als die Versicherten zu belasten. Die Gesamteinsparsumme von 11 Milliarden DM jährlich sollte „nur" in Höhe von 3 Milliarden zu Lasten der Versicherten gehen. Die wirklichen Zahlen stehen zwar erst nach einigen Jahren fest, die vorgesehenen Ausgabendeckelungen für Ärzte, Zahnärzte, Krankenhäuser und

---

[203] Gesundheitsreformgesetz, Zwischenbilanz nach einem Jahr, Arbeit und Sozialpolitik 1/1990; Vorlagen zur Sitzung der Konzertierten Aktion im Gesundheitswesen am 4.12.1989; Braun, Rainer, Zur Problematik des Festbetragssystems, Apothekenreport Nr. 33, Frankfurt/Main 1988; Deutsche Gesellschaft für Verhaltenstherapie, Wie ein Gesetz notwendige Reformen verhindert, Tübingen 1988; Drastischer Rückgang bei Badekuren, Nachrichten und Informationen der Ersatzkassen vom 17.1.1990; NLTDrs. 11/2644; Der Spiegel 10/1989, S. 36 ff.

[204] FR 10.3.1992.

[205] Das Krankenhaus 1/1992, S. 12 ff.

Arzneimittel lassen aber erkennen, daß es sich um tendenziell richtige Schätzungen handelt. Es geht um Zulassungsbeschränkungen und Malusregeln für Kassen(zahn)ärzte/-ärztinnen beim Überschreiten eines vorher festgesetzten Budgets für Leistungen und Verordnungen mit im Endeffekt quotierter Bezahlung von Einzelleistungen. Verfassungsklagen wegen möglicher „Entliberalisierung" des Kassenarztrechts sind vorgesehen. Die Krankenhäuser und ihre Verbände laufen gegen neue Pauschalen im Pflegesatzrecht (Fallpauschalen) Sturm, sie befürchten Arbeitsplatzverluste und eine Manifestierung des Pflegenotstandes. Malusregelungen, feste Budgets und Pauschalen schränken sicher eine volle Therapiefreiheit ein, das sollte niemand beschönigen. Ob aber auch alle, vor allem hochtechnischen Leistungen unter Apparaten, eine volle Therapiefreiheit rechtfertigen, dürfte zumindest des Fragens würdig sein. Für eine kostenbewußte Therapie spricht, daß kein öffentlicher Haushalt in den Ausgaben beliebig ausweitbar sein dürfte. Wenn aber über Einzelregelungen keine wirtschaftliche Behandlungs- und Verordnungsweise zu erzielen ist, so ist eine kollektive Ausgabendeckelung sicher vorübergehend erlaubt, wenn die Möglichkeit besteht, daß die Anbietergemeinschaften (z. B. KV) die Wirkungen solcher Deckelung für den einzelnen Anbieter (z. B. Kassenarzt) ausgleichen können. Eine vorübergehende Notbremsung kann ja im Laufe der nächsten Jahre durch vernünftigere Regeln mit ähnlicher Wirkung ersetzt werden.

Minister Seehofer hat als parlamentarischer Staatssekretär von Norbert Blüm anläßlich des GRG erfahren, daß gegen den Bundesrat und die SPD-Opposition eine solche Notbremse nur schwer anzuziehen ist, er suchte daher den Kompromiß über die Koalitionsparteien hinaus. Er hat ihn gefunden, indem die Koalition von einigen Vorhaben zur Erhöhung der Selbstbeteiligung Versicherter Abstand nahm, und vor allem die Differenzierung von Regel- und Wahlleistungen beim Zahnersatz unterließ. Das hätte einen weiteren Weg zur freien Honorarvereinbarung a la Privatversicherung bedeutet. Bevor ich zum Lahnsteiner Kompromiß komme, aber noch einige Worte zu Strukturverbesserungsplänen aus Berlin.

III. Der Strukturverbesserungsplan der Ärztekammer Berlin

Der Rahmenplan, den die Berliner Ärztekammer zur Sicherung und Strukturverbesserung der Gesundheitsversorgung in Deutschland am 17. August 1992 durch ihren Präsidenten Elis Huber vorgelegt hat, will mehr sein als nur ein Sparkonzept. Huber stuft Seehofers Konzept als Chance für ein dreijähriges Moratorium ein, um die bisherige Versorgungsqualität in etwa zu erhalten. Diese Pause zum Denken müsse aber genutzt werden, um die gKV dauerhaft zu sichern und zu verbessern. Das Moratorium solle dazu zu beitragen, eine weitere Entsolidarisierung zwischen armen und betuchten Krankenkassen zu verhindern, der vorgesehene Risikostrukturausgleich zwischen den Krankenkassen und den Kassenarten sei daher richtig. In der Zukunft möchte die Berliner Kammer ähnlich dem „Verein demokratischer Ärztinnen und Ärzte" die Einzelleistungsvergütung als kostentreibend und wenig gesundheitsförderlich wieder abschaffen. Das Interesse an Vielbehandlung und Vielverschreibung soll zugunsten einer „Zuwendungs-" oder „sprechenden Medizin" und deren Pauschal- oder Komplexvergütung schwinden Das Interesse der Behandler soll weiter fort von der technischen zur persönlichen Leistung gelenkt werden. Das Verhältnis von Krankenhausausgaben zu ambulanten Leistungen, und das Verhältnis von Arzneimittel- zu ambulanten ärztlichen und zahnärztlichen Ausgaben bezeichnet Huber als disproportional. Die deutsche Weltmeisterschaft bei Arzneiausgaben erscheint Huber schlicht irrational, wie er auf einem öffentlichen Vortrag des Fördervereins „Gesundheitszentrum Celle" am 28. Oktober 1992 betonte.

Die Berliner Kammer bejaht Positivlisten für Arzneimittel. Sie will Pharmareferenten nicht mehr firmengebunden sondern nur noch im Rahmen der KV eingesetzt wissen, und sie lehnt „Pharmageschenke" an Ärzteverbände oder die Medizinpresse ab. Für das Gesundheitswesen in den neuen Bundesländern verlangt die Berliner Kammer größere Anstrengungen als heute. Hauptforderung der Berliner bleibt aber die Institutionalisierung eines Dialogs der Beteiligten (Krankenkassen, Staat, ärztliche Selbstverwaltung). Die Kammer greift damit — wohl eher unbewußt — einen Vorschlag zur medizinischen Selbstverwaltung des SPD-Parteitages von 1977 in Hamburg auf, den ich am Schluß dieses Buches erweitern möchte.

IV. Der Lahnsteiner Kompromiß

Den Lahnsteiner Kompromiß zwischen den Bundestagsfraktionen von SPD, CDU/CSU und FDP vom Oktober 1992 schnürten die Experten von Koalition und Opposition. Er wurde inzwischen vom Bundestag in Form des Gesundheitsstrukturgesetzes angenommen. Die SPD erreichte die Milderung einiger vorgesehener zusätzlicher Selbstbeteiligungen und die Beibehaltung der Zahnersatzleistungen als kassenzahnärztliche Versorgung. Lediglich einige wenige Zahnersatzleistungen wurden ganz aus dem gKV-Katalog ausgeschlossen. Die Koalition hat ausserdem auf eine Selbstbeteiligung beim Krankenhausaufenthalt über 14 Tage verzichtet, bei Arzneien wurde die vorgesehene Selbstbeteiligung von DM 10,— auf eine solche zwischen DM 3,— und DM 7,— gesenkt. Es soll eine Positivliste aufgestellt werden, d. h. es gibt dann praktisch Vertragspreise für die gKV. Die kassenärztliche Zulassung soll mit dem 68. Lebensjahr mit Ausnahme derjenigen Zulassungen enden, die vor weniger als 20 Jahren ausgesprochen wurden.

Im übrigen soll es beim Seehofer-Entwurf mit Malusregelungen und/oder Preisabsenkungen für Honorare und Arzneipreise bleiben, ebenso bei Erleichterungen für die vorstationäre Diagnostik und ambulante Nachbehandlung durch

Klinikärzte. Tagespflegesätze in Krankenhäusern sollen schrittweise durch Fallpauschalen und Sonderentgelte (z. B. für bestimmte Operationen) ersetzt werden.

Hinzu tritt der Einstieg in die Organisationsreform der Krankenkassen mit dem Kassenwahlrecht für Arbeiter und Angestellte und einem einnahmeorientierten, kassenartenübergreifenden Risikostrukturausgleich, für den schon das schöne Kürzel „EOKAÜRSA-Finanzausgleich erfunden worden ist.

V. Organisationsreform der gesetzlichen Krankenkassen

Eng verzahnt mit der gKV-Kostenlage ist die Frage nach der besten Organisationsform der Krankenkassen. Nach nur kurzer Zeit der Einheitsversicherung nach dem zweiten Weltkrieg ist die deutsche Gesundheits- und Sozialpolitik zum gegliederten System der Sozialversicherung zurückgekehrt, d. h. zum Pluralismus der Träger in der Renten-, Unfall- und Krankenversicherung. Innerhalb der gKV organisierten sich die acht Kassenarten (Orts-, Betriebs-, Innungs-, Arbeiterersatz-, Angestelltenersatzkrankenkassen, Seekasse, landwirtschaftliche und knappschaftliche Krankenversicherung) in etwa 2 000 Einzelkassen. Inzwischen ist diese Zahl durch Kassenzusammenschlüsse auf rund 1 000 geschrumpft, sie sinkt weiter. In den neuen Bundesländern wurden Ortskrankenkassen gleich als Regionalkassen in Anlehnung an die früheren Bezirksgrenzen geschaffen. Großkassen sollen dazu beitragen, Verwaltungskosten zu senken, technische Systeme, wie die EDV, zu nutzen. Landesverbände der Krankenkassen nehmen weitgehend die Vertragsgeschäfte gegenüber den straffer als die Krankenkassen organisierten Anbieterkörperschaften (z. B. KV) wahr. Entsprechend arbeiten die Spitzenverbände der Kassenarten auf Bundesebene zusammen. Sie schließen auch Mantelverträge und Empfehlungsvereinbarungen mit den Bundeskörperschaften der Anbieter (KBV, Deutsche Krankenhausgesellschaft, ABDA). Wie um die Mandate der Anbieterkörperschaften Hartmannbund und alternative Arztverbände, Freier Verband Deutscher Zahnärzte und Deutscher Arbeitskreis Zahnheilkunde oder Demokratischer Arbeitskreis von Zahnärzten, konkurrieren, so wird bei den Wahlen zu den Selbstverwaltungskörperschaften der Krankenkassen zwischen DGB, DAG und anderen Versichertenverbänden gerungen.

Kassen und unterschiedliche Kassenarten sehen sich durchaus unterschiedlichen Belastungen untereinander ausgesetzt. Kassen mit hohem Rentneranteil müssen mehr Mittel als solche mit einem geringen Anteil aufbringen. Der Finanzausgleich für die Rentnerkrankenversicherung ist eine Antwort darauf. Nicht alle sind damit zufrieden.[206] Unterschiedliche Arbeits- und Umweltbedingungen füh-

---

[206] Schleusener, Ulrich, Die Kosten- und Beitragssituation in der gesetzlichen Krankenversicherung, Hannover 1987; Bundesverband der Betriebskrankenkassen, Belastungsausgleich der Rentner, Essen o. J.

ren ebenfalls zu unterschiedlichen Risikostrukturen. Hinzu kommt die Tatsache, daß Versicherte aus Kassen abwandern, die wegen hoher Risiken höhere Beiträge nehmen müssen. Die davon betroffenen Orts- und Innungskrankenkassen wehren sich gegen diesen Trend mit hohen Werbeetats, sie wollen sich als „Gesundheitskassen" einen Namen machen, und sie steigen verstärkt in die Prävention ein. Nur, reale Trends lassen sich durch Stimmungen allenfalls eine kurze Zeit umkehren. Darum ist der Risikostrukturausgleich nach dem neuen Gesundheitsstrukturgesetz aus Wettbewerbsgründen zu begrüßen.

Offen bleibt noch das Problem der Regionalisierung der Ersatzkassen, die auch heute schon bestimmte Aufgaben auf der Landesebene wahr nehmen. Wie nicht anders zu erwarten, sind Ersatz- und Betriebskrankenkassen mit dem kassenartenübergreifenden Finanzausgleich nicht zufrieden, sie lehnen auch weitere Regionalisierungen ab. Einige Gegenargumente, z. B. das der Beitragserhöhung für Ersatzkassenmitglieder, sind eher fadenscheiniger Art, denn was dem einen die Belastung ist dem anderen die Entlastung.

Insgesamt sehe ich im Lahnsteiner Kompromiß das richtige „Stop and go"-Verfahren, das in der Gesundheitspolitik im Interesse aller Versicherten vonnöten ist. Nur so lassen sich Oberziele wie Patientenorientierung, Leistungsfähigkeit, soziale Gerechtigkeit und Bezahlbarkeit untereinander austarieren. Es scheint mir allerdings für die Zukunft erforderlich, daß nicht der Gesetzgeber weiter bis in jedes Leistungsdetail alles auf Punkt und Komma festzurrt. Mehr Einfluß von Selbstverwaltung ist gefragt, Demokratisierung und Lokalisierung im Gesundheitswesen bleiben innerhalb von parlamentarisch gesetzten Rahmenordnungen eine Daueraufgabe moderner Gesundheitspolitik. Über Lösungsansätze in so genannten „Gesundheitsgemeinschaften" wird noch zu berichten sein.

Die Diskussion über Organisationsformen, Finanzierungen und über die Grenzen von Sozialleistungen ist jedenfalls nicht durch das Inkrafttreten des Gesundheitsstrukturgesetzes am 1. 1. 1993 (Bundesgesetzblatt 1992, Teil I, S. 2266) abgeschlossen. Wie der Plan der Berliner Ärztekammer zeigt, fängt sie jetzt erst richtig an. In diesem Zeichen steht auch ein Gutachterauftrag aus dem Bundesgesundheitsministerium an den Sachverständigenrat der „Konzertierten Aktion im Gesundheitswesen". Die Gutachterfelder lauten: Leistungskatalog der gKV unter Berücksichtigung von Prioritäten und Grenzen der Leistungen aus ethischer und medizinischer Sicht sowie einer solidarischen Finanzierung; Einfluß von Lebensbedingungen und Lebensführung auf das Entstehen und den Verlauf von Krankheiten und auf damit verbundene Anreize zur Prävention (Reichsbund 2/1992, S. 2). Damit ist eine neue Runde gesundheitspolitischer Diskurse eingeläutet!

Kapitel 21

Ist unser Gesundheitssystem falsch?

I. Brauchen wir eine Systemveränderung?

Das deutsche Gesundheitswesen ist von einem System von sozialer Marktwirtschaft geprägt, dessen Elemente ein Produkt geschichtlicher Entwicklung sind. Gesundheitsschutz für die Bevölkerung, also gesundheitliche Überwachung und Kontrollen, oder um im altertümlichen Jargon zu sprechen „gesundheitspolizeiliche Aufgaben", stellen Staat und Kommunen sicher. Gesundheitsleistungen gibt es hingegen auf einem teils „sozial regulierten" und teils „freien" Gesundheitsmarkt. Kritik am deutschen Gesundheitswesen äußert sich in der Form mehr oder weniger langer Mängellisten, wir begegnen ihr aber auch als Systemkritik.

Die wesentlichen Mängel beziehen sich auf Defizite in der psychiatrischen, primärärztlichen und pflegerischen Versorgung. Beklagt werden ausbleibende Erfolge bei einigen Zivilisationskrankheiten, allen voran die Alkohol- und Drogensucht und die AIDS-Krankheit. Besorgnisse zeigen sich wegen der Zunahme von Umweltkrankheiten, und es wird über einen unbefriedigenden Arbeitsschutz, einen wenig funktionstüchtigen öffentlichen Gesundheitsdienst und über Lücken in der Lebensmittelkontrolle geklagt. Eingefordert wird nicht zuletzt ein besseres Behinderten- und Pflegeversicherungsrecht. Schließlich regen sich viele Bürger über die in immer kürzeren Abständen Neuauflagen von Kostendämpfungsgesetzen auf.

Dieses Sündenregister ist in aller Regel nicht mit einer Systemkritik verbunden, meist kann man es auch gar nicht in einer bestimmten „ideologischen Ecke" orten oder irgendwelchen gesellschaftspolitischen Überzeugungen zuordnen. Die genannten Hauptdefizite finden Erwähnung von konservativ bis links, wenn diese verstaubten Begriffe überhaupt noch etwas besagen. Anders ist es mit den Stimmen, die unser Gesundheitswesen insgesamt für krank oder im Kern für fehlgesteuert halten. Sie regen sich nicht über das gesamte Gesundheitswesen auf, ihre Unzufriedenheit trifft vielmehr nur den Bereich der sozialen Regulierungen in der Präventiv- und Arbeitsmedizin, bei der Krankenbehandlung und in der Rehabilitation. Dem Hauptkritiker der einen Seite, nämlich dem wirtschaftswissenschaftlichen Institut des DGB erscheinen die sozialen Regulierungen nicht weit und patientenorientiert genug. Dort vermißt man einen ausreichenden Vorrang für Bürger-, Patienten- und Arbeitnehmerinteressen und ein integratives Gesundheitswesen aus einem Guß. Solidarität werde zu klein und gewinnorientiertes Verhalten der Anbieter zu groß geschrieben. Statt Prävention fände Selektion statt, statt auf Arbeitsschutz werde auf die Wirtschaftlichkeit der Betriebe geachtet. Krankheit werde mehr an seinen Symptomen als an seinen Ursachen behandelt.[207]

Die Bewertung des Präsidenten der niedersächsischen Zahnärztekammer, Erich Bunke, und des Vorstandsmitgliedes der Kassenärztl. Bundesvg., Klaus-Dieter Kossow, lautet ebenso radikal aber inhaltlich völlig anders. Bunke hält eine Systemveränderung des, wie er sagt, „ im Kern am Sozialismus orientierten und auf Planwirtschaft ausgerichteten Sachleistungssystems" für erforderlich.[208] Kossow registriert in seinem Buch „Bittere Reformen" (Basel 1990) das Vorhandensein „nichtärztlicher Regelungseliten" von Juristen, Politikern, Ökonomen, Soziologen und sonstigen wissenschaftsgläubigen Leuten, die Patienten und Ärzte zur „Absicherung ihres Herrschaftsmonopols" verleumden und mit einem „Paragraphenwust umstellen". Diesen „Parasiten", die nicht wie anständige Menschen arbeiten sondern nur ihrer „Lust an Gedankenspielereien" fröhnen, müsse man das Handwerk legen. Die von mir als „soziale Regularien" des Gesundheitsmarktes bezeichneten Bestimmungen gehen also Kossow, um in einer schlichteren Sprache zu bleiben, zu weit. Diese Systemkritik heißt „Zu wenig Markt, zuviel Bürokratie"! Zwischen Bunke und Kossow existieren jedoch auch Sachunterschiede, Bunke setzt voll auf die Abschaffung der Sachleistung in der gKV, Kossow bleibt jedoch bei einigen seiner Reformvorschläge im bisherigen gKV-System.

Bevor wir ausführlich auf die Kritik am Sachleistungsprinzip und auf die Mängellisten eingehen, muß jedoch dem deutschen Gesundheitswesen im internationalen Vergleich ein hoher und guter Stand bescheinigt werden. Vorsorge-, Behandlungs-, Rehabilitations- und Pflegeangebote sind in ganzem Land vorhanden und für jedermann erreichbar. Bis auf die Sondersituation bei Pflegebedürftigkeit konnte auch jeder Bürger bisher dieses Leistungsangebot bezahlen, und zwar entweder als Selbstzahler oder über seine gesetzliche Sozialversicherung. Die gKV hat zwar stets über die Kosten gestöhnt, und die Politik hat darauf mit einem Wechselbad von Leistungskürzungen und -ausweitungen reagiert, aber der Bürger hat — cum grano salis — nicht über ein vertretbares Maß hinaus zahlen müssen. Daß es im einzelnen Streit über das Maß der Vertretbarkeit gegeben hat und weiter geben wird, sei eingeräumt, der Streit geht aber nicht so sehr um Prinzipien als um Mark und Pfennige.

Das deutsche Gesundheitswesen kann nicht nur den Vergleich mit rein planwirtschaftlichen Systemen, wie denen in Osteuropa bestehen, es hält auch den Vergleich mit dem fast total marktwirtschaftlichen System in den Vereinigten Staaten von Amerika mit einem positiven Erfolg aus. Zwar ist das medizinische Angebot in den USA sehr leistungsfähig, die Arzt- und Zahnarztdichte in den Ballungsräumen und im Gesamtdurchschnitt ist sogar höher als in Deutschland. Man hat auch in den USA die Bedeutung psychischer Krankheiten sehr viel früher erkannt als hier, ja, man muß sogar deutlich einräumen, daß die Assistenz- und Pflegeberufe jenseits des Atlantik einen erfreulich hohen Rang inne haben.

---

[207] WSI-Studie Nr. 60, S. 3 ff.
[208] Das deutsche Gesundheitswesen ist krank, Nordreport vom 30.1.1992.

Wie die Tabelle 6 zeigt, geben US-Amerikaner nicht nur wie wir 8, 1 % der Wirtschaftsleistung für Gesundheit aus sondern 12, 4 %. Dennoch halte ich insgesamt das deutsche Gesundheitswesen dem in den USA für überlegen. Dort gehören nur zehn Prozent der Bevölkerung den mehr „Armen"-Sozialversicherungen „Medicare" und „Medicaid" an, fast ein Sechstel der Bevölkerung ist überhaupt nicht im Krankheitsfall versichert und der Rest hat sich in unterschiedlicher Weise aber durchaus nicht voll in privaten Versicherungen abgesichert. Die Patienten-Arzt-Beziehung ist stark von ökonomischen Problemen bestimmt. Kunstfehlerprozesse mit hohen Schmerzensgeldern sind an der Tagesordnung. Die Verweildauer in Krankenhäusern und die Bettenzahlen sind gering. Man kann im Krankenhaus unter drei Klassen wählen, die Organisationsabläufe sind stark genormt. Die Arzneimittelabgabe durch Apotheker ist nicht geschützt, viele Ärzte geben Arzneimittel ab. Eine soziale Absicherung von Prävention, Rehabilitation und Pflege ist in den USA eher ein Fremdwort.[209] Die soziale Komponente dieses Gesundheitssystems ist Europäern kaum als vorbildlich zu vermitteln, sie fehlt fast ganz. West-, nord- und südeuropäische Gesundheitssysteme, ob in England, Frankreich, Schweden oder Italien, sind alle zwischen Markt und Lenkung angesiedelt, die einen mehr die anderen weniger.

Die Planwirtschaftssysteme des früheren Ostblocks haben bei uns Deutschen keine Chancen. Die Erfahrungen mit dem DDR-Gesundheitswesen brachte wohl die letzte Ernüchterung. Selbst ein Prüfauftrag zur Vergesellschaftung der Arzneimittel-Industrie, wie er 1973 noch auf dem SPD-Parteitag in Hannover gestellt worden ist, wäre heute bei dieser Partei undenkbar. Schon 1982 konnte man die Meinung der Bevölkerung zu rein planwirtschaftlichen Modellen ablesen. 88 % der Befragten lehnten damals die Anstellung niedergelassener Ärzte beim Staat oder der Sozialversicherung ab, 72 % wollten keine Gesamtverantwortung des öffentlichen Gesundheitsdienstes für unser Gesundheitswesen.[210]

II. Mehr Markt durch das Kostenerstattungsprinzip?

Geht die gKV prinzipiell und nicht nur in Ausnahmefällen vom Sachleistungsprinzip zum Kostenerstattungsprinzip über, so läutet sie damit ihr Ende ein. Sie würde dann keine Krankenscheine mehr ausgeben und nur noch je nach Tarifklasse der Versicherten die Kosten eingereichter Rechnungen ganz oder teilweise erstatten. Das gälte für Arzt-, Krankenhaus- und Apothekerrechnungen, für Vorsorgeuntersuchungen, Kuren und Behindertenhilfen gleichermaßen. Die Beiträge, die zu zahlen wären, richteten sich nach den Erstattungstarifen. Großzügiger-

---

[209] DDA 4 / 1977, S. 30 ff.; Köhler, Georg, Das typische amerikanische Krankenhaus, Deutsche Gesundheitspolitik 1959, S. 92 ff.; Aspekte der ärztlichen Versorgung in den USA, Schriftenreihe des Marburger Bundes Band 7, Stuttgart 1977.
[210] Gesellschaft für Strahlen- und Umweltforschung, Institut für medizinische Informatik und Systemforschung, Neuherberg 1983.

weise hat die Hauptversammlung der Bundeszahnärztekammer dazu beschlossen, daß es für den Kreis der in Zukunft noch sozial zu Versichernden für die sogenannte „Grundversorgung" eine Erstattung zu 100 % geben solle, für eine „höherwertige Versorgung" müßten aber auch die „Restsozialversicherten" eine angemessene Selbstbeteiligung leisten. Ein Vertragsverhältnis bestünde, laut Bundeszahnärztekammer, nur noch zwischen Zahnarzt und Patient. Die Zahnärzteschaft wäre dann nicht mehr der „Erfüllungsgehilfe eines Systems", gemeint ist offenbar eines Systems der Krankenkassen.[211] Schon im Jahre 1966 hat Wilfried Schreiber in der damaligen Sozialenquete des Deutschen Bundestages das Sachleistungszugunsten des Kostenerstattungsprinzips zur Disposition gestellt.[212] Sachleistungen seien laut Schreiber nur in Entwicklungsländern und in Zeiten einer frühen Industrialisierung angemessen, „um breite Schichten der Bevölkerung an die Inanspruchnahme ärztlicher Leistungen zu gewöhnen". Nachdem heute aber die Erziehung zur Gesundheitspflege „hinreichend fortgeschritten sei, und sich Realeinkommen weit genug entwickelt hätten", sollte man zur Kostenerstattung übergehen. Der Patient erfahre so, was die Heilung seiner Krankheit koste und nähme „Versicherungsleistungen nicht fahrlässig in Anspruch". Der Patient könne mit dem Arzt Heilungswege besprechen, ohne auf Kassenregeln Rücksicht zu nehmen. Jeder Bürger werde dann veranlaßt, einen Notgroschen für den Fall der Krankheit zurückzulegen, er sei Privatpatienten gleich gestellt und könne nicht mehr als Kassenpatient diskriminiert werden. Soweit die Begründung von Schreiber.

Phillip Herder-Dorneich widersprach damals schon diesem Vorschlag mitsamt seinen Einschätzungen. Er stellte klar, daß bei dieser Begründung für die Kostenerstattung suggeriert werde, daß es sich bei Krankheitskosten um etwas Objektives, außerhalb jeder Disposition Stehende, handele. Das sei aber nicht der Fall. Wie bei jeder Preisbildung auf dem Markt richteten sich die Preise nicht nach objektiven Größen oder nach der Höhe der Selbstkosten plus einem festen Zuschlag sondern danach, was auf dem Markt erzielbar sei. Erzielbare Preise blieben aber nur auf einem vollständigen und transparenten Markt in einem vertretbaren Rahmen. Nur wenn eine volle Konkurrenz herrsche, funktioniere das Spiel von Angebot und Nachfrage. Der Gesundheitsmarkt sei aber seinem Wesen nach kein vollständiger und schon gar nicht ein für Patienten durchschaubarer Markt. In der Regel könne der Patient die Notwendigkeit und Qualität der ärztlichen Leistung nicht beurteilen, bei akuter Erkrankung könne er überdies nicht abwarten, um Preisangebote verschiedener Ärzte einzuholen; ja er könne noch nicht einmal die genaue Leistung bezeichnen, die nachzufragen sei. Ein Kranker komme meist zum Arzt, um diesem mitzuteilen, daß er krank sei, Schmerzen habe und wieder gesund werden möchte. Das ergäbe aber kein freies und gleichrangiges Zusammentreffen von Nachfrage und Angebot als Voraussetzung für eine freie

---

[211] Bundeszahnärztekammer, Geschäftsbericht 1990 / 91, S. 26.
[212] Soziale Sicherung, Stuttgart-Berlin-Köln-Mainz 1966, S. 221 ff.

Preisbildung. Weiter machte Herder-Dorneich darauf aufmerksam, daß es in einem Sozialstaat nicht anginge, wenn arme Patienten wegen gescheiterter Preisverhandlungen mit Arzt oder Krankenhaus nicht behandelt würden. Im übrigen seien selbst bei vereinbarten Kostenerstattungstarifen im konkreten Behandlungsfall immer wieder Effektiv- statt Tarifhonorare zu erwarten. Wie in den USA resultiere daraus eine Honorardrift nach oben.[213] Diese markttheoretischen aber auch ganz praktischen Argumente sprechen gegen das Kostenerstattungsprinzip. Im Grunde möchte ja auch der Freie Verband Deutscher Zahnärzte nichts mehr vom Prinzip der Sachleistung wissen, weil er dann die „lästigen Krankenkassen" mit ihren angeblich zu geringen Honorarabschlüssen los ist. Höhere Einkommen nach einseitigen Festlegungen von „Usancen" durch freie Zahnärztverbände sind eben nur ohne eine Pflicht zu Kollektivverträgen mit der gKV zu erreichen.

Es ist weiter als Fehlschluß der Bundeszahnärztekammer zu werten, wenn sie an eine Kostensenkung durch das Erstattungssystem bei der gKV glaubt. Mit diesem System liegen die USA bei den Gesundheitskosten weit vor allen europäischen Ländern. Auch in Deutschland gab es keine Kostensenkung, als 1990 beim Zahnersatz die Kostenerstattung in der gKV durch das Gesundheitsreformgesetz eingeführt worden ist, vielmehr verbuchten die gesetzlichen Krankenkassen 1991 die höchsten Zuwachsraten bei den Ausgaben für Zahnersatz. Wirtschaftstheoretisch gesehen gehen alle diejenigen, die sich eine „Heilung" des deutschen Gesundheitssystems von einer freien Preisbildung auf dem Gesundheitsmarkt versprechen, davon aus, daß bei einem Überschußangebot der Preis fallen sollte. Diese Prämisse stimmt aber für den Sektor der Krankenbehandlung nicht, denn der normale Mensch konsumiert fast alles, was im Krankheitsfall nur ein Quentchen Gesundung verheißt. Selbst wenn bei steigendem Angebot Einzelpreise fielen, was aber nicht ausgemacht sein dürfte, dann blieben immer noch steigende Gesamtausgaben. Volkswirtschaftlich gesprochen ist nämlich die Nachfrageelastizität bei Krankheitsleistungen sehr starr. Wenn Behandlungsbedarf besteht, kann man nicht mit Arzt, Sozialstation, Krankenhaus oder Apotheker lange Preisverhandlungen führen. Allenfalls kann man dies bei der Gesundheitsförderung, bei Bildungs- oder Früherkennungsmaßnahmen, Kuren und Bädern tun. Die Inanspruchnahme der meisten Gesundheitsleistungen aber ist nicht preissondern sachbestimmt.

So stellte der langjährige Arbeitgebervorsitzende des Bundesverbandes der Ortskrankenkassen (BdO), Detlef Balzer, anläßlich der Eröffnung der AOK-Gesundheitswoche 1992 in Celle zutreffend fest, daß alle finanzielle Beteiligung der Versicherten nichts an der Tatsache ändere, daß volkswirtschaftliche Angebots- und Nachfragekurven im Gesundheitsbereich parallel laufen, egal ob private oder staatliche Versicherungen das Risiko abdeckten. Die Menge der erbrachten Gesundheitsleistungen hänge mehr von der Kapazität der Leistungserbringer ab, als von einem irgendwie definierten Bedarf. Mit anderen Worten: Nicht die

---

[213] Bundesarbeitsblatt vom 10.9.1966.

Nachfrage sondern das Angebot bestimmt den Preis auf einem freien Gesundheitsmarkt.

Bei Geltung eines Kostenerstattungssystems könnten sich die Krankenkassen und ihre Selbstverwaltungen ganz aus der Gesundheitspolitik zurückziehen. Die Verantwortung für Leistungsstandars oder gleichmäßig, flächendeckene Angebote von Gesundheitsdiensten oder -einrichtungen entfiele für die gKV. Um genügend Hausärzte auf dem Lande brauchte sich keine Orts- oder Betriebskrankenkasse mehr Gedanken machen. Eine ganz wesentliche Kraft zur Entwicklung unseres Gesundheitswesens, ja vielleicht sogar die bedeutendste Schubkraft für den Stand des deutschen Gesundheitswesens heute, ginge dann in den Ruhestand.

Bei einem Kostenerstattungssystem mit einer Vielzahl von Tarifen mit und ohne — und mit verschiedenen Formen der Selbstbeteiligung käme auch die Legitimation für eine Beteiligung der Arbeitgeber an der Beitragsfinanzierung der gKV ins Rutschen. Bei welchem Tarif würde die hälftige Beitragszahlung dann aufhören? Oder ist mit der freien Tarifwahl des Versicherten nicht jede Rechtfertigung für einen Arbeitgeberbeitrag erledigt? Auf jeden Fall wäre mit Einführung der Kostenerstattung in der gKV ein neues Streitfeld in der Finanzierung eröffnet.

Wie Wilfried Schreiber schon meinte, wären bei dem neuen System dann alle Versicherten Privatpatienten, niemand würde mehr als Kassenpatient „diffamiert", aber haben die Befürworter der gKV-Kostenerstattung auch überlegt, ob verschiedene Tarife nicht genau so oder noch härter differenzieren? Eine Mehrklassenmedizin hielte dann erst recht Einzug in deutsche Praxen und Krankenhäuser!

Selbst der Staat müßte sich nicht mehr so intensiv um Gesundheitspolitik kümmern, um Qualität und Erreichbarkeit von Gesundheitsleistungen. Er könnte das dann alles dem Markt und den Usancen der Anbieterverbände überlassen, denn die Kosten würden ihn nicht mehr drücken. Nach versicherungsmathematischen Regeln würde das Niveau der Kostenerstattung leicht zu begrenzen sein, um eine Armenversorgung wie in den USA abzufedern.

Ein Vorschlag, nur für die Ersatzkassen die Ermächtigung zur Kostenerstattung auszusprechen, führt, so fürchte ich, auch nicht viel weiter. Dieses Petitum zielt auf den besser verdienenden Angestellten als neuen Privatpatienten. Es läßt aber die wenig verdienenden Angestellten der unteren Einkommensgruppen, die durchaus in der Barmer, der DAK oder der KKH versichert sind, außer acht.

Ein anderer reichlich oft wiederholter Rat möchte nur noch einen kleinen Kreis von Sozialhilfeempfängern, Kleinrentnern und Geringverdienern im Schutz der Sachleistung belassen, für alle anderen aber die Kostenerstattung einführen. Auch dieser Rat riecht mir zu sehr nach Eröffnung neuer Marktchancen für die private Krankenversicherung, nach höheren Gesundheitskosten und nach einer Armenversicherung made in USA.[214]

Zwei andere Proargumente Wilfried Schreibers stehen noch im Raum, das von der historischen Überholtheit der Sachleistung und das von der Kostentransparenz durch Kostenkenntnis. Laut Schreiber sei der früher eher an der Inanspruchnahme von Arztleistungen ungewohnte Bürger durch die kostenlose Sachleistung zur Gesundheitspflege zu „erziehen" gewesen, heute habe man solche Erziehungsmaßnahmen aber nicht mehr nötig. Aus dieser Argumentation scheint mir ein bischen sehr deutlich das Gesicht eines deutschen Professors hervorzulugen, der auf Erziehung zählt. Ich denke, daß es weniger die Dummheit als das schmale und unzugängliche Angebot von Diensten und Einrichtungen war, welche die Inanspruchnahme früher verhindert hat. Dieses Manko haben wir heute zwar überwunden, es droht aber in weniger interessanten Gegenden unseres Landes neu, wenn wir das System wechseln. Kostenmitteilungen an Versicherte, Schreibers weiteres Proargument für die Kostenerstattung, sind aber auch bei der Geltung des Sachleistungsprinzips möglich. Seit dem sozialliberalen Kostendämpfungsgesetz von 1977 können alle Kassen Kostenmitteilungen verschicken, nach dem neuen Gesundheitsstrukturgesetz von 1992 sollen sie es sogar.

Die Kostenerstattung hat somit mehr Nachteile als Vorteile. Bürger, die sich aus Kostengründen einen Arztbesuch verkneifen, um sich bei einer zu spät entdeckten Krankheit Vorwürfe zu machen oder machen zu lassen, sind auch nicht gerade in die Kategorie der „mündigen Bürger" einzuordnen. Besonders negativ bewerte ich aber vor allem die gewollte soziale Deregulierung bei der Kostenerstattung. Mehrklassenmedizin und eine Entsolidarisierung in der Gesellschaft werden die Folgen sein. Der soziale Rechtsstaat nach Artikel 20 und 28 Grundgesetz droht, auf der Strecke zu bleiben. Das kollektive Vertragssystem zur Sicherstellung von Sachleistungen in der gKV sollte daher als wichtiges soziales Element der Marktwirtschaft auch auf dem Gesundheitsmarkt erhalten bleiben. Ein teures Gesundheitswesen kann man nicht durch die Atomisierung und Individualisierung der Nachfrage verbilligen, einen kostendämpfenden Gegendruck gegen hohe Angebotspreise kann man nur durch eine geschlossene Nachfrage kollektiver gesetzlicher Krankenkassen erreichen. Das Oberziel „soziale Gerechtigkeit" in der Gesundheitspolitik ist nur mittels sozialer Regulierungsmechanismen zu verfolgen.

Die Einbeziehung der Arzneimittel, des Rettungswesens und der Sozialstationen in das System der Sachleistungs-Kollektivverträge mit Schiedsamtszwang scheint mir daher der richtigere Weg zur Weiterentwicklung des Gesundheitswesens als der Ausstieg aus dem jetzt geltenden System.

---

[214] Münnich, Frank E., Wie teuer darf Gesundheit sein? pharmadialog 76, Frankfurt / Main 1982.

III. Exkurs zur Systemkritik von DGB, Kossow und anderen

Das wirtschaftswissenschaftliche Institut des DGB will mehr Patientenorientierung und mehr soziale Regulierung als heute erreichen. Ihm geht es um weniger und nicht um mehr Markt, es will aber nicht auf niedergelassene Praxen, den Pluralismus der Träger von Sozialstationen und Krankenhäuser und auf Unternehmen der Arzneimittelherstellung und Apotheken verzichten. Insofern handelt es nicht um eine echte Systemkritik und schon gar nicht um eine solche am Sachleistungsprinzp. Im nächsten Kapitel gehe ich darauf ein.

Kossows Rundumschlag stellt hingegen eine Mischung von Systemkritik und von dem Aufheulen eines Landarztes gegen die „vermaledeite" Gesundheitsbürokratie dar, die ihm als patientenverbundenen Behandler zu wenig Raum für eine freie Therapie läßt und ihn mit Formularen und Papieren beharkt. Kossow überhöht auch die Patienten-Arzt-Beziehung — sicher zur Genugtuung seiner Patienten — fast in Religiöse, wenn er seine Position absolut auf das folgende Zitat von Jonas bezieht. Darin heißt es u. a. einerseits zutreffend, andererseits seltsam glaubensgeladen:

> „Im Verlauf der Behandlung ist der Arzt allein dem Patienten verpflichtet und niemandem sonst. Er ist nicht Sachwalter der Gesellschaft oder der medizinischen Wissenschaft, der Familie, seiner Leidensgefährten oder der künftig an derselben Krankheit Leidenden. Der Patient allein zählt, wenn er in der Fürsorge des Arztes steht. Schon nach dem einfachen Gesetz des bilateralen Vertrages ist der Arzt gebunden, keinen anderen Interessen zu erlauben, mit den Interessen des Patienten an seiner Heilung in Konkurrenz zu treten. Aber offenbar sind noch sublimere Normen als rein vertragliche im Spiel. Wir können von einem heiligen Treueverhältnis sprechen. Strikt in seinem Sinne ist der Arzt sozusagen allein mit seinem Patienten und mit Gott."[215]

So sehr man nach diesem Bekenntnis Mut bekommt, sich einem solchen Arzt anzuvertrauen, so sehr ist dieses Credo in den letzten drei Zeilen eine Art von Beschwörungsformel, über die er sich bei den „Ideologen der Regelungseliten" beschwert. Es unterliegt für mich keinem Zweifel, daß die Beziehungen zwischen Arzt eng und vertrauensvoll sein sollten, aber solche Beziehungen sind ebenso zu Ehepartnern und helfenden Angehörigen nötig.

Es ist auch richtig, wenn Ärzte einen Patienten mit vollem Respekt vor seiner Individualität und seiner Lebensplanung begleiten, denn jede Behandlung will vom Patienten akzeptiert sein, wenn sie wirken soll. Ebensowenig darf der Gesundheitspolitiker übersehen, daß Patienten von ihrem Arzt außer Fachkompetenz erwarten, daß sie freundlich, kommunikativ und partnerschaftlich auftreten. Sie sollen nicht wie herzlose Reparaturtechniker nur Blut-, Urin- und EKG-Meßwerte herunterleiern, sondern erklären, auf Fragen antworten und sich mit den Vorstellungen ihrer Patienten auseinandersetzen. Ein guter Arzt übernimmt

---
[215] Bittere Reformen, S. 51.

sogar seelsorgerliche Funktionen, wenn er Sterbenskranke während des Ablaufes ihrer Lebensuhr behandelt. Wer als Hausarzt seinen Patient jahrelang bei Praxis- und Hausbesuchen und in vielen Grenzsituationen erlebt, der hat bestimmt ein besonderes Vertrauenverhältnis gebildet, daß in unserer auf Rationalität getrimmten Zeit nur noch selten anzutreffen ist, aber dieses Vertrauensverhältnis steht nicht allein sondern wiederum in einer Interdependenz zu anderen Beziehungen. Ohne Sozialversicherung und ohne Sozialstaat wären die meisten solcher Vertrauensverhältnisse erst gar nicht entstanden, bemerkte Anke Fuchs einmal auf einer Ärztekonferenz. Und ob der US-Kaufmannsarzt ein größerer Menschenfreund als unser Kassenarzt ist, bleibt dahingestellt.

Es stimmt im übrigen nicht, daß der Kassenarzt von heute schutzlos und leidend der Kassenbürokratie ausgeliefert ist. Einmal steht seine Kassenärztliche Vereinigung und stehen seine Berufsverbände hinter ihm, zum anderen zeigen aber auch die vielen Plakate und Pamphlete in Wartezimmern, die Demonstrationen und Kampagnen der Zahnärzte, Ärzte, Apotheker gemeinsam mit vielen gesellschaftlichen Gruppen, daß gesundheitlicher Leistungsanbieter in öffentlichen Auseinandersetzungen mit Gesundheitspolitikern und gKV-Vertretern durchaus nicht auf verlorenem Posten stehen. Die Endfassung des Gesundheitsreformgesetzes 1989 hat es gezeigt, und die Endfassung des Gesundheitsstrukturgesetzes 1992 und seine praktische Umsetzung werden es wieder zeigen.

Kossow beschwert sich außerdem zu Unrecht über ein Nachfragekartell von Krankenkassen, Prüfungs-, Bundesausschüssen, Schiedsämtern und Sozialgerichten. Die Prüfungsausssschüsse zur Wirtschaftlichkeit kassenärztlicher Behandlungs- und Verordnungsweise sind nach dem SGB, Teil V bei den Kassenärztlichen Vereinigungen und nicht bei Krankenkassen angesiedelt. Die Bundesausschüsse Ärzte Krankenkassen sind nach dem gleichen Gesetz paritätisch von Kassen- und Arztvertretern besetzt, ebenso die Schiedsämter, die dazu noch über einen unabhängigen Vorsitzenden mit der Qualifikation zum Richteramt verfügen, und manches Mal den Krankenkassen mit ihren Schiedssprüchen viel finanziellen Kummer bereiten. Wie vor allen Gerichten ist man auch vor Sozialgerichten nie sicher, wie Urteile lauten, von einem Nachfragekartell kann aber bei Sozial-, Landessozialgerichten und dem Bundessozialgericht schon gar nicht die Rede sein. In allen Bundestags- und Landtagsfraktionen sitzen auch Ärztinnen, Ärzte und sonstige Angehörige von Heilberufen und nicht nur Krankenkassenfreaks.

Mir scheint auch die These, die Ivan Illich in seinem Buch über die „Nemesis der Medizin" mit dem Begiff der „Enteignung der Gesundheit" (Hamburg 1977) verkündet, eher ein Modegag als ein praktischer Beitrag zur deutschen Gesundheitsreform. Illich's Pauschalanklagen richten sich übrigens genau so gegen „gewerkschaftliche Heilsbringer" wie gegen „Ärzte- und Industriekartelle".[216]

---

[216] Hamburg 1977; vgl. auch Schaefer, Hans, Häresien der Medizin, Deutsche Apotheker Zeitung 1976, S. 589 ff.

Sehe ich mir jedoch Kossows praktische Änderungsvorschläge an, so erkenne ich vielmehr Übereinstimmung als Gegensätze. Wie er so vermisse ich aktuelle geschlossene Parteiprogramme für eine Gesundheitspolitik der Zukunft. Gesundheitspolitiker auf allen Seiten sind dafür, daß unser Politikzweig aus seinem Bonner Schattendasein heraustritt. Das Gesundheitsstrukturgesetz kann dafür ein Trittstein sein. Das „Geschimpfe" von Kossow ist da völlig angebracht, wo er nach einer „goldenen Mitte zwischen patientenorientiertem Handeln und gesellschaftsverträglicher Organisation des Medizinbetriebes" sucht, und Systeme, die nur Dauerkonflikte produzieren, ablehnt. Kossow hat dreimal Recht, wenn er den psychologischen Behandlungsteil sehr hoch gegenüber der Anwendung medizinisch-naturwissenschaftlicher Kenntnisse in der Arztpraxis veranschlagt. Er untermauert seinen Hinweis immerhin mit einer sogenannten „Angstquote" bei bis zu 60 % aller Diagnosen. Seine Bemerkung, daß sich Fachärzte in Gefahr befinden, die technische Seite der Medizin überzubewerten und Krankheiten aus der Erfahrung ihres Fachgebietes zu beurteilen, kann man nur unterstreichen. Die Bemühungen von Sturm und Kossow im Verdener Arbeitskreis für Allgemeinmedizin und im nationalen und internationalen Umfeld für die Renaissance des Hausarztes verdienen darum Beachtung. Der Hausarzt als eine der wichtigsten Schnittstellen im System der Sozialversicherung sollte wiederentdeckt werden. Er kann sicher am besten die Krankenhauseinweisung und die Facharztüberweisung beurteilen, er kann dem Versicherten am ehesten sagen, ob ein Rentenantrag oder eine Kur angebracht ist. Nach einer Umfrage des IMAS-Instituts von Andreas v. Kirschhofer-Bozenhard in Linz, auf die sich Kossow bezieht, erwartet der Bürger von seinem Arzt, daß er

— auch Hausbesuche macht (76 %),

— sich Zeit für Untersuchungen nimmt (73 %),

— offen sagt, was man hat (71 %),

— in seinem Wissen auf dem neusten Stand ist (69 %),

— gut erreichbar ist (69 %),

— sich auch zu Hause anrufen läßt (68 %),

— Wirkungen und Nebenwirkungen von Behandlungen und Arzneien erklären kann (67 %),

— erlaubt, viele Fragen zu stellen (64 %),

— zugeben kann, daß er unsicher ist (64 %);

— Kollegen zu Rate zieht, wenn er unsicher ist (62 %).

Mehrfachnennungen waren möglich. Viele dieser Erwartungen erfüllen sicher nicht nur Hausärzte. Das Berufsbild des Allgemeinarztes ist jedoch am stärksten auf diese Anforderungen ausgerichtet. Darum müssen ernsthafte Gegenstrategien gegen die Umkehrung des Hausarzt: Facharztverhältnisses von 1960 3 : 2 zu

1987 2 : 3 ausgebaut werden. Wer Lust am Arztberuf behalten soll, der muß auch wie Kossow es richtig sieht, von „Papierkram" entlastet werden. Eine Formular-Entschlackungskur durch eine Empfehlung von Kassenärztlicher Bundesvereinigung und den Bundesverbänden der Krankenkassen steht daher schon lange als noch nicht befriedigend gelöst auf der Mängelliste der gKV. Mein Facit zu Kossows „Bitteren Reformen" und zur Studie des DGB ist nach alledem, daß nicht eine prinzipielle Systemüberwindung sondern viel stärker eine Beseitigung von Mängeln im System nötig ist.

IV. Führt Selbstbeteiligung zur Systemänderung?

Selbstbeteiligung bedeutet, daß sich der Versicherte im Sachleistungssystem zusätzlich zu seinem Krankenkassenbeitrag an den Kosten von einzelnen Vorsorgemaßnahmen, Behandlungen und Rehabilitationsvorgängen beteiligt. Nur bei zu hoher und unvertretbarer Selbstbeteiligung können ähnliche Folgen eintreten wie beim Übergang zur Kostenerstattung. Was aber ist zu hoch oder unvertretbar?

Um diese Frage zu beantworten müssen wir zunächst prüfen, ob es Gründe geben kann das Solidarprinzip bei bestimmten Leistungen nicht überzustrapazieren. Wird z. B. in einem Krankenhaus, einem Pflegeheim, einer Behindertenwerkstätte oder einer Reha-Klinik neben Behandlung und Pflege auch Kost und Logis gewährt, so halte ich die Anrechnung von häuslicher Ersparnis in einem beschränkten Umfange für vertretbar. Da häufig bei Krankenbesuchen häusliche Ersparnisse wieder aufgewogen werden, und da in einem großen Haushalt die Ersparnis nicht allzuhoch ausfällt, wenn ein Familienmitglied in das Krankenhaus kommt, halte ich den heute gefundenen Selbstbehalt von DM 11,— pro Tag für die ersten zwei Wochen für einen vernünftigen Kompromiß. Die Lebenshaltungskosten sind heute in einem Privathaushalt von Rentnern oder Arbeitern durchaus so hoch, daß anders als noch im Jahre 1884 eine häusliche Ersparnis bei Krankenhausaufenthalt eines Erwachsenen ins Gewicht fällt. In der neuen Pflegeversicherung soll Kost und Logis übrigens auch nicht von der Versichertengemeinschaft übernommen werden, nur die grüne Landtagsfraktion in Niedersachsen möchte dies noch erreichen. Ebenso wird von den Familien von Behinderten in Werkstätten ein Essensbeitrag erwartet. Diese Art von Beteiligung erscheint gerechtfertigt.

Problematischer kann es schon bei echten Kostenbeiteligungen an Behandlungs- und ähnlichen Maßnahmen aussehen. Die noch im Jahre 1989 normierte Selbstbeteiligung an Arzneimitteln ohne Festbeträge in Höhe von DM 15,— für gKV-Versicherte halte ich vor allem für chronisch Kranke und für solche Patienten, die kontinuierlich auf teure Medikamente angewiesen sind, für überhöht. Der im Lahnsteiner Kompromiß gefundene Zuzahlungsbetrag von in der Regel DM 3,— pro verordnetem Medikament und bis zu DM 7,—, scheint mir dadurch akzeptabel, daß es Härtefall- und Zumutbarkeitsregeln gibt. Das Verfahren vor allem bei den Zumutbarkeitsbestimmungen ist zwar recht kompliziert, es muß sicher vereinfacht werden, aber vom Grundsatz her ist eine Bremse gegen eine zu hohe Selbstbeteiligung besonders betroffener gKV-Versicherter unbedingt nötig. Bedenken habe ich auch gegen die hohe Beteiligung der Patienten bei Zahnersatz. Während die 1977 eingeführte Quote von 20 % sich im Hinblick darauf, daß sich jeder Mensch in fortgeschrittenem Alter auf den Einbau der „dritten Zähne" einrichten muß, durchaus vertreten läßt, erscheinen mir Selbstbeteiligungen von 50 und mehr % langfristig als kaum hinnehmbar. Eigentlich erscheint mir eine Grenze selbst bei den „Ausnahmeleistungen" des Zahnersatzes bei 40 % zu liegen, sonst wird ein Großteil von gKV-Zahnprothetik-Patienten zum Härtefall. Alle anderen Selbstbehalte haben ein erträgliches Maß nicht überschritten.

Vielfach spricht man heute von einem „Moral-hazard-Effekt". Hinter diesem zunächst recht undurchsichtigen Begriff verbergen sich Krankheitsfälle, welche die Erfinder dieses schönen Effekts nicht mehr als naturgegeben ansehen sondern als in der „Grauzone des medizinisch nicht Notwendigen" angesiedelt betrachten.[217] Sie kommen zu dem Schluß, daß ein viel zu umfassender Leistungskatalog der gKV die Eigenverantwortung des Bürgers für seine Gesundheit schmälere. Bei diesem Thema geht es Leistungsausschlüsse aus der gKV. Jedes Kostendämpfungsgesetz, insbesondere das von 1989, hat solche Ausschlüsse gebracht, bei sogenannten Bagatellkrankheiten werden z. B. Schnupfen-, Schlaf- oder kleinere Verbandmittel nicht mehr von der gKV getragen. Bei Arznei-, Heil- und Hilfsmitteln spricht einiges dafür. Falsch aber wäre es, wollte man für Arztbesuche bei solchen Krankheiten eine Selbstbeteiligung einführen, um den Patienten von unnötigen Arztbesuchen abzuhalten, denn welcher Laie kann schon sagen, ob er nur leicht erkrankt ist, oder ob nicht doch Anzeichen einer ernsteren Krankheit vorhanden sind? Viel unnützer erscheint mir der indirekte Druck, der von Gesundheitsmedien und der Regenbogenpresse auf Patienten und von der Arzneimittelwerbung auf Ärzte ausgeht, um genau „dieses Verfahren oder Mittel und kein anderes" anzuwenden. Die KunstfehlerRechtsprechung fördert auch manche Leistung, die der Arzt ohne Angst vor einem Schadensersatzprozeß sonst nicht erbracht hätte.

Eine Selbstbeteiligung nach dem „Franchise-System" wie bei der Autoversicherung, bei der der Versicherte eine bestimmte Schadenssumme selbst übernimmt, ist abzulehnen. Eine Vermehrung von Krankenkassenbürokratie wäre ebenso die Folge, wie der Beginn einer Entsolidarisierung der gKV-Versicherten in junge Leute mit geringem Beitrag und hohem Selbstbehalt und in ältere und behinderte Versicherte mit hohen Beiträgen ohne Selbstbehalt. Der Grundwert der Solidarität würde dabei auf mehr als eine harte Probe gestellt.

---

[217] Henke, Klaus Dirk, Selbstbeteiligung als Finanzierungs- und Steuerungsinstrument, NÄBl. 11-12/1984, S. 505 ff.

Aus der Selbstbeteiligungsdiskussion scheiden solche Behandlungsmethoden und -verfahren aus, die der Bundesausschuß Ärzte-Krankenkassen als nicht ausreichend erprobt oder mit dem Verdikt „ohne therapeutischen Nutzen" bezeichnet. Solche Methoden und Verfahren werden für die kassenärztl. Versorgung erst gar nicht zugelassen. Das kann manchmal bitter sein, weil Patienten ihre letzte Hoffnung auf solche Behandlungen setzen, wenn alle anderen versagt haben. Eine hilfsbereite Bevölkerung oder engagierte Journalisten rufen in solchen Fällen z. B. zu Sammlungen für eine Operation des Betroffenen in den USA oder in der Schweiz auf. In jedem Fall aber müssen betroffene Ärzte die Unschädlichkeit solcher Behandlungen verantworten.

Selbstbeteiligungen in dem bisher geschilderten und eingeführten Maße überschreiten also noch nicht den Rubikon zu einem anderen Gesundheitssystem.

V. Höhere Krankenkasseneinnahmen als Systemveränderung?

Höhere Beiträge zur gKV können für sich selbst keine Systemänderung bewirken, allenfalls könnten Selbstverwaltungen und Gesundheitspolitiker versucht sein, zu neuen Leistungsufern aufzubrechen. Bei der Finanznot der vergangenen Jahrzehnte in der gKV ist aber ein solcher Übermut nicht zu befürchten. Statt dauernder Kostendämpfungen ist es systemgerecht, die Versicherungspflicht- und Beitragsbemessungsgrenzen zumindest im Gleichschritt mit der Inflationsrate hinaufzusetzen, um die Beitragssätze nicht erhöhen zu müssen und die Gesamtfinanzen zu sichern. Es ist auch nicht einzusehen, warum Berufsbeamte länger krankenversicherungsfrei bleiben sollen; ob nun deren Krankheitskosten über die Beihilfestellen des öffentlichen Dienstes oder über die Krankenversicherung abgewickelt werden, kann nicht entscheidend sein. Wenn der Standard der ambulanten und stationären Versorgung im allgemeinen so angehoben ist, daß es nicht mehr zur Fürsorgepflicht des Dienstherren gehört, den Beamten mit dem Status eines Privatpatienten auszustatten, dann muß über die sogenannten hergebrachten Grundsätze des Berufsbeamtentums neu nachgedacht werden. Im vorliegenden Entwurf der SPD-Fraktion zum Gesetz einer Pflegeversicherung sind jedenfalls die Beamten in den Kreis der Versicherungspflichtigen einbezogen.

Krankenkassen müssen auch sorgsam mit ihren Verwaltungsausgaben umgehen, eine Budgetierung dieses Postens im neuen Gesundheitsstrukturgesetz ist darum bei der Ausgabendeckelung der Anbieterkosten nur gerecht. gKV-Selbstverwaltungen sind von Haus aus genau so wenig sparsam wie ärztliche Selbstverwaltungen. Mehr als bisher müssen sich Krankenkassen auch der Erkenntnisse der Gesundheitsökonomie ihres eignen und der anderer Institute bedienen.[218]

---

[218] Gäfgen, Gerard, Stand der Entwicklungstendenzen der Gesundheitsökonomie, pharmadialog 71, Frankfurt / Main 1981; Eggeling, Fred (Hrsg.), Ökonomie und Strategien der medizinischen Versorgung, Berlin 1978.

4. Teil: Perspektiven für das deutsche Gesundheitswesen

Kapitel 22

Veränderungen im System

I. Mängellisten als Anhalt

Die Vorzüge des gegenwärtigen deutschen Gesundheitssystems überwiegen deren Nachteile. Eine Systemveränderung ist weder in Richtung Planwirtschaft noch in Richtung „Mehr Markt" anzuempfehlen, zu einer Privat- oder privatähnlichen Kostenerstattungsversicherung anstelle der sozialen Krankenversicherung kann ich nicht raten.

Dennoch müssen die vorhandenen Mängel im gegenwärtigen System erkannt, benannt, gemildert und ausgeglichen werden. Aus vor allem finanziellen Gründen kann dies nicht alles sofort geschehen, schrittweise sind aber Lücken zu schließen. Eine Reform ist nicht nur in der Sache sondern auch im Verfahren vonnöten. Nur wenn in einem breiten demokratischen Konsensverfahren die Problemen aller Entscheidungsebenen aufgearbeitet werden, und das Konsensverfahren normativ abgesichert wird, kann man eine langfristige Stabilisierung des durch dauernde Kostendämpfung außer Atem geratenen deutschen Gesundheitswesens erwarten. Nur in einem demokratischen Reformverfahren können wir mit der notwendigen Mitarbeit der Bevölkerung bei der Aufholjagd der neuen Bundesländer im Gesundheitswesen rechnen. Mit der Devise „Es bleibt alles beim alten und wie im Westen" kommt der „Aufschwung Ost" nicht in Gang. Ebensowenig reicht es aus, sich im gewohnten Trott ein Stück nach dem anderen aus den Standards der sozialen Krankenversicherung herausbrechen zu lassen, ohne daß ein Gesamtkonzept erkennbar wird.

Mir standen neben eigner Erfahrung zwei wichtige Mängelkataloge zur Verfügung. Die erwähnte Studie 60 des wirtschaftswissenschaftlichen Instituts des DGB, herausgegeben von dem leider viel zu früh verstorbenen Alfred Schmid und von Erwin Jahn und Bodo Scharf. Sie baut auf einer zwanzigjährigen Beschäftigung mit Strukturfragen des deutschen Gesundheitswesens auf, sie wird u. a. aus den Erfahrungen der vielen tausend Selbstverwaltungsmitglieder des DGB in der gKV gespeist. Die Konfliktsprache gegenüber den Anbietern ist klar und hart, Ärzte, Zahnärzte, Krankenhausträger und Pharmaindustrie müssen sich von ihr herausgefordert fühlen, weil immer wieder an deren materielle Vorteile erinnert wird.

So verwundert es nicht, daß die Mängelliste von Klaus-Dieter Kossow ebenso harsch, dieses Mal aber gegen Politiker und Gewerkschaftsfunktionäre, ausfällt. Wie schon berichtet nimmt der langjährige ehemalige Vorsitzende der Kassenärztlichen Vereinigung Niedersachsen, zugleich Vorstandsmitglied der Kassenärztlichen Bundesvereinigung, kein Blatt vor den Mund. In seinem Buch „Bittere Reformen" spart er jedenfalls jede Höflichkeitsfloskel gegenüber der herrschenden Gesundheitspolitik. Beide Defizitkataloge betrachten das deutsche Gesundheitswesen aus anderer Sicht, jeder wählt einen anderen Ansatz. Beide treffen aber sensible Punkte im deutschen Gesundheitswesen, die so nicht in Ordnung und auf Dauer unakzeptabel sind.

Ein anderes Dokument, bei dem ich Anleihe genommen habe, ist die Koalitionsvereinbarung der Landesparteien von SPD und Grünen aus dem Juni 1990, die ich im gesundheitspolitischen Teil mitformuliert habe. Die dort beschriebenen Vorhaben spiegeln wieder, welche Lücken die beiden Koalitionsparteien des Landes Niedersachsen schließen möchten. Wir haben dort u. a. beschlossen, besondere Fachkommissionen zur Aufarbeitung von Mängeln in der Gesundheitsförderung, in der psychiatrischen Versorgung, der Eingliederung und Rehabilitation Behinderter, in der Pflege und der sozialen Grundsicherung zu bilden. Die ersten Kommissionsergebnisse liegen vor.

Das Verfolgen der gesundheitspolitischen und ärztlichen Literatur und Presse, die Mitarbeit in verschiedenen Gremien zur Gesundheitspolitik und jahrelange politische Erfahrungen haben mir geholfen, die Problem- und Forderungsliste auf den folgenden Seiten zusammenzufügen. Ich habe mich bemüht, sie nicht negativ sondern als positive Aussagen zu formulieren. Wichtig ist ja nicht nur zu klagen und zu jammern, sondern zu sagen, was und wie etwas verändert werden kann.

II. Politik für eine bessere Gesundheitsförderung

Als wesentliche Grundlage für Gesundheitspolitik, insbesondere für Gesundheitsförderung, dienen solche *Gesundheitsberichterstattungen* der Länder, die über die gewohnten Morbiditäts- und Mortalitätsstatistiken hinausgehen, und die alle epidemiologisch erfaßten Gesundheitsrisiken im Lande sowie die entwickelten Abwehrmaßnahmen dazu enthalten. Unsere Bürger erwarten, daß ihnen die Erkenntnisse über Zusammenhänge von Gesundheitsschäden mit Umwelt-, Arbeits- und Wohnverhältnissen zugänglich gemacht werden. Der Gesundheitsreport des Landes Nordrhein-Westfalen für 1990 kann als Vorbild für eine neue Gesundheitsberichterstattung angesehen werden. Es genügt auf Dauer nicht, Berichte über das Waldsterben, über Luftverunreinigungen, Schwermetallverseuchungen und Chemiegifte anzufertigen, zu untersuchen sind vielmehr verstärkt die Zusammenhänge zwischen Umwelt- und Gesundheitsschäden. Strahlungs-, Atemwegs- und Herz-Kreislauferkrankungen beruhen vielfach auf Umwelteinflüssen, Allergien und Tumore offenbar auch. Auszubauen sind darum die *umweltmedizinische Forschung und Biomonitoring*. Aus den Medizinaluntersuchungsämtern sollten zur Stärkung der Umwelt- und Krankenhaushygiene, zur Verbesserung der Wasserreinheit, zur Bekämpfung von gebietsweise auftretenden Erregern (Zecken, Fuchsbandwurm) oder Wohngiften (Asbest usf.) und zur Koordinierung von Expertenkommissionen und Bürgerinformation bei lokalen Krankheitsauffälligkeiten *Landes(Regional)untersuchungsämter zur Gesundheitsvorsorge* gebildet werden. Zusätzliche Mediatisierungsverfahren wie das von der Evangelischen Akademie Loccum geschilderte „Friedensverfahren" zwischen Politik und Behörden einerseits und Bürgerinitiativen andererseits könnten sich durch bürgernahe Arbeit solcher Ämter erübrigen. Eine entsprechende Zusammenarbeit zwischen diesen Untersuchungsämtern und den Gesundheitsämtern vor Ort erweist sich als ebenso wichtig. Die Mitarbeit von *Umweltmedizinern in Gesundheitsämtern* ist zu fördern. Verhältnis- und Verhaltensprävention vor Ort sind nach den Programmen der WHO durch Bildung von *Arbeitskreisen und Zentren für Gesundheit* in Städten zu unterstützen. Selbsthilfegruppen, Gewerkschaften, Sozial- und Wohlfahrtsverbände können in solchen Arbeitskreisen zusammengeführt werden, Krankenkassen, Gesundheitsämter, Kreisärztevereine und örtliche Krankenhäuser sollten professionelle Unterstützung leisten. Die Koordinierung und Leitung solcher Arbeitskreise darf aber den ehrenamtlichen Sprechern nicht aus der Hand genommen werden. *Kontakt-, Informations- und Beratungsstellen für Selbsthilfegruppen (KIBIS)* sind geeignet, den Selbsthilfegedanken zu festigen. Sie verdienen Personalkostenzuschüsse von Ländern und Kommunen.

In den Schulen muß die *Gesundheitslehre* eine größere Rolle als bisher spielen. Über die berufsbezogene Ausbildung hinaus sollen möglichst alle Abgänger von Berufsschule, Gymnasien, Real-, Haupt- und Gesamtschulen zu Baby-, Kranken- und Altenpflege soweit in der Lage sein, daß sie der Gemeinde- oder Altenschwester aus der Sozialstation oder Familienangehörigen in der häuslichen Grundpflege zur Hand gehen können. Der Biologie- und Sportunterricht ist in seinem gesundheitsfördernden Charakter zu stärken.

Konzepte von Gesundheits- und Ernährungsressorts zur Produktion und zum Vertrieb gesunder Nahrungsmittel sind mit der Landwirtschaft und Wirtschaft gemeinsam zu entwickeln. Dabei sollte es sowohl um die Stärkung betriebsinterner und staatlicher Lebensmittelüberwachung als auch darum gehen, *für Lebensmittel nach Kategorien der Gesundheit* und nicht nur nach Handelsklassen werben zu können.

Das Wettbewerbs- und das Recht der Öffentlichen Gesundheitsdienste ist daraufhin zu durchforsten, wie besser als bisher *gesundheitsschädliche Werbung und irreführende Werbung mit Gesundheitsargumenten verboten* werden kann. Die bisherigen Werbeverboten für Drogen und die freiwilligen Werbebeschränkungen der Alkohol- und Tabakindustrie reichen offensichtlich nicht aus, um Mißbrauch erfolgreich entgegen zu arbeiten. Die Gesundheitswochen, Gesundheitsmärkte und Kampagnen für eine *gesunde Lebensweise* auf lokaler Ebene sind weiter zu veranstalten. Krankenkassen, Volkshochschulen, Kreisärztevereine und andere Vereine und Verbände sollten sich zu Kursen und Seminaren von der Geburtsvorsorge bis zur Altenpflege und Sterbebegleitung ermuntert fühlen. Bewegungskurse oder Diätkochkurse sollten bei keiner AOK fehlen.

Wie die Verbrauchervereine und -zentralen vorgeschlagen haben, muß die Lebensmittelkontrolle u. a. nach Erkenntnissen von *Gesamtverzehrstudien* erneuert werden. Die örtliche Lebensmittelkontrolle sollte in *Kontrollämtern*, möglichst unter Leitung eines Veterinärs, die regionale unter Zusammenfassung von chemischen und Veterinäruntersuchungsämtern gestrafft werden. Ein weiterer Schritt zu besserer Effizienz der Lebensmittelkontrolle könnte in einer festen organisatorischen Zusammenarbeit der erwähnten Landesuntersuchungsämter für Gesundheitsvorsorge mit den beiden Arten von Lebensmitteluntersuchungsinstanzen bestehen. Eine Anleihe kann durchaus bei den Bezirkshygieneinspektionen der neuen Bundesländer genommen werden. Lebensmittelkontrolle ist grundsätzlich eine Sache der Gesundheitsressorts. Übergangsvorschriften der EG zur Erhaltung einer leistungsfähigen Lebensmittelkontrolle innerhalb des europäischen Binnenmarkts sind äußerst dringend.

Die Bau- und Gesundheitsressorts müssen gemeinsam Konzepte zur Durchforstung von Bauordnungen, Bau-, Baustoff-, Wohnungs- und Wohnungsförderrichtlinien unter gesundheitlichen Aspekten anpeilen. Die Mitwirkung von Gesundheitsämtern und in der parlamentarischen Phase auch von örtlichen Arbeitskreisen für Gesundheit bei der Aufstellung von Flächennutzungs- und Bebauungsplänen, bei der Orts- und Verkehrsplanung und in der Städtebauförderung ist zu gewährleisten. Auf Bezirks- und Landesebene müssen sich die Verantwortlichen für *Gesundheit in das Bauwesen* einklinken. Das trifft auch für Regional und Landesraumordnungsprogramme zu.

Beim Arbeitsschutz geht es nicht allein darum, gefährliche Unfälle und Vergiftungen zu vermeiden, der Gefahr von Tumorbildungen, Allergien, Atemwegs- und chronischen Erkrankungen während der Arbeit ist ebenso zu begegnen. Die systematische Erforschung von rund 60 000 *Arbeitsstoffen* unter Beteiligung von Betriebsräten und Arbeitgebern erscheint darum unerläßlich. Die *gesundheitsgerechte Gestaltung der Arbeitsplätze* sollte immer wieder Gegenstand werksärztlicher Tätigkeit sein. Vibration, Hitze, Kälte, Zugluft, Lärm und schlechte Licht- und Sitzverhältnisse schaden der Gesundheit ebenso wie seelische Fehlbeanspruchung, Arbeitstempo, Streßbelastung, zu lange Bildschirmzeiten u. a. Ein neues *Arbeitszeit- und Arbeitsschutzgesetz* ist längst überfällig. Unfallgefahren, die von der Arbeitsorganisation, Pausenregelungen u. ä. ausgehen sind zu beachten. Vor allem aber darf der Arbeitsschutz in der Gewerbeaufsicht nicht weiter das Stiefkind bleiben. Ggf. müssen in den Ländern selbständige *Arbeitsschutzämter* aus der Gewerbeaufsicht, wie in einigen Bundesländern schon geschehen, herausgelöst werden. Arbeitsschutzbeiräte bei Gesundheitsministerien und Regional- und Länderarbeitskreise für Arbeitssicherheit unter Einschluß von Arbeitgeberverbänden, Gewerkschaften und Betriebsräten sollten überall üblich sein. Eine Zusammenfassung der Hauptverbände der gewerblichen, landwirtschaftlichen und Berufsgenossenschaften des öffentlichen Dienstes kann die Stoßkraft des Arbeits- und Unfallschutz vergrößern. Der Einsatz des werksärztlichen Dienstes der Berufsgenossenschaften in den Betrieben trüge ebenfalls dazu bei.

Weil es jahrzehntelang äußerst schwer war, Amtsärztinnen und Amtsärzte für den Öffentlichen Gesundheitsdienst zu gewinnen, führte dieser praktisch ein Schattendasein im deutschen Gesundheitswesen, obwohl sein Aufgabenkatalog lang und vielseitig ist. Der Modellversuch für ein modernes Gesundheitsamt in Marburg hat gezeigt, welche Präventionsreserven im öffentlichen Gesundheitsdienst stecken. Einige Großstädte wie Braunschweig und Hannover haben nach der Kommunalisierung der Gesundheitsämter ihre Arbeit erheblich erweitert. *Landesgesetze für den öffentlichen Gesundheitsdienst* müssen in allen Ländern den alten Rechtszustand ablösen, um mit Elan und Kraft überall an die Ausgestaltung des öffentlichen Gesundheitsdienstes gehen zu können. *Weiterbildungsstätten* für den Öffentlichen Gesundheitsdienst neben der Fachakademie Düsseldorf würden für eine schnellere Lösung des Problems des Mangels an qualifiziertem Nachwuchs sorgen. Die im Sozialgesetzbuch vorgesehene Jugendzahnpflege muß ohne Verzug durch *Rahmenverträge zur Zahnprophylaxe* zwischen kommunalen Spitzenverbänden, Landesverbänden der Krankenkassen, Zahnärztekammern bzw. KZVen umgesetzt werden. Die Mitarbeit der Gesundheitsämter sollte über die Bauplanung hinaus in der gesamten kommunalen Planung einsetzen. Die *Kontrolle von Sport- und Freizeiteinrichtungen* muß intensiviert werden, Sport- und umweltmedizinische Abteilungen in Gesundheitsämtern sind zu befürworten.

Impfinitiativen und Initiativen zur Teilnahme an Vorsorgeuntersuchungen durch Gesundheitsämter, Kreisärztevereine, Krankenkassen und Arbeitskreise für Gesundheit belebten die Prävention. Qualitätsstandards in Einrichtungen der *pränatalen Diagnostik, des Schwangerschaftsabbruches und der künstlichen Befruchtung* sind zu sichern. Erfahrungen von anerkannten ausländischen Abtreibungskliniken sollten als Sachkundenachweis gelten. Grenzen und Chancen der Genomanalyse und Gentechnik sollten bundes- oder europaweit festgelegt werden. Ländergesetze sind dafür untauglich.

Die Bildung von *Frühförderteams und sozialpädiatrischen Zentren* gilt es zugunsten behinderter Kinder flächendeckend zu fördern. *Systematische Früherkennungsuntersuchungen von Risikogruppen*, z. B. für Arbeiterinnen in gefahrengeneigten Betrieben oder für Kinder in Gegenden mit hohem Krebsrisiko, werden immer wichtiger. Ganz allgemein sollte man den Vorschlag von Heinz-Dieter Basler beherzigen, Präventionsangebote dezentral und wohnortnah zu machen.[219] Neben Ärzten gehören Psychologen und Sozialarbeiter in die *Suchtprävention und Anti-AIDS-Kampagnen*. Lehrstühle für medizinische Soziologie könnten diese Arbeit wissenschaftlich befruchten.

Ohne vielgefächerte Beratungsdienste (z. B. Sexual-, Familienberatung, Sucht-, AIDS-, Wohnungslosen-, Ernährungsberatung) wäre Prävention nicht denkbar. Der Trägerpluralismus ist dort eher von Vorteil. Zwischen den Trägern unter Koordinierung der Landkreise und Städte sollte es aber Abstimmungen über die

---

[219] Locc. Protokolle 12 / 1976, S. 52.

Aufgabenverteilung der Beratungs- und ambulanten Dienste geben. Sachliche Differenzierungen sind dem Gesundheitswesen allemal dienlicher als weltanschauliche Angebotsaufteilungen.

III. Politik zur Verbesserung der Krankenbehandlung

Formen der Arbeitsgemeinschaften oder des Gesellschaftsrechts ermöglichen für alle Richtungsverbände die Aufgabenverteilung in ambulanten Diensten, ohne dabei ihr „Firmenzeichen" in der Sozialstation oder in sozialpsychiatrischen Diensten, Suchtambulanzen u. ä. aufzugeben. Mit der Einführung der gesetzlichen Pflegeversicherung sollten *Landesgesetze für Sozialstationen* für eine dauerhafte und finanzielle Stabilität sorgen, und den Ausbau über die reinen Pflegedienste hinaus ermöglichen. Kurse für *pflegende Angehörige, psychiatrische Pflege und Sterbebegleitung* könnten ebenso im Gesetz verankert werden wie *Kollektivverträge zwischen den Trägerverbänden für Sozialstationen und den Trägerverbänden der Pflegeversicherung und der Krankenversicherung. Feste Personalschlüssel* wären in Verordnungen zu normieren. *Tages- und Kurzzeitpflege* ist zu fördern. Wo die Absicht besteht, Sozialstationen zu Zentren für *Sozialgemeinden* (mit Aussenstellen städtischer Sozialämter und Krankenkassen) zu entwickeln, sollte man dem keine Steine in den Weg legen. Die Einbeziehung der örtlichen Ärzteschaft darf jedoch nicht vergessen werden, damit sich keine falschen Sorgen wegen der Entstehung von Ambulatorien im Vorfeld solcher Planungen breit machen. Solche Verfahrensfehler darf es schon gar nicht bei den Stadt- und Landkreisplanungen für eine *gemeindeorientierte Psychiatrie,* Sozialpsychiatrische Dienste und die Verzahnung ambulanter und stationärer psychiatrischer Versorgung, geben. Andererseits muß der Bettenabbau in Landeskrankenhäusern vom Aufbau ambulanter Versorgungs- und Wohnmöglichkeiten begleitet werden, damit die ehemaligen Patienten nicht wie in Italien bei der Auflösung von Großeinrichtungen der Psychiatrie auf der Straße liegen. Auskömmliche Kollektivverträge für Sozialpsychiatrische Dienste und Komplementäreinrichtungen (Wohnheime etc) erleichtern vielen Betroffenen den Weg aus den mauerumwehrten Stationen in die ambulante Versorgung nach Hause. Eine aktivierende, ganzheitliche und humane Pflege in den verbleibenden psychiatrischen Krankenhäusern und in Sozialstationen erfordern aber neue Konzepte und die Umsetzung der neuen *Anhaltszahlen für Personal in der Psychatrie und im Maßregelvollzug.* Eine ausreichende *Fortbildung in der Psychiatrie für Hausärzte und Fachpersonal an Sozialstationen und Kliniken* ist dringend zu empfehlen. Wenn die Zunahme psychosomatischer Störungen und von Neurotisierungen schon im Jugendalter beklagt wird,[220] und wenn über die fehlende Pflege Altersverwirrter heute mehr

---

[220] Schaefer, Hans, Zukunft des Gesundheitswesens, 4. Internationale Arbeitstagung der IG Metall, Oberhausen 1972, S. 15.

als früher nachgedacht wird, dann sind sowohl die Kinder- und Jugendpsychiatrie als auch die Gerontopsychiatrie gefragt.

Die Suchtbehandlung von der Beratung über die Entziehung zur Nachsorge macht immer wieder bürokratische Schwierigkeiten bei unterschiedlichen Kostenträgern, *integrierte Behandlungs- und Kostenpläne* sind darum für Suchtkranke ähnlich bedeutsam wie die Frühförderpläne für Behinderte. In der Sache fehlt es an *Entziehungs- und Wohnplätzen* und an *Arbeitsmöglichkeiten* insbesondere in der Nachsorge. Das Nebeneinander von stoffreier und stoffgebundener Drogentherapie sollte sach- und nicht emotionsbedingt gelöst werden. In Justizvollzugsanstalten ist die Suchtbehandlung zu intensivieren. Drogenkranke müssen entkriminalisiert werden. Die *Angehörigen- und Selbsthilfegruppen von Suchtkranken* bedürfen ideeller und materieller Hilfe. Suchtarbeitsgemeinschaften sind zu fördern.

Viel länger können wir auch nicht mehr auf ein *Psychotherapeutengesetz* warten. Für *Heilpraktikerzulassungen* bedarf es Prüfungsbestimmungen der Länder.

Die ärztliche Ausbildung und Weiterbildung muß sich noch stärker als bislang um die *Allgemeinmedizin, die Geriatrie, Psychiatrie, Umwelt- und Arbeitsmedizin und neu um eine kommunale Gesundheitslehre* kümmern. Die Ausbildung als Arzt im Praktikum ist so zu gestalten, daß davon keine Anreize zur Facharztweiterbildung ausgehen, sondern daß Fertigkeiten in der Allgemeinmedizin zum Schwerpunkt erhoben werden. Die Aus- und Weiterbildung in *Gesundheitspflegeberufen* ist zu reformieren, Fachhochschul- und Universitätsausbildungen sind neben den bisherigen Fachschulen vorzusehen.

Bis auf Altersgrenzen für die Ausübung kassenärztlicher Tätigkeiten und begrenzten Zulassungssperren in überversorgten Gebieten halte ich von Zulassungsbeschränkungen wenig. *Die Bedarfspläne für die kassen(zahn)ärztliche Versorgung* sollten jedoch einen höheren Verbindlichkeitsgrad als heute erhalten. Zur Eindämmung des Leistungsumfanges sind *Komplexhonorare* (evtl. mit Ausnahme von Beratungen, Hausbesuchen und Untersuchungen), *Positivlisten für Arzneimittel, eine intensive Zusammenarbeit ambulanter und Klinikärzte, Verzicht auf Mehrfachleistungen,* in Notzeiten auch der zeitweise Übergang zur *Pauschalhonorierung* die besseren Mittel. Die *Beitragsbemessungs- und Versicherungspflichtgrenzen in der gKV* sind zu erhöhen. Übersteigen die Ausgaben dennoch die Einnahmen, so sind bis zu einer Dauerkonsolidierung der gKV, *Malusregelungen und pauschale Preisabsenkung* bei Honoraren und Arzneimittelpreisen zulässig. Wichtiger aber sind Verfahren, um mit allen Betroffenen eine solide Dauerfinanzierung der gKV zu erreichen.

Unverzichtbar erscheint mir jedoch die Einführung von *Vertragspreisen für Arzneimittel. Kollektivverträge* zwischen dem Bundesverband der pharmazeutischen Industrie, den Bundesverbänden der gesetzlichen Krankenkassen und der ABDA können dafür die Vertragsgrundlage bilden.

Im Krankenhaus muß trotz aller Sparbemühungen ein aufkommender Pflegenotstand bekämpft werden. Taugliche Mittel dafür sind *Gehaltsanhebungen und bessere Personalschlüssel für Pflegekräfte,* Wiedereingliederungshilfen für Krankenschwestern, die wegen Kindererziehung vorübergehend aus dem Beruf ausgeschieden sind, Kindergartenplätze für die Kinder von Krankenhauspersonal.

Prospektive Pflegesätze bis 1995 und danach Fallpauschalen und Sonderentgelte sind ein vernünftiges Ziel des Gesetzgebers. Die Umsetzung wird nicht leicht. Gleichzeitig laufen die Bemühungen um eine bessere Verzahnung von ambulanter und stationärer Versorgung (Vorstationäre Diagnostik, ambulante Nachsorge). Sie müssen ergänzt werden durch örtlich schnelleren Austausch von Arztberichten und Röntgenunterlagen zwischen Praxen und Krankenhäusern. Dabei ist auf die Filterfunktion des Hausarztes gegenüber dem Facharzt und dem Krankenhaus zu achten. Der *Medizinische Dienst der Krankenversicherung* muß sich wieder mehr als bisher mit Krankenhausbegehungen einschalten. Die *Sozialdienste der Krankenhäuser* müssen auch mehr als heute auf *Sozialstationen* zugehen.

Kooperationsverträge zwischen Krankenhäusern eines Ortes und einer Region sind zu fördern, um die unterschiedlichen Versorgungsangebote besser aufeinander abzustimmen. Die von Krankenkassen geforderte genaue Fixierung des Versorgungsauftrages jedes Krankenhauses durch das Land oder mittels Kollektivverträgen zwischen Landeskrankenhausgesellschaften und Landesverbänden der Krankenkassen leistete solcher Abstimmung einen guten Vorschub. Zur Finanzierung von Krankenhaus-Investitionen sollte man auf Vollfinanzierungen nach dem derzeitigen KHG verzichten, und auf Landesfestzuschüsse und kommunale Investitionszuschüsse übergehen. Es muß jedoch ein Modus gefunden werden, um dabei nicht kirchliche, freigemeinnützige und private Krankenhäuser zu benachteiligen. Vorschläge der Ersatzkassenverbände, das duale System ganz zu verlassen,[221] sollte man nicht ungeprüft lassen.

Kollektivverträge zwischen Trägern von Rettungsdiensten und der gKV sollten in den *Rettungsdienstgesetzen der Länder* vorgeschrieben werden.

Diese Vorschläge zur Verbesserung der Organisation der Krankenversorgung können um ein Vielfaches verlängert werden. So sind z. B. die Kassenärztliche Bundesvereinigung und die Spitzenverbände der Krankenkassen meines Erachtens gehalten, bei der Festlegung von Inhalt und Umfang der hausärztlichen Versorgung nach dem neuen § 73, Abs. 1 c des Sozialgesetzbuches Teil V die Stellung der Hausärzte zu verstärken. Ärztekammern können die Weiterbildung so gestalten, daß Allgemeinärzte davon besonders günstig betroffen sind und v. a. m. Womit gesagt sein soll, daß nicht nur der Gesetzgeber sondern auch die ärztliche und Krankenkassenselbstverwaltung zu gesundheitspolitischem Tun aufgefordert bleibt. In diesen Rahmen gehören auch praktische und weniger

---

[221] Ersatzkassenreport 3 / 1991, April.

aufwendige Formulare und der Datenschutz. Die Deutsche Vereinigung für Datenschutz und die Ärzteschaft fürchten nicht ohne Grund, daß überperfektionierte EDV-Systeme zu unzulässigem Zugriff auf individuelle Krankheitsdaten führen können. Andererseits ist Polypragmasie nur mit maschinenlesbaren Unterlagen zu bekämpfen. Hier tut sich ein Zwiespalt zwischen Datenschutz und Datennutzung auf. Die Datenschutzbeauftragten bei Behörden und Körperschaften schalten sich in der Praxis stets ein, wenn sie die Verletzung des informationellen Selbstbestimmungsrechtes eines Bürgers befürchten. Vor Einführung patientensensibler EDV-Programme müssen daher in jedem Fall Fachleute und Datenschützer lupenreine Lösungen finden. Wenn in laufenden EDV-Programmen unsichere Stellen sich aufzutun drohen, kann es nicht anders gehen. Der Zielkonflikt will bestanden sein, im Zweifel müssen Statistik oder Finanzverantwortliche auf Programme, die sich datenschutzrechtlich als unsicher darstellen, verzichten.

IV. Politik zur Verbesserung von Rehabilitation und Eingliederungshilfe für Behinderte

Seit über einem Jahrzehnt liegen in den Schubladen des Bundesministeriums für Arbeit und Sozialordnung Entwürfe für ein Sozialgesetzbuch für Behinderte, das die aus den verschiedensten Traditionen und Rechtsmaterien herkommenden Versicherungs- und Versorgungszweige für Rehabilitanden und Behinderte sowie ggf. auch für Unfallverletzte zusammenbinden soll. Überall verstreut im Sozialgesetzbuch, der Reichsversicherungsordnung, dem Bundesversorgungsgesetz, dem Bundesentschädigungs-, Bundessozialhile- und Schwerbehindertengesetz finden wir Paragraphen, die Behinderte oder von Behinderung bedrohte Personen betreffen. Ein grosses Gesetzeswerk als besonderes *Buch des Sozialgesetzbuches für Behinderte* steht als Aufgabe vor uns.

In kürzerer Frist ist die *Ausgleichsabgabe der Betriebe für Schwerbehindertenarbeitsplätze* zu erhöhen.

Mehr *Behindertenplätze* sind in Betrieben, Werkstätten, Wohnheimen und Wohngemeinschaften für Behinderte zu schaffen. Das *Werkstattentgelt* ist zu erhöhen, *Betreuungspersonalschlüssel* sind zu verbessern. Nach dem Prinzip der Normalisierung sind *Behindertenfahrdienste, Bildungs- und Freizeitangebote* für Werkstattmitarbeiter und Wohnheimbewohner zu organisieren. Der öffentliche Personenverkehr, das Bauen und Wohnen sowie die öffentlichen Einrichtungen müssen weiter *behindertengerecht* betrieben bzw. ausgebaut werden. Hauptfürsorgestellen und Sozialdienste für Behinderte gilt es ausreichend und mit qualifiziertem Personal zu besetzen. Mitarbeiterinnen in Werkstätten von Landeskrankenhäusern und Langzeiteinrichtungen gehören in die *Sozialversicherung Behinderter*.

Eine finanziell abgesicherte *Rehabilitationskette* der medizinischen, beruflichen und gesellschaftlichen Eingliederung, wie sie ansatzweise im Reha-Angleichungs-Gesetz vorgezeichnet ist, kann helfen, zersplitterte Kostenträgerschaften für die Betroffenen nicht mehr spüren zu lassen. Die *geriatrische Rehabilitation* zur Verhinderung von Heimpflege und chronischer Erkrankungen muß mit grossen Schritten beackert werden. Alle Länder müssen mit den Beteiligten Konzepte erarbeiten und in ihren Landtagen verabschieden.

V. Politik zur Verbesserung der Pflege

Das in der vorigen Legislaturperiode des Deutschen Bundestages liegen gebliebene *Gesetz zur Altenpflegeausbildung* ist wieder aufgelegt. Es sollte mit Bestimmungen über eine dreijährige Ausbildung, zur Schulgeldfreiheit und zur Zahlung einer Ausbildungsvergütung verabschiedet werden. Das lange erwartete Gesetz zur *Pflegeversicherung unter dem Dach der gesetzlichen Krankenversicherung* kann nicht bis 1996 warten. Eine Pflegeversicherung wird die Finanzierung von Ausbildung in der Pflege, zum Ausbau von Sozialstationen, von *Kurzzeit- und Tagespflegeplätzen sowie differenzierter Betreuung in Langzeiteinrichtungen* ermöglichen. Nach dem Wunsch der SPD sollte die Pflegeversicherung als Volksversicherung strukturiert sein, das Koalitionspapier von CDU/CSU und FDP sieht hingegen nur den Kreis der Krankenversicherten, vermindert um die Personen mit einer ausreichenden privaten Pflegeversicherung, vor. Die finanziellen Bedarfsschätzungen stimmen in beiden Modellen entsprechend überein. Da die FDP selbst beim Koalitionsmodell noch Vorbehalte gemacht hat, kann es passieren, daß sich im Bundestag für dieses Gesetz andere als die gewohnten Mehrheiten finden. Ggf. müssen nach Verhandlungen von SPD und CDU/CSU Kompromißvorschläge akzeptiert werden, die zwischen CDU und SPD Vorschlag liegen. Ein Modell der Koalition ist in Tabelle 10 wiedergegeben.

Kapitel 23

Bürgerorientierung und Integration

I. Bürger- und Patienorientierung im Gesundheitswesen

Während ich im vorigen Kapitel den abzuarbeitenden Katalog von gesundheitspolitischen Einzelvorhaben vorgestellt habe, sollen nunmehr die beiden, die gesundheitspolitische Diskussion der letzten zwanzig Jahre überwölbenden, Hauptforderungen, nämlich die nach mehr Bürgerorientierung und die nach einer Integration der zersplitterten Zweige des deutschen Gesundheitswesens, vertieft werden.

Pars pro toto lasse ich zum ersten Petititum die Verfasser der ersten Studie des wirtschaftswissenschaftlichen Instituts des DGB (Köln 1971) zum deutschen

Gesundheitswesen im Vorwort sprechen, daß „nicht der Arzt sondern der Bürger der Angelpunkt eines Systems der Gesundheitssicherung" sein müsse. Die Verfasser versichern, daß diese These nicht als Kampfansage gegen die Ärzte sondern als Bekenntnis zum sozialen Rechtsstaat zu verstehen. Da aber zu dieser Zeit schon die erwähnten Aussagen von SPD-Politikern über Profitmedizin und Pharmakapitalismus hinzukamen und eine Welle von Medizinkritik von Hackethal über Ilich zu Kurt Blüchel (Das Medizinsyndikat, Köln 1976) und und Kurt Langbein (Gesunde Geschäfte, Köln 1981) übers Land ging, wertete die organisierte Ärzteschaft alle Sachvorschläge zu einem integrierten System medizinischer Versorgung einschließlich der Gesundheitspolitischen Leitsätze des Hamburger SPD-Parteitages 1977 als Generalangriff gegen die Ärzte. Entsprechend reagierte auch die Pharma-Industrie und die Apothekerschaft. Die DGB- und SPD-Pläne wurden als „klassenkämpferische und rosarote Wunschträume" abqualifiziert.[222] In der damaligen sozialliberalen Koalition sorgte vor allem die FDP aber auch Bundeskanzler Helmut Schmidt (SPD) höchstpersönlich dafür, daß es keine Strukturreform nach den programmatischen Leitsätzen seiner Partei gab. Der Hausarzt von Helmut Schmidt aber auch viele andere hatten auf den Sprengsatz für die Koalition hingewiesen.

Mit mehr politischen Folgen bohrten die Vertreter der Krankenkassen in dem Themenkreis. Sie nannten es paradox, daß der im Wirtschaftsleben geltende Grundsatz „Wer zahlt, bestimmt die Musik" im Gesundheitswesen nicht gelte, denn da bestimmten Anbieter und Zahlungsempfänger durch Behandlung und Verordnung den Umfang von Leistungen und Einkommen. Sie pochten auf eine stärkere Position der Kassen, die im Vertragsgeschäft nach ihrer Meinung meist „den kürzeren zogen".[223] Unter Bürgerorientierung verstand man mehr Gegenmacht gegen den großen Einfluß der Verbände von Ärzten, Zahnärzten, Pharmaindustrie und Apothekern. In der sozialliberalen Koalition erfolgte ein umfassender Ausbau von Vorsorge- und Rehabilitationsleistungen[224], aber auch das erste Kostendämpfungsgesetz mit ersten kleinen Ansätzen zur Beschränkung der Marktmacht der Anbieter. Die große Überschrift der relativ geringen Reformbemühungen lautete aber immerhin: „Mehr Patientenrechte durch Solidarität mit einer starken Sozialversicherung!"

Der eine Pol, von dem aus eine bessere Patientenorientierung ausgehen sollte, sollte also durch eine solidarische Krankenversicherung markiert werden. Überzogen formuliert kann danach das Kollektiv der Versicherten nicht nur Schutz vor Übervorteilung bieten, sondern gleichzeitig auch das Schild „Solidarität" hochhalten, unter dem sich der einzelne Bürger und Patient wiederfindet. Bürgerorientie-

---

[222] Reese, Karlheinz, der niedergelassene arzt, 22 / 1971; DÄBl. 46 / 1971.

[223] Barttlingk, Hans, Die Mitbestimmung der Beitragszahler — Wunsch und Wirklichkeit, Landestagung der hessischen Betriebskrankenkassen am 29.9.1975 in Flörsheim, Protokoll; Riege, Fritz, FR 10.11.1976.

[224] Arendt, Walter, Kennzeichen sozial, Stuttgart-Berlin-Köln-Mainz 1972.

rung durch ein Treueverhältnis zur gewerkschaftlich organisierten Krankenversicherung, so lautete etwa das eine Credo.

Der andere Pol, von dem man mehr Patientenorientierung erhoffte, setzte an einem prononciert hervorgehobenen „Patienten-Arzt-Verhältnis" an, wie es ja auch von Kossow profiliert definiert worden ist. An diesem Ende also stand ein besonderes Fürsorgeverhältnis des Arztes zum Patienten. Nicht Solidarität zur Gewerkschaft war gefragt, sondern eine feste individuelle Beziehung zwischen Arzt und Patient. Hierbei vertritt der Arzt die Interessen des Patienten und verschafft dem Gesundheitswesen durch eine „wahrhaftige und ehrliche „Artikulation von Patienteninteressen eine Bürgerorientierung. So etwa lautet das andere Credo.

Letztlich haben sich die Streithähne inzwischen beruhigt, weitere Kostendämpfungsgesetze zogen auch die CDU / CSU und FDP teilweise mit auf die Krankenkassenseite. Zwar gab es dort Parteiaustritte, weil — wie ein Celler Arzt in der Presse seinen Austritt aus der FDP begründete — die „Herz-Jesu-Marxisten" wie Norbert Blüm u. a. am Werk gewesen sein sollen. Die Erfahrungen mit dem „versifften" DDR-Gesundheitswesen locken aber niemanden mehr auf den Pfad planwirtschaftlicher Systeme, und so finden heute die Auseinandersetzungen auf der politischen Parteienebene nicht mehr so heftig statt. Zum Gesundheitsstrukturgesetz gab es sogar ganz große Koalitionen im Deutschen Bundestag. Im Grunde war das Gefecht in den siebziger Jahren um die richtige Form und den besseren Weg zu mehr Bürgerorientierung auch unnötig. Bei ruhiger Überlegung erweist sich der Streit um den richtigen Artikulator von Patienteninteressen, Gewerkschaft oder Arzt, als Scheingefecht.

Kein Gesundheitswesen kann nämlich ohne ein Vertrauensverhältnis von Behandler und Behandeltem auskommen. Der Laie muß dem gesundheitlichen Facharbeiter und dessen oder deren medizinischer und psychologischer Kunst vertrauen können. Ebensowenig ist aber ein sozial gerechtes Gesundheitswesen ohne Solidarität unter den Versicherten denkbar. Jede Versicherung, ob öffentlich oder privat, ist eine solche auf Gegenseitigkeit.

Die Begrenzung von Anbietermacht und die Begrenzung von Nachfragemacht erscheint mir wie jede Begrenzung von Macht notwendig, anders als über Mechanismen von Kollektivverträgen zwischen den Verhandlern einer gesetzlichen Versicherung und denen der Leistungsanbieter ist aber ein Gesundheitsmarkt in unserer Zeit und in Mitteleuropa nicht sozial zu gestalten. Die Preisfindung über Kollektive ist keine Besonderheit im System einer sozialen Marktwirtschaft. Allenfalls kann man über die staatlichen Vorgaben für solche Kollektivverträge und deren Inhalte streiten. Hierzu kann man sich andere Methoden als die derzeitigen Kostendämpfungsverfahren vorstellen. Sie können und müssen aber auch Kosten begrenzen.

In neuen demokratischen Verfahren müssen Bürger so unmittelbar wie möglich zu Wort kommen. Der Ruf nach Basisdemokratie wird lauter, man sucht wie zum Beispiel am Loccumer Mediatisierungsverfahren deutlich wird, nach neuen Formen der Bürgermitwirkung durch „kommunikatives Verwaltungshandeln", das sind m. a. W. „über viele Gebiete der Politik wandelnde Vermittlungsausschüsse" in einer institutionalisierten Basisdemokratie. Das Gesundheitswesen bietet sich förmlich für solche Demokratieformen an, weil das Interesse eines jeden zutiefst geweckt ist.

Bisherige Mitbestimmungsformen existieren vor allem in den Selbstverwaltungen der örtlichen Krankenkassen, die auch bei Kassenzusammenlegungen für bestimmte örtliche Aufgaben erhalten bleiben sollten. Krankenkassenselbstverwaltungen müßten jedoch viel öffentlicher als heute handeln. Ich denke dabei an öffentliche Rechenschaftslegung in öffentlichen Lokalgesundheitsforen, auf Kreisdelegiertentagungen des DGB, der DAG oder des Reichsbundes oder auf Jahreshauptversammlungen großer Gesundheitsvereine. Hinweise aus der Heimatpresse über örtliche Versorgungsmängel müssen aufgegriffen und über ihre Beseitigung muß öffentlich befunden werden.

Andere Mitwirkungsrechte laufen über die Betriebs- und Personalräte beim Arbeitsschutz, bei der werksärztlichen Betreuung und der Arbeitssicherheit. Betriebsvereinbarungen über die Suchtbekämpfung in den Betrieben oder über eine gesunde Kantinenernährung bilden heute eher die Ausnahme, sie sollten zur Regel werden. Rührige Betriebsräte kümmern sich um Arbeitsplätze für Schwerbehinderte, für psychisch Behinderte oder ehemalige Drogenabhängige und leisten so einen ganz wichtigen Beitrag für ein bürgerorientiertes Gesundheitswesen.

Ein weiteres Wirkungsfeld steht Bürgerinnen und Bürgern heute offen. Es sind die Selbsthilfegruppen, die Gesundheitsvereine und die Ortsvereine der freien Wohlfahrtspflege. Damit will ich nicht die Landesorganisationen diskriminieren, aber es ist zu beachten, daß sich die Landesebene doch sehr nachdrücklich um Gesundheitsdienste und -einrichtungen müht, und daß das einzelne Mitglied der Arbeiterwohlfahrt oder des Deutschen Roten Kreuzes eher im örtlichen Verein zur Geltung kommt. Örtliche Kooperationen der Selbsthilfe in Arbeitskreisen für Gesundheit, Gesundheitsläden, Gesundheitszentren und auf Gesundheitsmärkten nach den Grundsätzen der WHO habe ich schon genannt. Selbsthilfe ist kein Ersatz für professionelle Gesundheitshilfe zu Dumpingpreisen, sie will vielmehr Versorgungsmängel formulieren, Laienkompetenz einbringen, Abhilfen empfehlen und daran mitwirken.

Mehr Bürgerorientierung und Bürgerengagement im Gesundheitswesen dürften schließlich von einer breiteren Gesundheitsbildung in Schule, Volkshochschule und anderen Organisationen zu erwarten sein.

Artikel 20 und 28 unseres Grundgesetzes statuieren den sozialen Rechtsstaat, dazu gehört auch das Grundrecht eines jeden Bürgers auf staatliche und kommunale Maßnahmen zur Gesundheitsförderung, zur Krankenbehandlung und zur Rehabilitation.

Ein bürgerorientiertes Gesundheitswesen läßt sich von der Tatsache leiten, daß Laien keine unmündigen Patienten sind, sie sind in ihrer ganzen Person und Persönlichkeit von den Gesundheitsprofis wahr und ernst zu nehmen. Es ist sicher ein Bestandteil ärztlicher Kunst, Menschen dabei zu helfen, an ihrem eignen Gesundheitsprozeß unter Einbeziehung von Familie und Umfeld mitzuwirken. Von Bürgern muß aber eine ebensolche Bereitschaft erwartet werden, daß sie zugunsten ihrer eignen und der Gesundheit anderer Mitmenschen handeln.

Ein bürgerorientiertes Gesundheitsangebot erfolgt dezentral und möglichst lokal. Staatliche Gesundheitspolitik steht daher nur neben kommunaler und selbstverwalteter Politik. In der Zukunft muß unser Augenmerk daher mehr denn je kommunaler Gesundheitspolitik gelten. Sie bezieht sich nicht nur auf das örtliche Krankenhaus oder die Sanitätsorganisationen, wie von alterher üblich, sondern muß sich auch um ein gut sortiertes Gesundheitsvorsorgeangebot, um den Notfalldienst und um eine ausreichende hausärztliche Betreuung, um eine psychosoziale Versorgung, um genügend Sozialstationen und die Betreuung und Pflege behinderter und alter Mitbürger besorgt zeigen. Programme zur Sucht- und AIDS-Bekämpfung in den Schulen und in der Jugendarbeit und die Unterstützung gesundheitlicher Selbsthilfe sind Bestandteile einer modernen kommunalen Gesundheitspolitik.[225]

II. Integration

Integration soll auseinanderlaufende Stränge bündeln und verzahnen, sie soll Mittelpunkte schaffen und von diesen her soweit wie nötig und angebracht steuern. In Schweden heißt der Mittelpunkt „Styrelsen", Steuerstelle für die Gesundheitsfachverwaltungen. In Deutschland liegt die Organisation bis auf einige Bundesfachämter und auf die Sozialversicherung in der Hoheit der Länder und in der Selbstverwaltung der Kommunen. Das zeigt wieviel Rechtsprobleme die Einrichtung einer deutschen Styrelsen nach sich ziehen würde, möglicherweise müßte man sogar die Verfassung verändern, wollte man dem schwedischen Vorbild nacheifern. Ein neuer ideologischer Dauerbrenner würde entfacht und der Fortentwicklung unseres Gesundheitswesens wenig damit gedient sein.

Eine andere Idee hatte Erwin Jahn, seines Zeichens früher Vizepräsident des Bundesgesundheitsamtes. Er schlug vor, medizinisch-technische Zentren vor Ort zu errichten, und sie u. a. mit zentralen Informationssystemen (MTZ und ZIS) für örtliche Datenbanken auszurüsten.[226] Im MTZ sollten praktisch die medizintechnischen Leistungen für die ambulante und stationäre Versorgung erbracht, und ZIS-Datenbanken sollten die Ergebnisse von Labor- und sonstigen technischen Leistungen speichern und abrufbar bereit halten. Damit sollten Mehrfachlei-

---

[225] Gesunde Städte, Demokratische Gemeinde, Sonderheft Dezember 1988.
[226] WSI-Mitteilungen 4 / 1974, S. 122 ff.

stungen vermieden und Doppel- oder Dreifachinvestitionen der Medizintechnik unterbunden werden. Die Anonymisierung der Daten war vorgesehen. In „geglätteter" Form fand diese Idee Eingang in gesundheitspolitische Programme von DGB und SPD in den siebziger Jahren. Sie stieß schon damals auf Protest derjenigen, die eine schleichende Enteignung von Kassenpraxen fürchteten. Widerstände gab es nach meiner Meinung auch nicht ganz zu Unrecht. Zwar konnte man mit MTZen einem unsinnigen hohen Kapitalverwertungszwang vorbeugen, aber die Erfahrungen mit großtechnischen und überdimensionierten Gesundheitseinrichtungen (Medizinzentrum Steglitzer Kreisel, Mayo-Klinik, Aachener Klinikum) beweisen, daß diese eher dem Charme angeblich technischen Fortschritts erliegen als kleinere überschaubare Praxen. Medizintechnik und MTZ-Überzeugte hätten sicher gemeinsam für jährlich teure Anschaffungen gesorgt, und damit jeden Spareffekt wieder zunichte gemacht. Ausserdem kann jede technische Panne in großangelegten Systemen zu schlimmen Folgen für Patienten führen. Heute wären MTZ und ZIS-Institutionen noch schwerer an den Mann oder an die Frau zu bringen, denn der Datenschutz müßte verstärkt eingeschaltet werden. Zentralbanken mit Patientendaten stehen zu leicht in Gefahr, „aufgehackt" zu werden, womit dem Mißbrauch von intimen Daten von Bürgern Tür und Tor geöffnet wäre. Die heutigen Sicherheitssysteme für anonyme Krebsregister zur Bekämpfung der Krebsseuche geben ein Beispiel, wie sensibel Bevölkerung und Politik bei Gesundheitsdaten sind, und wohl auch sein müssen. Solche Pläne liegen also heute ad acta.

Anders ist es mit dem Wiederaufleben älterer Integrationspläne über Sozialgemeinden, wie sie im Jahre 1957 im „Sozialplan für Deutschland" von Walter Auerbach, Ernst Schellenberg und anderen vorgelegt worden sind (Berlin und Hannover 1957). Danach sollte ein Verwaltungsausschuß von zuständigen Sozialleistungsträgern in einer *Sozialgemeinde* der Kommune ortsnahe Gesundheitsmaßnahmen beschließen und die Rehabilitation Behinderter und von Behinderung bedrohter Einwohner des Ortes oder Landkreises organisatorisch durchführen. Der Gedanke lebte 1977 in den gesundheitspolitischen Leitsätzen der SPD als *medizinische Selbstverwaltung* wieder auf. Ein praktischer Versuch zu integrierter medizinischer Versorgung wurde damals im Stadtteil Köln-Chorweiler gestartet,[227] er scheiterte jedoch an der Zustimmung der KV.

Neue Strukturen gegen den Widerstand eingefahrener Apparate durchzusetzen, scheint in einer gefestigten Demokratie schier unmöglich zu sein. Der Experimentiertrieb in einer Gesellschaft mit ausgeprägten Besitzständen ist ausserordentlich gering, die Angst, etwas Schlechteres gegen Bewährtes einzutauschen, hingegen groß. In unserer pluralistischen Demokratie kommt man daher nur unter Einbeziehung der bisherigen Akteure zu Veränderungen, und auch das nur mit Hilfe von der Basis und einer geneigten Presse. Noch weniger als materielle Einbußen, die

---

[227] Medizinisches Zentrum VerwaltungsgmbH, Information, Köln 1971.

viele Bürger unter dem Eindruck des wirtschaftlichen Auf und Ab noch akzeptieren können, wenn die Begründung einsichtig erscheint, noch weniger also wird Kompetenzverlust toleriert. Kompetenzverlust von großen gesellschaftlichen Gruppen wird der Politik besonders stark verargt. Müssen Kassenzahnärzte z. B. Aufgaben mit Krankenkassen mehr teilen als vor dem Inkrafttreten eines Gesetzes, so mutiert eine solche Veränderung schnell zum „sozialistischen Martyrium" im Zahnärzteblatt. Verlieren Krankenkassen Kompetenzen an ihre Verbände oder durch Zusammenlegungen, so wirkt die Politik in den Augen der Gewerkschaftler und Arbeitgeber nicht minder negativ und obrigkeitsversessen.

Darum denke ich weniger über ein tabula rasa mit völlig neuen Organisationsformen im Gesundheitswesen nach, und es erscheint mir erfolgversprechender die bisherigen Kräfte mit der neuen Selbsthilfe an einen wie auch immer „gerundeten" Tisch zu bringen. Runde Tische und neue Mediatisierungsverfahren sind allemal beliebter als ministerielle Erlasse oder parlamentarische Gesetze. Zu neuem gemeinsamen Denken möchte ich darum alle Beteiligten gern an einen Tisch in den Gemeinden und Regionen bitten.

Das Denken in Zusammenhängen unterfüttert solche Ansätze zur Integration. Die von Frederic Vester skizzierte Lehre zur Planung menschlicher Lebensräume, beruht z. B. auf der Einsicht, daß die Kreisläufe von Leben und Natur fest ineinander verzahnt sind. Alle Abläufe erzeugen danach Wirkungen und setzen zugleich neue Ursachen für neue Wirkungen. Vester nennt als Beispiel dafür den Verlust der Selbstreinigungskraft unserer Flüsse. Dieser Verlust, so sagt er, beeinträchtige die Immunabwehr des Menschen und bringe gleichzeitig volkswirtschaftliche Verluste durch die Kosten für Krankheiten, Arbeitsausfälle und höhere Soziallasten mit sich.[228] Solche Zusammenhänge leuchten jedem ein, und lassen Umweltschutzmaßnahmen als überzeugend erscheinen. Mancher moderner Bürger sieht auch ein, daß in primitiven Gesellschaften solche Zusammenhänge oft besser gesehen werden als bei uns, und daß die Einbettung z. B. von afrikanischer Medizin in das Ganze der Natur etwas für sich gehabt haben könnte, sodaß zumindest europäische Überheblichkeit nicht an allen Stellen der gesundheitlichen Entwicklungshilfe angezeigt sein mag.[229] Vernetztes Denken ist auch aus der Volkswirtschaftstheorie bekannt. Die Modelle der volkswirtschaftlichen Gesamtrechnung oder Leontiefs „Input-Output"-Rechnungen gehen vom Denken in Wirtschaftskreisläufen aus.[230] Nicht zuletzt zeigen Versuche politischer Planung, wie das Landesentwicklungsprogramm Niedersachsen von 1970 bis 1985 (Hannover 1973), daß der Ausgabenkosmos der öffentlichen Hände in interdependenten Wirkungszusammenhängen steht.

---

[228] Ballungsgebiete in der Krise, Vorhaben des Umweltbundesamtes, Stuttgart 1976, S. 27.
[229] Hartge, R., Zur Geschichte der afrikanischen Medizin, a. a. O.
[230] Schneider, Erich, Einführung in die Volkswirtschaftstheorie, Tübingen 1953, S. 98.

Integrationsmodelle können kosten- und zeitaufwendig werden und bis zur Entscheidungsunfähigkeit führen, wenn die Formen der Beteiligung nicht genau abgegrenzt und nicht mit Zeitplänen versehen sind. Es wird auch kompliziert, wenn Teilkreise der Integration nicht in den gesamten Organisationsrahmen passen. Wird zum Beispiel ein Krebsvorgekonzept geographisch und methodisch anders zugeschnitten als die übrige gesundheitliche Prävention, dann kann es zu Verwerfungen kommen.[231] Kaum ein Politiksektor zeigt sich so komplex wie der der Gesundheitspolitik. Ansätze zur Integration sind daher trotz aller Probleme, die es im einzelnen dazu geben mag, im Gesundheitswesen besonders wichtig. Die Gesundheitsgemeinschaft, die ich im nächsten Kapitel vorstellen möchte, spiegeln einen Versuch zu mehr Bürgernähe und Integration wider.

Kapitel 24

Gesundheitgemeinschaften und Gesundheitsressorts

I. Gesundheitsgemeinschaften der Kommunen

Ein bürgerorientiertes Gesundheitswesen entfaltet sich zuerst und zuvorderst vor Ort. Die örtliche gesundheitliche Daseinsvorsorge erfolgt in erster Linie in der Schule, im Gesundheitsamt, in den Arzt- und Zahnarztpraxen, in Apotheken, Krankenhäusern, Behindertenwerkstätten, Sozialstationen und Altenpflegeheimen. Kommunalverwaltungen, Krankenkassen, Wohlfahrtsverbände, Sanitätsorganisationen, Private wirken als Träger von Einrichtungen und Kostenträger mit. Wohlfahrtsverbände, Gewerkschaften, Gesundheitsvereine, Sozialverbände und Selbsthilfegruppen begleiten die Arbeit. In jeder kreisfreien Stadt und in jedem Landkreis sollten daher obligatorisch, und in kreisangehörigen Städten und Großgemeinden fakultativ *gemeindliche Gesundheitsgemeinschaften* gebildet werden.

Wenngleich die Zusammensetzung solcher gemeindlicher Gesundheitsgemeinschaften (GGG) nicht im einzelnen vorgegeben werden kann und sollte, weil die unterschiedlichen örtlichen Gegebenheiten jeweils ihre eigene Gestaltung verlangen, so bestehen doch übereinstimmende Grundmuster für die Organisation in Kreisstädten. Die Stimmführung sollten die Gruppen der Bürger, Versicherten bzw. Patienten und die sie z. T vertretenden Selbstverwaltungen von Kommunen und Krankenkassen übernehmen. Die andere, die berufsständische Seite, sollten die ärztlichen und sonstigen heilberuflichen Vertretungen vor Ort besetzen.

Auf der Bürgerseite sehe ich u. a. folgende entsendungsberechtigte und vorschlagsberechtigte Stellen:

---

[231] Niedersächs. Krebskonferenz, Vorlage zur Sitzung des Sozial- und Gesundheitsausschuß des NLT vom 21.1.1987.

Kap. 24: Gesundheitsgemeinschaften und Gesundheitsressorts 233

— der Vertreterversammlungen örtlicher und die örtlichen Beiräte überregionaler gesetzlicher Krankenkassen,

— die Arbeitskreise für Gesundheit mit ihren Gesundheitsvereinen, Selbsthilfegruppen, Angehörigen- und Laienhilfsvereinen sowie den Abstinenzverbänden vor Ort,

— die Orts- bzw. Kreisverbände der freien Wohlfahrtspflege, der Gewerkschaften (DGB und DAG), von Reichsbund, VdK u. a. größeren Behinderten- oder Altenverbänden am Ort.

Auf der Bank der Heilberufe und Einrichtungen sollten die folgenden Gruppen nicht fehlen:

— Kreisärzte und Kreiszahnärztevereine,

— Vertreter der örtlichen Krankenhäuser, Sozialstationen, Pflegeheime, Rettungsdienste, Rehakliniken, Behindertenwerkstätten,

— Vertreter der Kreisapothekervereine, der Innungen der Gesundheitshandwerke, der Vereine von Sanitätsgeschäften und sonstigen Lieferanten gesetzlicher Krankenkassen,

— Beauftragte des Gesundheitsamtes, der Gewerbeaufsicht, der Lebensmittelkontrolle, der Volkshochschule und des Schul-, Jugend- und Sozialamtes sowie des Arbeitsamtes,

— Vertreter der örtlichen Berufsgruppen für Gesundheitspflegeberufe, z. B. ÖTV, DAG, Berufsverband der Altenpfleger.

Aus Gründen der Arbeitsökonomie gebe ich zu erwägen, Unterarbeitskreise für Gesundheitsförderung, Psychiatrie, Suchtbekämpfung und Behinderte zu bilden. Eine wirkliche Basisbindung läßt sich aber immer nur über ein Plenum der GGG erreichen.

Die notwendige enge Verflechtung zur Kommune geschieht einmal über die Vertreter der Kommunalämter. Es ist aber darüberhinaus eine direkte Verbindung zur kommunalen Selbstverwaltung, sprich zu den Gesundheitsausschüssen der Kreistage, Stadt- oder Gemeinderäte, herzustellen. Das Plenum der GGG kann z. B. ständige Mitglieder als fachkundige Bürger je nach den Kommunalverfassungen der Bundesländer für die kommunalen Gesundheitsausschüsse vorschlagen und nach Wahl durch die kommunalen Körperschaften dahin entsenden. Umgekehrt könnten auch Kommunalvertreter der Selbstverwaltung in der GGG sitzen.

Die GGG beraten die ihnen zur Verfügung zu stellenden Jahres- und aktuellen Sachstandsberichte der Kommunen und Krankenkassen zu örtlichen Gesundheitsangelegenheiten. Sie beraten weiter im Wege der Selbstbefassung alle Angelegenheiten gesundheitlicher Art, die in ihrer Kommune aktuell oder bedeutsam sind. Sie geben dazu Empfehlungen an die zuständigen Stellen ab und fordern

Erledigungsvermerke an. Zur Durchführung besonderer örtlicher Gesundheitsaktionen können sie von den zuständigen Körperschaften eigene Beschlußkompetenzen übertragen bekommen. Das in der Regel nicht ganz kleine Plenum von etwa 50 bis 100 Mitgliedern sollte etwa einhalb- bis einvierteljährlich und aus aktuellem Anlaß tagen. Plenumsvorbesprechungen durch hauptamtliche Geschäftsführer werden nicht ausgeschlossen, davon sollte man aber nur sparsam Gebrauch machen, weil das Plenum nicht durch vorformulierte Vorlagen in seiner Diskussionsvielfalt eingeengt werden darf. Kommunalen Frauen-, Behinderten-, Ausländer- oder Altenbeauftragten sollte ein Vortragsrecht eingeräumt werden, ebenso lokalen Seniorenräten. Zu besonders wichtigen oder umstrittenen Gesundheitsthemen kann das Plenum ein Forum, z. B. mit Betroffenen, Betriebsräten oder Berufsvertretungen ansetzen.

Die GGG ist in ihrem eigentlichen Kern ein öffentliches Diskussionsforum mit dem Recht, Anregungen zu geben, Gesundheitsinitiativen und Kampagnen zu starten, Rechtfertigung zu verlangen und die Umsetzung von Vorschlägen formal zu verfolgen. Sie soll kommunikatives Verwaltungshandeln mit der Bevölkerung in Gesundheitsfragen ermöglichen. Ihre Kosten sollen von den entsendenden Stellen getragen werden, soweit diese über einen Etat verfügen. Verwaltungshilfe könnte das Gesundheitsamt oder die Ortskrankenkasse leisten.

II. Landes-, Regional- und Bundesgesundheitsgemeinschaften

Für Gesundheitsgemeinschaften auf Regional-, Landes- und Bundesebene gilt praktisch das gleiche bzw. entsprechende Schema für die Zusammensetzung und Entsendung wie auf der Ortsebene.

Die Landesgesundheitsgemeinschaft tritt an die Stelle etwa vorhandener „Konzertierter Aktionen im Gesundheitswesen" der Landesgesundheitsministerien. Das Ministerium leistet Verwaltungshilfe für die Landesgesundheitsgemeinschaft (LGG) und trägt die anderweitig nicht gedeckten Kosten. Auf der Bürgerbank sitzen die Selbstverwaltungen der Landesverbände der gKV, der Berufsgenossenschaften und der Rentenversicherungsträger im Lande sowie die Landesvereine für Gesundheitspflege, Selbsthilfegruppen, der Freien Wohlfahrtspflege, der Gewerkschaften, des Reichsbundes, VdK und der Landesseniorenrat Die Berufsbank wird von den Heilberufskammern und Kassen (zahn) ärztlichen Vereinigungen, der Landeskrankenhausgesellschaft, dem Landesapothekerverein und den kommunalen Spitzenverbänden komplettiert. Der öffentliche Gesundheitsdienst, die Schul- und Sozialverwaltung und die Jugendwohlfahrtspflege können durch entsprechende Landesämter oder Ressortvertreter mit beratender Stimme anwesend sein. Das Landesarbeitsamt sollte bei Rehabilitations- und Eingliederungsproblemen Behinderter nicht fehlen. Unterarbeitskreise des LGG für bestimmte Gesundheitsbereiche wie Suchtbekämpfung (bei der Landesstelle gegen Suchtgefahren) braucht man sicher. Ein Unterarbeitskreis für Gesundheitsförderung mit den

Landesverbänden der Volkshochschulen, den Wirtschaftskammern und den Landesstellen von KIBIS und „Gesunde Städte" wäre angebracht.

LGGs geben ihre Empfehlungen den Landtagen ab, sie erhalten und diskutieren die Gesundheitsberichtserstattungen der Länder, nehmen zu Gesetzgebungsvorhaben und Landesrichtlinien zur Gesundheit Stellung. Sie können die Empfehlungen für die Sozial- und Heilberufskörperschaften auch direkt dorthin leiten. Landtage schaffen die gesetzliche Grundlage zur Errichtung und Geschäftsordnung der LGGs.

Die Regionen mit Regionalen Gesundheitsgemeinschaften (RGG) sollten nicht mehr als drei und nicht weniger als eine Million Einwohner umfassen, und mit den Grenzen der Verwaltungs- bzw. Regierungsbezirke der Länder übereinstimmen.

Die Bürger- und die Berufsbank der RGG besetzen die entsprechenden regionalen Arbeitsgemeinschaften der örtlichen Institutionen und Verbände. Die staatliche Verwaltung ist durch die Medizinal-, Schul-, Sozial- und Jugenddezernate beratend vertreten. Verwaltungshilfe leisten die Verwaltungsbezirke der Länder, sie übernehmen nicht gedeckte Kosten. Im Zuge der Regionalisierung Europas können von RGGs auch einmal direkte Steuerungsfunktionen eines zukünftigen Systems von integrierter Gesundheitsversorgung ausgehen. Empfehlungen zur flächendeckenden Versorgung mit bestimmten Diensten und Einrichtungen, z. B. Sozialstationen, Sozialpsychiatrischen Diensten, Reha-Kliniken für Geriatrie, sollten für die Gesundheitsplanung als Teil regionaler Raumordnungspläne schon bald abgegeben werden. Über die Aufgaben regionaler Gesundheitskonferenzen haben Jürgen Egert und Wilhelm Schräder breitere Ausführungen[232] gemacht. Landtage schaffen die gesetzliche Grundlage auch für RGGs.

Die Rahmengesetzgebung für Gesundheitsgemeinschaften allgemein und die Gesetzgebungskompetenz für eine Bundesgesundheitsgemeinschaft (BGG) müßten jedoch beim Bund liegen. Die BGG löst die derzeitig bestehende „Konzertierte Aktion im Gesundheitswesen" ab, diese erhält eine straffere Organisationsform. Die BGG ist kein Beirat unter Vorsitz des Bundesgesundheitsministers sondern ein selbständiges öffentliches Forum mit einer Besetzung durch die Bundesverbände und -Institutionen entsprechend der Vorschläge auf der Landesebene. Der Bundesgesundheitsminister leistet nur Verwaltungs- und Kostenhilfe.

III. Ressortempfehlungen

Wer es ernst mit der Gesundheitsförderung meint, muß die Kompetenzen und die Organisation der Gesundheitsdezernate der Kommunen und Verwaltungsbezirke und der Gesundheitsressorts bei Ländern und Bund sowie der Gesundheits-

---
[232] Schräder, Wilhelm F., Regionale Gesundheitskonferenzen, Demokratische Gemeinde, Sonderheft Dezember 1988, S. 73 ff.; Egert, Jürgen, dto., S. 68 ff.

ausschüsse erweitern. Kommunal-, Landtags- und Bundestagsausschüsse allein für Gesundheit müßten die Regel werden. In einigen Kommunen sind die Krankenhausausschüsse entsprechend zu erweitern, in anderen Sozial- und Gesundheitsausschüsse zu teilen. Die Gesundheitsausschüsse aller Entscheidungsebenen sollten alle gesundheitsrelevanten Vorlagen aus den anderen Ressorts (z. B. Umwelt, Bau, Landwirtschaft, Schule, Hochschule, Wirtschaft, Arbeit und Soziales) zur Beratung zugeleitet werden. Wegen der ressortübergreifenden Bedeutung von Gesundheit wäre es gut, wenn alle kommunalen und Bezirksdezernate für Gesundheit und alle Gesundheitsministerien mindestens ein Spiegelreferat für die Gesundheitsangelegenheiten anderer Ressorts bildeten. Beispiele dafür sind Kabinetts- oder Bundesratsreferate in den Landesministerien. Solche Mitzeichnungsstellen mögen zunächst Entscheidungsgänge belasten, sie sind aber von Vorteil, um spätere „Anstände" zu minimieren. Spiegelbildlich dazu stimmen Gesundheitsressort mit planenden Staatskanzleien oder Innenressorts ihre Bedarfsplanungen ab. Gesundheitsberichterstattungen der Länder und Kommunen sollten darum durch Kabinettsbeschlüsse bzw. Beschlüsse der kommunalen Verwaltungsausschüsse abgesegnet sein. Der Kompetenzerweiterung von Gesundheitsressorts steht auf der anderen Seite eine stärkere Gesamtverantwortung für die Gesundheit durch politische Entscheidungsgremien gegenüber.

Geschäftsverteilungs- und Organisationspläne dürfen nicht zentral und von oben dirigiert werden. Die Selbstverwaltungs- und Organisationshoheit der Kommunen, der Landtage und Bundestage und der Kabinette, Ministerien etc. erlaubt dies nicht. Daher sind die Vorschläge zu Veränderungen in Dezernaten und Ressorts von mir lediglich als eine überlegenswerte Empfehlung gedacht.

Für bedeutend wesentlicher halte ich eine gesetzliche Fixierung von Gesundheitsgemeinschaften, um damit einen großen gesellschaftlichen Dialog zur praktischen Zukunft unseres Gesundheitswesens zu beginnen. Den Mängel- bzw. Politikkatalog im Vorkapitel lege ich ebenfalls in die Hand solcher Gemeinschaften. Von ihnen erhoffe ich mehr Schubkraft für die Gesundheitspolitik im nächsten Jahrhundert. Am Schluß dieser Arbeit möchte ich mich mit neun Einwendungen gegen die Bildung von Gesundheitsgemeinschaften auseinandersetzen.

IV. Neun Einwendungen gegen Gesundheitsgemeinschaften und ihre Widerlegungen

Einwand Nummer Eins: Zu wenig Kompetenz!

Strikte Reformer werden beanstanden, daß die Gemeinschaften zu wenig Kompetenz besitzen und nur eine „wild zusammen gewürfelte Schar" von Leuten und Ämtern umfassen. In Plenarsitzungen würde nur palavert. Unverbindliche Empfehlungen hülfen nur wenig.

Ich halte dagegen, daß die Gesundheitspolitik seit Mitte der siebziger Jahre nicht in der Lage war, in den zuständigen Gremien eine langfristig befriedigende Konzeption zu beschließen. Die Kurzatmigkeit, mit der wir von Kostendämpfung zu Kostendämpfung stolpern, mag als Beleg für diese Behauptung ausreichen. Die Schwierigkeit der Materie dient uns zur Entschuldigung, wir waren aber offenbar auch nicht fähig, gesellschaftliche Willensbildungsprozesse zugunsten eines dauerhaft zu sichernden Gesundheitswesens zu organisieren. Meist wurden gesellschaftliche Widerstände gegen Gesetze nur von Fall zu Fall überwunden, ohne daß überzeugende Grundmuster und Entwicklungslinien deutlich geworden sind. Einstieg in und Formen des gesellschaftlichen Dialogs sind darum sehr nützlich. Wichtige Akteure wie die Selbsthilfe, die freie Wohlfahrt, die Gewerkschaften und die Heilberufe müssen in diesen Dialog einbezogen werden. Solche Gesundheitsgemeinschaften beleben den Dialog, sie wirken in der Gegenwart, aber mehr noch in die Zukunft. Sie stellen handelnde Entscheidungsträger unter Rechtfertigungsdruck und auf den Prüfstand der Öffentlichkeit. Je nach ihrer Akzeptanz können sie auch Schritt für Schritt Kompetenzen mit Zustimmung aller Beteiligten erwerben. Gesundheitsgemeinschaften wollen auch verfeindete Partner (z. B. Gewerkschaften und organisierte Zahnärzteschaft) in ein gemeinsames Gremium bringen, um Mißtrauen abzubauen und gegenseitige Vorurteile aus der Welt zu schaffen. In einer öffentlichen Runde müssen Argumente mit dem Öl der Rationalität geschmiert und nicht mit dem Sand von Emotionen zerkratzt werden. Dann gibt es auch mehr Kompetenzen, z. B. in der Regionalplanung gesundheitlicher Dienste und Einrichtungen in der regionalen Gesundheitsgemeinschaft.

*Einwand Nummer zwei: Politik gehört
ins Parlament und nicht in außerparlamentarische Gremien!*

Diese Kritik ist allenfalls formal und auch da nur halbrichtig. Das Modell sieht eine enge Verflechtung mit Parlamenten und kommunaler Selbstverwaltung vor. Die parlamentarische Entscheidung wird durch die Arbeit von Gesundheitsgemeinschaften nicht entbehrlich.

Gesundheitsgemeinschaften sind Teil eines demokratischen Erneuerungsprozesses für mehr Teilhabe für aktive Bürgerinnen und Bürger am Gemeinwesen. Das zoon politikon lebt ja nicht nur in parlamentarischen Plenarsälen. Parlamente sind keine Reservate, um den Stein der Weisen zu finden, sondern um nach Schluß der Debatte zu einer Entscheidung zu kommen. Zielkonflikte müssen dort immer mehr ausgehalten und ausgetragen werden. Gesundheitsgemeinschaften machen schon im gesellschaftlichen Vorfeld der Parlamente manchen Zielkonflikt deutlich und meißeln ihn heraus. Durch aktive Mitarbeit der Betroffenen auf der Bürger- und der Berufsbank wird aber ebenso klar, daß es gerade in der Gesundheitspolitik nicht ohne Kompromisse vorangeht. Selbst der sogenannte „faule" Kompromiß verliert dann seinen Geruch für deutsche Nasen, wenn man sich durch Fachdiskussionen im vorparlamentarischen Raum daran gewöhnen kann, daß die — Interessen ausgleichende — Entscheidung nicht immer die schlechteste sein muß.

Gesundheitsgemeinschaften stützen eine lebendige Demokratie, sie wollen sie nicht stürzen.

Einwand Nummer drei: Statt mehr Markt gibt es mehr Bürokratie!

Mit dem Vorwurf, Organisationsfeteschisten zu sein, müssen alle Politiker leben. Entkleidet man Politik von manch' euphorischen Grün, so bleibt am Ende die Pflicht, optimal zu organisieren und zu finanzieren. Zwar sollten davor Ziele und Konzepte stehen, aber von der Organisationsaufgabe und damit von Verwaltungsumsetzung und Bürokratie kann sich demokratische Politik nicht befreien, sie kann Verwaltung nur minimieren. Gesundheitsgemeinschaften haben im übrigen keine eigne Verwaltung, sie erhalten nur Verwaltungshilfe von anderen. Sie nehmen keine Marktfunktionen wahr, sondern üben vielmehr solche sozialer Art aus und sind Instrumente für Willensbildungsprozesse.

Einwand Nummer vier: Das Sparziel wird verfehlt!
Interessentengremien treiben gemeinsam die Kosten nach oben!

Die Gemeinschaften sollen vier Oberziele aggregieren, nämlich „Bürgerorientierung", „soziale Gerechtigkeit", „Leistungsfähigkeit" und „Bezahlbarkeit", sie verfolgen nicht allein das Sparziel. Die Gefahr, daß ein Konglomerat von Interessenten und Gegeninteressenten Maßnahmen empfiehlt, die auf Kosten anderer gehen, ist allerdings nicht zu unterschätzen. Darum sind in der Gesundheitsgemeinschaft genügend Vertreter, die bei Kosten verursachenden Empfehlungen entweder ihre Etats zausen oder mehr Steuern und Beiträge zahlen müssen, vorhanden.

Einwand Nummer fünf: Die Überbetonung
kommunaler Gesundheitspolitik treibt Kosten nach oben!

Dieser Einwand sticht nur dann, wenn gemeindliche Gesundheitsgemeinschaften ihre Empfehlungen allein auf Kosten von Bund und Ländern abgeben. Sehen deren Haushalte Finanzierungshilfen vor (z. B. Personalkostenzuschüsse für Zahnprophylaxehelferinnen an Gesundheitsämtern), dann würde es sich bei einer entsprechenden Empfehlung der örtlichen Gesundheitsgemeinschaft um einen politisch gewollten Effekt handeln, ansonsten müßten Bundes- oder Landesparlament erst darüber in freier Entscheidung befinden.

Würden Empfehlungen der gemeindlichen Gesundheitsgemeinschaft zur Kostenbelastung der gesetzlichen Krankenversicherung führen, dann wäre auch die örtliche Krankenkasse mit den örtlichen Arbeitgebern und Gewerkschaften und ihren Interessen an der Beitragssatzstabilität berührt. Wenn z. B. die Vertreter der AOK in der Gesundheitsgemeinschaft überstimmt würden, könnten sie eine Art Minderheitenvotum abgeben, das an zuständiger Stelle mit zu beraten wäre, ehe es zu einer Ausgabe käme. Im übrigen steigen die Chancen für nüchterne Problemlösungen mit der Ortsnähe.[233]

Einwand Nummer sechs: Gesundheitsgemeinschaften übernehmen sich, wenn sie die Pflege, die Behindertenhilfe, die Umwelt- und Lebensmittelüberwachung in ihren Aufgabenbereich einbeziehen!

Hiermit wird eine integrierte Gesundheitspolitik insgesamt in Frage gestellt. Ressortdenken lugt wieder einmal hervor, obwohl die realen Lebensabläufe immer wieder zeigen, wie unangebracht, reines Kästchendenken in Institutionen ist. Hausärzte, die viel mit älteren Patienten zu tun haben, erfahren täglich, wie eng Krankheit, Pflegebedürftigkeit und Rehabilitation ineinander verwoben sein können. Oft geht der Hausarzt bei seinem Rat, welcher Kostenträger am ehesten in Frage kommt, nicht von den Paragraphen aus, sondern von den Sachbearbeitern, die er bei Kostenträgern persönlich kennt, um dem Patienten zu helfen.

In der Gesundheitsförderung braucht ein jeder, der an den Verhältnissen vor Ort etwas ändern möchte, die Fähigkeit, über den Tellerrand von engen Zuständigkeiten hinweg blicken zu können. Eine wirksame Verhältnisprävention muß sehr viele Lebensbereiche, insbesondere die der Ernährung, der Wohn- und Arbeitsumwelt einbeziehen.

Einwand Nummer sieben: Gesundheitsgemeinschaften führen nur zu Steuerungsmaßnahmen, die im schwedischen Wohlfahrtsstaat den Staatsbankrott miterzeugt haben!

Gesundheitsgemeinschaften führen traditionelle deutsche Gesundheitszweige in einem gemeinsamen Diskussions- und Rechtfertigungsrahmen zusammen. Es geht nicht um eine integrierte Verwaltung in einem Ober- und Unterordnungsverhältnis. Ausserdem haben in Schweden nicht die Regionalverwaltungsstrukturen zu unvertretbaren Kosten geführt sondern der angebotene soziale Leistungsumfang, den keine Kollektivvertragssysteme wie in Deutschland bremsen.

Einwand Nummer acht: Nur im Sachleistungssystem bedarf es solcher komplizierter Konfliktlösungsmodelle, bei reinen Geldleistungen wären sie überflüssig!

Dieser Hinweis ist absolut zutreffend. Nur habe ich bereits lang und breit ausgeführt, warum ich das Sachleistungsprinzip in der sozialen Krankenversiche-

---

[233] Nord, Dietrich, Modell Schweiz, Frankfurt / Main 1980, S. 35.

rung in Deutschland für geradezu ideal halte, um alle vier Oberziele der Gesundheitspolitik zu vereinen.

Einwand Nummer neun: Natürliche Interessengegensätze kollektiver Anbieter und Nachfrager lassen sich nicht mit einer „weissen Salbe" durch Gesundheitsgemeinschaften verkleistern!

In einer lebendigen Demokratie dürfen selbstverständliche Interessenkonflikte sicher nicht in das Dunkel von Altherren-Komitees verbannt werden, aber Gesundheitsgemeinschaften haben ja auch wenig mit Altherrenriegen gemein. Die meisten Vertreterinnen und Vertreter kommen aus dem Berufsleben. Das Honorarkampfgetöse zwischen Krankenkassen und Kassenärztlichen Vereinigungen sollen sie auch nicht mit „Watte abdichten" oder mit „weisser Salbe zukleistern". Über Gesundheitsgemeinschaften und deren öffentliche Bürgerforen sollen lediglich die Zusammenhänge zwischen einer fortschrittlichen Gesundheitspolitik und ihren Kosten in Form von Preisen, Steuern und Sozialbeiträgen transparenter als bisher werden. Damit verliert das Gesundheitswesen zwar viele Tabuzonen, aber es eröffnen sich in Konkurrenz zu anderen Politikbereichen auch neue Handlungsspielräume für eine bürgernahe Gesundheitspolitik. Nicht neue Heilslehren sind gefragt sondern mehr Chancen für eine nüchterne Gesundheitspolitik auf überschaubaren öffentlichen Plätzen!

Anhang

Tabelle 1
Leistungsausgaben gKV 1990

Leistungsart	Mrd. DM	Anteile in %
Krankenhaus	44,5	33,3
Ärzte	24,4	18,2
Arzneien	21,8	16,3
Zahnärzte, Zahnersatz	13,0	9,7
Krankengeld	9,7	7,3
Heil-und Hilfsmittel	8,3	6,2
Schwangerschaft	3,1	2,3
Kuren	2,4	1,8
Sonstige	6,6	4,9
Insgesamt	133,8	100

Quelle: Kassenärztliche Bundesvereinigung, Grunddaten zur Kassenärztlichen Versorgung in der Bundesrepublik Deutschland 1991, G 3.

Tabelle 2
Arzneimittel — wie teuer?
Preise für Arzneimittel im EG-Durchschnitt = 100

Preisniveau in	
Deutschland	146
Dänemark	141
Niederlande	131
Irland	118
Großbritannien	110
Luxemburg	95
Belgien	85
Italien	78
Griechenland	71
Spanien	69
Frankreich	68
Portugal	61

Quelle: Globus 7836.

Tabelle 3
Der Arzneimittel-Konsum
Ausgaben für Arzneimittel in Dollar je Einwohner
(Umrechnung Kaufkraftparitäten) Stand 1984 und früher

Deutschland	194
Frankreich	188
Schweiz	135
Belgien	128
Italien	110
USA	109
Niederlande	104
Schweden	104
Irland	67
Norwegen	50
Österreich	46
Dänemark	42

Quelle: Globus 7150.

Tabelle 4
Die Blöcke des Sozialbudgets
Anteile der Leistungsfaktoren am Sozialbudget seit 1980

Leistungsfaktoren in %	1980	1985	1990
Alter, Hinterbliebene	38,7	39,8	40,4
Gesundheit	33,0	33,2	33,1
Ehe u. Familie	14,2	12,4	12,8
Beschäftigung	6,0	7,9	8,4
Sparförderung	3,9	3,0	2,3
Sonstiges	4,2	3,7	3,0
Insgesamt	100	100	100
in Mrd. DM =	478,5	575,5	703,1

Quelle: Sozialbericht 1990, Kassenärztliche Bundesvereinigung, a. a. O., I 2.

Tabelle 5
Das soziale Netz
Direkte Sozialleistungen 1991
in den alten Bundesländern in Mrd. DM

Rentenversicherung	229
Krankenversicherung	159
Arbeitsförderung	49
Beamtenpensionen	46
Lohnfortzahlung bei Krankheit	41
Sozialhilfe	37
Betriebl. Altersversorgung	18
Jugendhilfe	15
Kindergeld	15
Unfallversicherung	14
Kriegsopferversorgung	14
Zusatzvers. Öff. Dienst	12
Vermögensbildung	11
Familienzuschl., Beih. Öff. Dienst	11
Familienzuschläge	10
Erziehungsgeld	5,6
Arbeitgeberleistungen a. n. g.	5,1
Altershilfe für Landwirte	4,9
Wohngeld	3,9
Öff. Gesundheitsdienst	2,4
Versorgungswerke	2,2
Ausbildungsförderung	1,9
Wiedergutmachung	1,7
Lastenausgleich	1,0

Quelle: Globus 9830.

Tabelle 6
Was kostet die Gesundheit?
Gesundheitsausgaben in % der Wirtschaftsleistung 1990

USA	12,4
Frankreich	8,9
Schweden	8,8
Österreich	8,4
Deutschland	8,1
Niederlande	8,0
Italien	7,7
Schweiz	7,7
Finnland	7,6
Belgien	7,5
Irland	7,5
Norwegen	7,4
Luxemburg	7,2
Portugal	6,7
Spanien	6,6
Japan	6,5
Dänemark	6,3
Großbritannien	6,2
Griechenland	5,5
Türkei	4,0

Quelle: Globus 9631.

Tabelle 7
Gesetzliche Krankenkassen: Ausgaben laufen davon!
Leistungsausgaben in Mrd. DM

1980	86
1982	93
1984	104
1986	114
1988	128
1989	123
1990	134
1991	151

Quelle: Globus 9506.

Anhang

Tabelle 8
Krankes Gesundheitswesen
Aufteilung von 151 Mrd. DM Leistungsausgaben
der gesetzlichen Krankenversicherung im Jahre 1991
in Mrd. DM

Krankenhaus	49,0
Arzt	26,7
Arzneimittel	24,4
Krankengeld	11,4
Heil-und Hilfsmittel	9,5
Zahnarzt	9,0
Zahnersatz	5,6
Pflege	3,8
Mutterschaft	3,3
Kuren	2,9
Transportkosten	1,7
Sterbegeld	1,3
Sonstiges	2,4

Quelle: Globus 9611.

Tabelle 9
Kostspieliges Krankenhaus
Aufwendungen der gesetzlichen Krankenversicherung
für stationäre Behandlung in Mrd. DM
in % der gesamten Leistungsausgaben

1960	1,6 Mrd.	17,5 %
1970	6,0 Mrd.	25,2 %
1980	25,2 Mrd.	29,6 %
1990	44,5 Mrd.	33,3 %

Quelle: Globus 9287.

Tabelle 10
Die Pflegeversicherung
geplant ab 1996. Pflichtversicherung unter
dem Dach der gesetzlichen Krankenversicherung

Finanzierung:	1,7 % vom monatlichen Bruttoverdienst, höchstens bis zur Beitragsbemessungsgrenze von derzeit 5 100 DM im Westen bzw. 3 600 DM im Osten
Leistungen:	Bei stationärer Pflege bis zu 2 100 DM monatlich. Kosten für Unterkunft und Verpflegung trägt der Versicherte, bei häuslicher Pflege nach Grad der Pflegebedürftigkeit 400 bis 1 200 DM monatlich, bis zu 75 Pflegeeinsätze Pflegeurlaub für Pflegende und Pflegemittel (Spezialbetten, Rollstuhl u. ä.)
Finanzbedarf:	25,1 Mrd. DM jährlich, davon 12,3 Mrd. DM für ambulante und 9,7 Mrd. DM für stationäre Pflege 3,1 Mrd. DM für soziale Sicherung der Pflegenden u. Sonstiges
Wer zahlt?	14.2 Mrd. DM Arbeitnehmer u. Rentenversicherung 10,9 Mrd. DM Arbeitgeber

Quelle: Globus 9662.

Printed by Book Fusion GmbH
in Hamburg, Germany

Printed by Libri Plureos GmbH
in Hamburg, Germany